ANATOMIE

DES

VAISSEAUX ABSORBANS

DU CORPS HUMAIN.

Par M. CRUIKSHANK.

Ouvrage orné de Planches gravées en taille-douce;

ET

Traduit de l'Anglais, par M. PETIT-RADEL, Docteur-Régent de la Faculté de Médecine de Paris, & ancien Chirurgien-Major du Roi aux Indes Orientales.

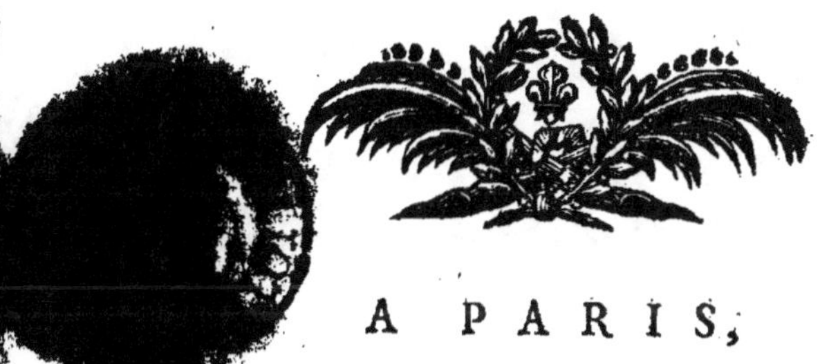

A PARIS,

Chez FROULLÉ, Libraire, Quai des Augustins, au coin de la rue Pavée.

M. DCC. LXXXVII.

AVEC APPROBATION ET PRIVILÉGE DU ROI.

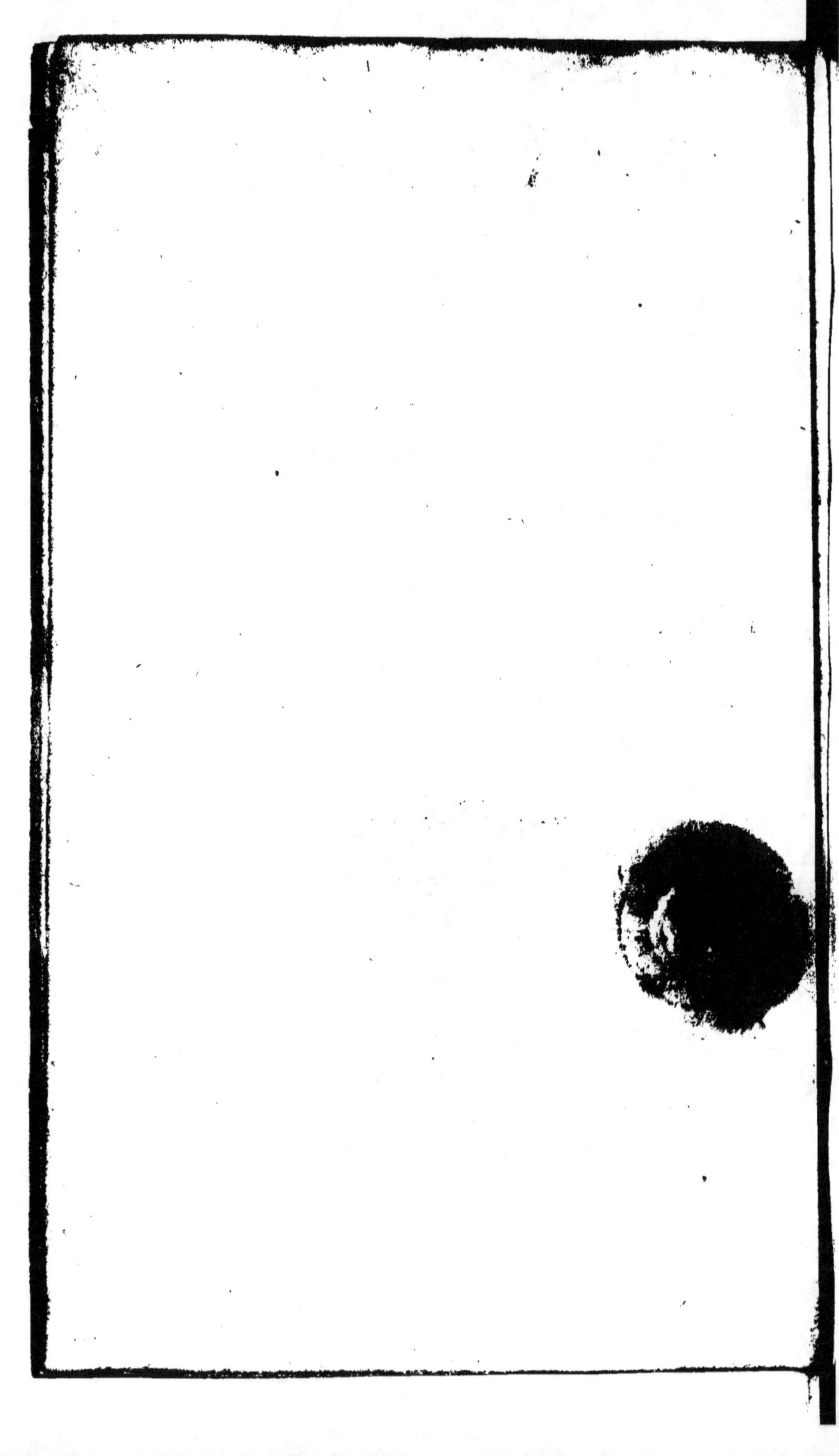

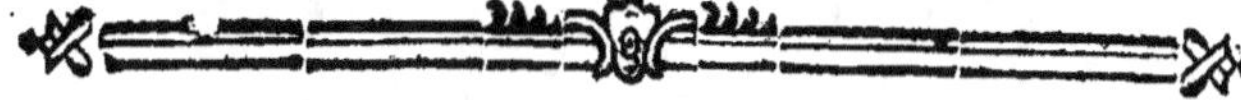

INTRODUCTION.

IL y a environ cent-soixante ans qu'Afelli, Anatomifte Italien, découvrit, comme par hafard, un nouveau genre de vaiffeaux fur les inteftins du chien. N'ayant point tardé enfuite à en trouver de femblables fur les inteftins du cheval & fur ceux d'autres quadrupèdes, cette découverte lui donna lieu de fuppofer, par analogie, que ces vaiffeaux exiftaient auffi chez l'homme. Les Anatomiftes, avant lui, n'avaient obfervé chez ce dernier comme chez les quadrupèdes, que trois genres de vaiffeaux, favoir: les artères, les veines & les nerfs. Ces nouveaux vaiffeaux furent donc regardés comme devant former un quatrième genre. Afelli, en découvrant ces vaiffeaux, non-feulement fut perfuadé qu'ils devaient donner lieu à un nouveau genre ; mais il obferva de plus, qu'ils contenaient un fluide blanc de la même nature que celui qui était dans la cavité des inteſtins ; ce qui le conduiſit bientôt a en établir l'uſage, en concluant qu'ils prenaient le chyle des inteſtins pour le porter au foie, où il imaginait que ce fluide était converti en ſang. Il nomma ces nouveaux vaiſſeaux *veines laĉtées.* Ces vaiſſeaux ne furent pas long-temps à être apperçus chez l'homme ; mais on ſuppoſa que chez lui, comme chez les quadrupèdes, *ils n'exiſtaient que ſur les inteſtins & le méſentère.* Cependant on en obſerva de ſemblables quelque temps après, en d'autres parties du corps, chez l'homme & chez les quadrupèdes ; mais loin de contenir un fluide blanc & comme laiteux, ils ne renfermaient qu'une liqueur aqueuſe : auſſi furent-ils regardés comme étant d'une nature différente ; & conſéquemment ils obtinrent un nom particulier, celui de *vaiſſeaux lymphatiques,* ſous lequel ils furent généralement déſignés.

On s'accorda à croire que les vaiſſeaux laĉtés naiſſaient de la ſurface intérieure des inteſtins, & qu'ils n'avaient aucun rapport avec les artères ni avec les veines. Mais

Bartholin, l'un des Anatomistes qui avaient découvert les vaisseaux lymphatiques, enseigna qu'ils étaient continus aux artères, & qu'ils servaient à rapporter la partie aqueuse du sang au cœur même ; théorie que les Anatomistes de son temps admîrent universellement, & qui cependant n'était appuyée que sur des assertions vagues, aucune expérience ou argument évident ne parlant en sa faveur. Cette doctrine parut suspecte à quelques Anatomistes de la plus haute considération, lesquels assuraient que tous les vaisseaux lymphatiques n'absorbaient que des surfaces du corps. Ce sentiment fut particulièrement celui du D. Hunter, qui l'appuya sur les argumens suivans : savoir, que les vaisseaux lactés naissant de la surface interne des intestins, & passant à travers les glandes conglobées pour se rendre dans le canal thorachique, étaient sans contredit, des vaisseaux absorbans. Or, disoit-il, les vaisseaux lymphatiques ressemblent aux lactés sous nombre d'aspects ; leurs tuniques sont également minces & transparentes, ils sont également rem-

plis de valvules , & , d'après toutes ces circonftances , on ne peut établir aucunes raifons plaufibles pour les fuppofer continus
par-tout aux artères, comme on l'a fi généralement penfé. En outre, ces vaiffeaux paffent à travers les glandes conglobées, &, de
même que les lactés , ils paraiffent n'avoir
aucune relation avec les artères ; car on ne
faurait les injecter par elles , comme l'on
y parvient à l'égard des veines. Ils fe portent également vers le canal thorachique ;
leur tronc commun avec les lactés , &
enfin de même qu'eux , ils paraiffent naître des furfaces. En effet , fi le virus vénérien eft appliqué fur la furface d'un ulcère , & qu'il paffe dans la maffe du fang ,
il parcourt la férie des vaiffeaux lymphatiques , quelquefois il en enflamme les tuniques , & les fait fouvent paraître , en
conféquence de cette abforption , fous
forme de lignes plus ou moins rougeâtres.
Il n'eft même pas rare qu'il enflamme les
glandes par lefquelles ces vaiffeaux paffent , & quelque temps après il fe manifefte dans la conftitution , par des fymptô-

mes qui lui font particuliers. Si, au contraire, on extirpe dans le moment même, ces glandes enflammées, le virus eft enlevé avec elles, & la conftitution eft préfervée de toute infection. Ce favant Anatomifte va encore plus loin : il a obfervé à la fuite des injections pouffées dans les artères & dans les veines, que quand la matière s'était extravafée par la rupture des vaiffeaux, elle fe portait dans la membrane cellulaire, & ordinairement de là, dans les vaiffeaux lymphatiques. Il a également vu, lorfqu'on avait porté au hafard dans le tiffu cellulaire d'une glande, comme le tefticule, par exemple, un tube chargé de mercure, que ce dernier métal paffait fréquemment dans les vaiffeaux abforbans de cette partie. Le paffage du virus vénérien & des autres virus, de la peau dans les vaiffeaux lymphatiques, prouve que ce genre de vaiffeaux naît des furfaces, de même que la matière extravafée des injections en parvenant de la membrane cellulaire dans le même genre de vaiffeaux, indique, felon lui, leur origine des cellules mêmes. Ainfi ces obfervations donnèrent lieu d'établir chez l'homme & chez les quadrupèdes, un grand fyftême deftiné à l'abforption ; & les vaiffeaux lymphatiques, comme les lactés, furent confondus fous le nom commun de vaiffeaux *abforbans*. Le D. Hunter jouit de l'honneur de cette découverte pendant plufieurs années, quoique le Profeffeur Monro fût dès-lors fon rival. Les Médecins furent long-temps incertains auquel de ces deux Savans ils devaient, à cet égard, accorder leur confiance, quoiqu'il n'y eût aucun doute que l'un des deux n'y eût certainement un droit réel. Le D. Hunter, dans fes *Médical Commentaries*, établit fi bien fes prétentions, que la plupart de ceux qui avaient droit à foutenir une opinion fur ce fujet, furent tous de fon côté. Depuis peu on s'eft efforcé d'enlever cette découverte au D. Hunter, pour la donner à d'autres : un pareil larcin n'eft point une chofe extraordinaire parmi les Savans ; Harvée, à qui nous devons la découverte de la circulation du fang, n'en fut point exempt, & en général tous ceux qui marchent dans un fentier inconnu , doivent s'y attendre. Lorfqu'Harvée hafarda le premier pas dans la carrière de la circulation du fang , fes adverfaires tentèrent d'abord de le convaincre de fon erreur ; mais trouvant leur entreprife difficile & inconfidérée , ils foutinrent que fes affertions n'étaient point nouvelles, & qu'elles étaient connues long-temps avant lui. A les en croire, Servet, Colombo & Cefalpin connaiffaient tout ce qu'il avait dit. Quand on leur répliquait que fi ces Savans avaient quelques connaiffances fur ce fujet, les autres au moins ignoraient ce phénomène, & que peut-être ils l'auraient toujours ignoré, excepté Harvée; ils changaient leur manière de parler & difaient alors que cette découverte n'était d'aucune utilité. Harvée cependant n'eft pas moins demeuré jufqu'à préfent en pleine poffeffion de cette découverte ; & il n'eft aucune probabilité , que jamais il puiffe perdre un auffi beau titre. Dès que le D. Hunter eut fait connaître fes opinions fur le fyftême lymphatique , on fit beaucoup d'objeĉions à fa théorie , qui aĉuellement même chez plufieurs, n'eft point tellement reçue, qu'elle ne fouffre encore beaucoup de difficultés. On annonça que les vaiffeaux lactés & lymphatiques ne pouvaient feuls former le fyftême abforbant. 1°. Hippocrate & Galien avaient établi que l'abforption s'opérait par les veines fanguines, & leur autorité a été refpectée avec raifon. 2°. On allégua des expériences faites à deffein par les Modernes, pour confirmer cette abforption par les veines fanguines ; expériences qui, dit-on, prouvent que les veines naiffent des furfaces par autant de bouches ouvertes, mais qui, à dire vrai, n'établiffent rien autre chofe, finon la naiffance même des vaiffeaux abforbans. 3°. On difoit que l'on avait vu le chyle dans les veines même des inteftins, & qu'il ne pouvait avoir été découvert dans ce genre de vaiffeaux, fans avoir été pris par lui ; or, que fi les veines du méfentère avaient abforbé ce fluide, celles des autres parties du corps pouvaient également ment abforber des fluides analogues, par-tout ailleurs. 4°. On allégua qu'il y avait des parties du corps humain où l'on ne trouvait aucun vaisseau lymphatique. 5°. Que les seuls lymphatiques qui jusqu'ici avaient été découverts, n'étaient point en assez grand nombre pour pouvoir répondre à une fonction aussi importante que celle de l'absorption. 6°. Enfin qu'il n'y avait aucun vaisseau lymphatique chez les amphibies, chez les oiseaux & chez les poissons, & qu'ainsi chez eux l'absorption devait se faire par les veines sanguines; & que si les veines sanguines absorbaient dans quelques classes d'animaux, il était plus que probable qu'elles devaient aussi absorber dans le corps humain, pour répondre aux desseins de l'Auteur de la Nature, qui ne pouvait avoir formé deux classes de vaisseaux destinés aux mêmes usages.

L'intention du D. Hunter, en projetant un ouvrage sur cette matière, était de satisfaire à ces objections & à d'autres qu'on pouvait faire sur cet objet; nous répondrons aussi à chacune en particulier, soit dans un endroit, soit dans l'autre. En attendant, nous avons cru devoir citer un passage pris des leçons préliminaires à son

cours d'Anatomie , publiés dernièrement ;
1°. parce qu'il explique le but de cet ouvrage ; 2°. parce que les différentes perfonnes qui l'ont aidé à en ramaffer les maté-
riaux , y font citées ; 3°. enfin , parce qu'il
expofe comment nous avons été employés
à le compofer.

» Dans le temps où nous vivons , lorf-
» que les écoles d'Anatomie fleuriffent de-
» puis long - temps chez les diverfes Na-
» tions civilifées de l'Europe , & que vu
» le nombre de Savans employés à la re-
» cherche de la ftructure animale , on pour-
» rait croire qu'il n'y a plus de décou-
» vertes à faire , la Providence m'a cepen-
» dant accordé une plus grande part que je
» n'aurais dû efpérer , de l'honneur dont
» font favorifés généralement ceux qui ma-
» nifeftent des chofes jufqu'alors incon-
» nues.

» Je penfe avoir prouvé que les vaiffeaux
» lymphatiques , dans toutes les parties du
» corps, n'étaient que des vaiffeaux abfor-
» bans ; qu'ils étaient de même nature que
» les vaiffeaux lactés, & que ceux-ci tous

» enfemble conftituaient, avec le canal tho-
» rachique, un grand fyftême général ré-
» pandu par tout le corps, deftiné à l'ab-
» forption ; que ce fyftême feul, avait la
» faculté d'abforber & non celui des veines
» fanguines, qu'il fervait à pomper & à
» charier, de la peau, des furfaces intef-
» tinales & de toutes les cavités ou fuper-
» ficies intérieures quelconques, tout ce
» qui doit former le fang, ou qui doit être
» mêlé avec lui. Cette théorie a pris crédit
» de jour en jour, ici comme ailleurs, & à
» un tel point, que nous pouvons actuelle-
» ment dire qu'elle eft prefque univerfelle-
» ment adoptée ; & fi nous ne nous laiffons
» point aller à l'erreur, on s'accordera,
» lorfque le temps fera venu, à la regar-
» der comme la plus grande découverte en
» Phyfiologie & en Pathologie, que l'Ana-
» tomie ait fuggérée depuis celle de la cir-
» culation. Tous les Anatomiftes de l'Eu-
» rope, depuis une centaine d'années, que
» notre Art eft porté au plus haut point de
» perfection, ont été d'opinion, d'après
» leurs recherches réitérées, que le fyftême

» lymphatique manquait chez les oiſeaux &

» les poiſſons ; mais ayant découvert l'im-

» portance des vaiſſeaux abſorbans chez

» l'homme comme chez tous les quadru-

» pèdes , nous n'avons pu nous perſuader

» que deux claſſes ſi nombreuſes d'animaux

» en fuſſent deſtitués ; auſſi avons-nous tou-

» jours eu en vue cet objet , ainſi que

» tout ce qui pourrait jeter quelque lumière

» ſur le ſyſtême abſorbant.

» Conſéquemment , M. Jean Hunter mon

» frère , que j'ai élevé à la pratique de

» l'Anatomie, & qui ſouvent m'a remplacé

» dans mes travaux anatomiques, ſoit dans

» les diſſections, ſoit dans les démonſtra-

» tions, pendant nombre d'années , trouva

» d'abord quelques lymphatiques chez les

» oiſeaux, & enſuite ſur un crocodile.

» Pareillement auſſi M. Hewſon mon

» diſciple , mon commenſal , mon proſec-

» teur , & même mon ſubſtitut pendant

» long-temps, dans mes démonſtrations, M.

» Hewſon, diſons-nous , par une ſuite con-

» tinue d'obſervations & d'expériencesfaites

» avec nous, a découvert & complétement

» démontré les lymphatiques & les lactés
» chez les oifeaux comme chez les poif-
» fons , ce qui confirma l'ufage & l'im-
» portance du fyftême abforbant chez
» l'homme, & qui fut un des plus grands
» pas qu'on ait put faire dans l'Ana-
» tomie , pour établir l'univerfalité dès
» loix de la Nature dans les corps ani-
» més.

» Enfin , M. Cruikshank , qui a été
» chez moi fur le même pied que les
» perfonnes précédentes , par les occa-
» fions que fa place lui a procurées , & par
» fon attention particulière à tout ce qui
» regarde le fyftême lymphatique, a tracé
» à mes fouhaits les ramifications de ce
» fyftême dans prefque toutes les parties
» du corps. Ses diffections ont fourni ma-
» tière à différens deffins qui, avec ceux
» que nous avions déjà, nous mettront dans
» le cas de publier dans peu de temps,
» comme nous l'efpérons, un traité com-
» plet de tout ce fyftême , orné de gravu-
» res les plus finies «.

La mort du D. Hunter , & le defir de

ſes Exécuteurs-teſtamentaires , ont actuellement fait retomber ce ſoin ſur moi. Je n'aurais pas eu une petite part à ce travail , s'il
eût vécu ; car j'ai fait preſque toutes les préparations qui ont ſervi aux deſſins , & qui
auraient également ſervi pour la deſcription , préparations auxquelles nous avons
encore eu recours pour ce dernier objet.

La deſcription que je donne ici des vaiſſeaux abſorbans , eſt preſque la même que
celle que j'ai donnée en public dans mes
leçons d'Anatomie depuis dix à douze ans
dans cette capitale. Je n'ai pas ſeulement
démontré à ceux qui m'ont honoré de leur
préſence, les parties du ſyſtême lymphatique
que j'ai occaſionellement découvertes ; mais
je leur ai enſeigné encore la manière dont
je ſuis parvenu à les découvrir , & comment ils pourraient eux-mêmes y réuſſir.
Si l'on compare cet ouvrage avec ceux
qu'ont déjà publiés quelques Anatomiſtes,
on verra ſans doute combien ils me ſont
redevables pour leurs deſcriptions.

En publiant cet Ouvrage , nous avons
bien des raiſons de regretter la perte du
D.

D. Hunter ; elle eſt cauſe que nous ne pourrons le faire paraître avec tous les avantages que ſa grande fortune , qui a été employée à d'autres objets , aurait pu lui procurer. Nous n'avons pu, par cette raiſon, l'orner, pour le moment, d'un plus grand nombre de planches, comme il l'aurait pu faire , s'il eût aſſez vécu pour le publier lui - même. Nous avons ſans doute auſſi perdu beaucoup, étant privés de ſon ex-trême exactitude , de ſon bon jugement , & de ſon infatigable perſévérance.

Nous avions deſſein de préſenter, ſous un ſeul point de vue , les vaiſſeaux abſorbans de tout le corps ; mais cela n'aurait pu ſe faire d'après un ſeul ſujet , aucun cadavre ne pouvant ſe garder aſſez long-temps, même pendant l'hiver , pour fournir matière aux injections , aux diſſections & aux deſſins qu'il aurait fallu faire. Il eſt preſqu'impoſ-ſible d'injecter également bien les vaiſſeaux abſorbans dans chaque partie du corps ; il nous a donc été néceſſaire, pour expoſer ſous un ſeul point de vue , ce genre de vaiſſeaux dans tout le corps, de prendrece qu'on avait pu injecter heureusement chez divers sujets , pour combiner le tout ensemble.

Dans cette vue , nous avons dessiné l'extérieur du corps humain d'après sa grandeur ordinaire ; nous avons également représenté sur le tronc , les principaux viscères de la poitrine & du bas-ventre ; & nous avons tracé dessus , les vaisseaux lymphatiques dans leurs situations respectives , & avec la grosseur qui leur est naturelle. Quand tout a été fini , nous avons réduit cette figure à la grandeur de celle que nous donnons , ayant soin d'en conserver scrupuleusement toutes les proportions. Les absorbans qui sur les extrémités , sont représentés par des lignes continues, doivent être regardés comme étant superficiels, c'est-à-dire , comme étant immédiatement sous la peau , de même que sur les viscères ils sont immédiatement sous le péritoine , la plèvre ou sous quelques autres membranes analogues;& ceux qui paraissent pointillés sont censés être à la partie postérieure des extrémités. En cela , nous n'a-

vons point pris une liberté qui, relativement à notre fujet, ne puiffe être confirmée
par des exemples. Le grand Albinus nous
avertit qu'il a repréfenté les mufcles précifément de la même manière, d'abord pour
faire paraître le fquelette naturel dont il
avait fait faire les deffins les plus exaéts, &
qu'enfuite, d'après un grand nombre de fujets, il avoit difpofé les mufcles dans leur
fituation refpeétive. » Ayant ainfi tout dif-
» pofé, dit-il, je parvins à infcrire les
» mufcles fur les figures du fquelette d'une
» manière plus certaine & avec une moin-
» dre crainte de me tromper «. Et à la vérité, il lui était impoffible de réuffir dans
cette entreprife, fans recourir à un grand
nombre de cadavres. » Je ne pouvais cer-
» tainement point (pour nous fervir de fes
» termes) prendre d'un même fujet la figure
» de la plupart des mufcles, bien loin de réuf-
» fir pour tous; il paraiffait affez, d'après
» cela, que notre travail demandait des an-
» nées & beaucoup de cadavres «. Il nous
avertit encore qu'il n'a pas feulement pris
d'un grand nombre de cadavres, mais qu'il a

encore choisi ce qui lui a paru être le plus beau dans son genre (1). Nous avons fait à-peu-près la même chose relativement aux lymphatiques. Les Exécuteurs-testamentaires du D. Hunter se proposaient de faire graver & de publier tous les dessins que nous avions sur cette matière, & de placer la figure générale la dernière ; de manière qu'ayant vu les planches prises séparément d'un seul corps, lesquelles ne sont que la copie de la nature même, on pût mieux juger jusqu'à quel point nous avons pris la liberté de les combiner ensemble pour en former une entiere ; mais la dépense des gravures nous a engagé à exposer d'avance en public ce que le D. Hunter & moi avions découvert sur tout le systême absorbant. S'il encourage notre entreprise, les différentes parties qui composent cette figure paraîtront successivement & séparément, les unes après les autres. Presque tou-

---

(1) Corpora adhibita adultorum eorumque, quæ maximè erant idonea : musculi autem quales frequentiùs occurrerant tales exhibiti, potissimùmque electi quos absolutiores simul & laudatiores esse licebat existimare.

tes les injections qui ont servi à faire nos deſſins, ſont encore exactement conſervées dans notre cabinet. Les mêmes vaiſſeaux ne ſont jamais repréſentés deux fois ſur le même membre ou ſur le même viſcère, & il n'y a pas eu plus de deux ou trois deſ-ſins différens combinés dans une partie quelconque. Le foie, par exemple, paraît ici rempli de vaiſſeaux lymphatiques plus qu'aucun autre viſcère. Cette apparence ce-pendant eſt le réſultat de deux ſeules prépara-rations, dans leſquelles nous avions injecté ces vaiſſeaux avec du mercure, & qui alors ſervirent de modèle au deſſinateur. Nous n'avons tracé aucuns vaiſſeaux que nous ne les ayons injectés avec le mercure. Nous avons vu le pied couvert devaiſſeaux lym-phatiques ; mais nous n'en avons repré-ſenté aucun, ſinon ceux que nous avons injectés.

Nous prévoyons bien, les objections qu'on va faire ſur cette figure : Euſtache, Vieuſſens, & nombre d'autres Anato-miſtes célèbres ont employé, avant nous, cette méthode ; mais Haller la taxe de faire

voyager l'œil par un *inane album* , comme,
il l'appelle , d'artères, de veines ou de nerfs.
Cependant , nous dirons que quoiqu'il
foit vrai que les vaiffeaux & les nerfs ainfi
repréfentés ne donnent pas une idée auffi
jufte que quand on les voit précifément
dans leur fituation refpective , concurremment avec les parties déjà plus connues, néanmoins on peut en avoir une idée
générale affez exacte. D'ailleurs nous avons
exprimé la furface du corps, comme celle
des vifceres , de manière qu'on en puiffe retirer de plus grands avantages que des figures dont Haller fe plaint. Comme dans la
publication de nos découvertes fur le fyftême des vaiffeaux actuels , nous trouvons
chaque jour précédés par ceux qui nous doivent originairement tout en ce genre , nous
avons obtenu le confentement des Exécu-
teurs - teftamentaires du D. Hunter que cet
Ouvrage paraîtrait tel qu'il eft , pour répondre à fes intentions & établir ainfi quelles
ont été nos découvertes.

ANATOMIE
DES VAISSEAUX ABSORBANS
DU CORPS HUMAIN.

PREMIERE PARTIE.

CHAPITRE PREMIER.

De l'abſorption en général.

ON entend par *abſorption* dans l'Economie Animale, une propriété de certains vaiſſeaux du corps,
par laquelle ils prennent les fluides où leurs orifices ſont plongés, pour enſuite les porter plus loin
dans les vaiſſeaux ſanguins. Cette fonction, con-
ſidérée relativement à ces vaiſſeaux, leur a fait
donner le nom d'*abſorbans*. La faculté que ces
vaiſſeaux poſsèdent de prendre ainſi les fluides,

peut être considérée comme étant de même nature que la faculté attractive des tubes capillaires dans les corps privés de vie. Il n'en est pas de même de la puissance qui pousse en avant les fluides absorbés, car l'on ne sçaurait la dériver d'autres sources que de la vie même. Plusieurs substances étant d'une nature poreuse, peuvent recevoir en elles différens fluides, & leur livrer par-tout un passage facile de toutes parts : aussi plusieurs Auteurs, n'ayant égard qu'à cette propriété, n'ont point hésité à regarder le corps des animaux vivans comme étant d'une nature semblable à ces substances, ce qui les a portés à nommer cette imbibition continuelle *transudation* ; Boyle l'appelait *porosité animale*.

Le D. Hunter lui - même crut que certains fluides, chez les animaux vivans, s'échappaient des vaisseaux de cette manière, & que l'humeur qu'on observait sur les surfaces des différens viscères & dans toutes les cavités intérieures, était le résultat de la transudation des fluides les plus subtils qui sortaient par les pores des tuniques artérielles. Il avait observé en effet, dans les cadavres, que les artères injectées d'eau jusqu'à ce qu'elles soient entièrement gonflées, devenaient flasques très-peu de temps après, ayant permis au fluide, comme il le disait, de suinter à travers leurs parois, dans la membrane cellulaire.

Albinus semble avoir eu la même opinion, &

avoir soupçonné que les fluides fuintaient fur la peau par les tuniques des vaiffeaux. » Pourquoi, en » effet, ne pénétreraient-ils pas, dit-il, la texture » molle & humide de nos parties, puifque la » vapeur de l'eau chaude pénètre de la même » manière un cuir fec & dur » ? Le Profeffeur Mekel, dans les Mémoires de l'Académie Royale de Berlin, foutient également cette doctrine de la tranfudation à travers l'épiderme. » Quoiqu'i- » nacceffible aux vaiffeaux, felon fes termes, fa » nature eft pourtant telle, qu'elle tranfmet le li- » quide dont elle eft imbue, à peu-près comme » pourrait le faire un cuir mince & humecté «.

Haller, dans nombre d'endroits de fa grande Phyfiologie, admet une femblable tranfudation de fluides ; & il dit que l'huile paffe à travers le pé- ritoine, par exemple, ou la plèvre, & qu'elle con- tribue à former le fluide qui en lubréfie les furfaces. Il croit même que la vapeur qui s'élève des ma- tières contenues dans le rectum, pénètre à travers les véficules féminales voifines, & qu'elle donne à la femence l'odeur qui lui eft particulière.

Nous nous voyons avec peine forcés de con- tredire à des autorités fi refpectables, l'opinion que nous avons fur cette matière étant entière- ment différente de celle de ces Auteurs. Nous penfons avec le D. Fordyce, qu'il n'eft aucune partie du corps humain qui foit perméable, fi ce n'est par les vaisseaux ; & pour prouver notre opinion, nous apporterons les raisons suivantes : si les fluides sortaient des vaisseaux par transudation, ils devraient également y entrer de la même manière, & alors le premier pas au moins vers l'absorption pourrait dépendre ainsi de la porosité des parties ; mais nous sommes persuadés que la chose ne se passe point ainsi.

Les fluides transudent certainement après la mort ; les vaisseaux, en perdant la vie, perdent aussi la propriété de retenir leurs fluides. On peut démontrer cette vérité toutes les fois que les fluides contenus sont suffisamment colorés. La bile, par exemple, est également brune, jaune ou verte, & le sang d'un rouge foncé. La première de ces humeurs transude à travers la vésicule du fiel, & teint de la même couleur qu'elle, la portion adjacente du colon, le duodenum, le pylore, & enfin toutes les parties environnantes ; la seconde suinte également à travers les tuniques des veines, & donne à l'estomac, par exemple, qui est naturellement blanc pendant la vie, une couleur rouge plus ou moins foncée. Les fluides subtils que l'on injecte dans les vaisseaux sanguins d'un cadavre, exsudent également : une solution de gomme dans de l'eau, injectée dans les veines coronaires, passe jusque dans la cavité du péricarde, & en se congelant, elle en retient la forme.

La même solution, poussée dans les veines de la pie-mère, s'échappe dans les ventricules du cerveau, & quand elle est refroidie & coagulée, elle offre également la figure de ces cavités. Rien cependant de semblable à ceci n'arrive pendant la vie. En supposant que la cavité de l'abdomen, chez un animal vivant, ait été ouverte accidentellement, ou de propos délibéré, on n'observera aucun de ces premiers exemples de transudation ; on ne verra point la bile s'échapper à travers sa propre capsule, & teindre le colon ou le pilore, & l'estomac paraîtra parfaitement blanc. Les expériences de M. Hunter, sur les vaisseaux sanguins des animaux vivans, expériences dont nous ferons ci-après mention, prouvent que les fluides colorés, injectés dans les veines des intestins, ne se font point échappés à travers les orifices ouverts sur leurs surfaces intérieures, ni qu'ils aient exsudé de leurs tuniques. Les fluides qui humectent les surfaces intérieures, ne viennent donc point d'une transudation opérée à travers les tuniques artérielles, & c'est un fait dont nous sommes persuadés par la considération des circonstances suivantes: savoir, que la matière exsudée ou le fluide qu'on trouve à la surface du corps, ou celui que l'on peut plus immédiatement observer dans les capacités, est en plus grande quantité dans un temps que dans d'autres. Cette augmentation de quantité est évidemment liée avec une plus grande force dans le cœur & les artères destinées à chasser les fluides, ainsi qu'on a lieu de le voir après des exercices violens. Or ce phénomène s'accorde beaucoup mieux avec la théorie qui suppose des orifices organisés, ou que les bouches des artères exhalantes se terminent sur les surfaces mêmes ; car comme la force qui chasse les fluides est plus grande, les orifices doivent être distendus en proportion ; & les fluides étant ainsi chassés avec la plus grande célérité, on peut aisément concevoir comment la sécrétion doit en être augmentée. D'un autre côté, la sueur froide & abondante qui survient dans les évanouissemens, paraît entièrement dépendre d'un plus grand relâchement de ces orifices exhalans, qui alors permettent aux fluides de s'échapper. Or ces phénomènes sont absolument inexplicables d'après les principes de la transudation qui suppose que les fluides & les filtres qu'ils ont à traverser, doivent presque toujours être dans le même état.

Que l'humeur graisseuse soit sous forme fluide pendant la vie, c'est ce que nous admettons bien volontiers ; mais qu'avec cette manière d'être, elle transude, c'est une allégation que nous nous permettrons de révoquer en doute. La graisse est contenue dans des cellules desquelles elle ne peut s'échapper que par les orifices des vaisseaux absorbans ; en conséquence elle ne saurait être poussée d'une partie

vers une autre ; mais elle doit invariablement conserver une situation fixe dans tous les corps où
on la trouve. En supposant cette humeur suscep-
tible de transudation dans le corps vivant, il s'en-
suivrait dès - lors, que les parties les plus basses
en seraient à la fin surchargées d'une très-grande
quantité, la force de gravité la conduisant naturellement vers elles. Mais d'ailleurs il s'ensui-
vrait encore une autre conséquence ; savoir, qu'aucune partie du corps ne pourrait être exempte
de cette humeur. Or, comme nous savons qu'aucune de ces circonstances n'a lieu, la transudation de l'humeur huileuse devient donc par cela
même plus qu'improbable. Haller, comme nous l'ob-
servons, apporte en preuve de la transudation de
la graisse, la propriété qu'elle a de donner une
sorte de transparence aux surfaces des os d'un
cadavre, & même la manière dont elle se manifeste sur ces mêmes surfaces, en y formant une
couche plus ou moins liquide. Mais, outre que
cette preuve est prise du cadavre, Haller n'ignorait pas que pour donner lieu à cette exsudation,
que nous admettons comme lui, il fallait certaines circonstances qui ne peuvent jamais exister
dans le corps vivant ; d'abord que les cellules grais-
seuses aient été précédemment rompues par un
commencement de putréfaction, & ensuite que

les fluides aqueux aient été évaporés , & que les os ſoient devenus ſecs.

Qu'il n'y ait point de tranſudation à travers l'épiderme , c'eſt ce dont nous ſommes perſuadés , & ce dont on peut être convaincu par la conſidération des veſſies qui ſuccèdent aux brûlures ou à l'application des véſicatoires. Le fluide qui y eſt épanché peut quelquefois être abſorbé par les vaiſſeaux qui s'ouvrent à la ſurface de la peau , & alors on pourait préſumer qu'il a tranſudé à travers l'épiderme ; mais le plus ſouvent il y reſte des jours & même des ſemaines , à moins que les ciſeaux du Chirurgien ne lui donnent iſſue. Cette tranſudation à travers l'épiderme , ne ſe manifeſte même pas davantage dans le cadavre , chez qui l'exhalation des ſucs aqueux a ſi généralement lieu. J'ai conſervé devant le feu une portion de cadavre couverte de la peau & de l'épiderme , pendant ſix ſemaines entières , ſans qu'il y ſurvînt aucun changement , pendant que le même feu , ſi l'épiderme eût été enlevé , aurait en une heure , rendu la peau dure , tranſparente & comme cornée. En un mot , l'intention de la Nature , en formant l'épiderme , eſt préciſément le contraire de ce que Galien & le Profeſſeur Mekel ont penſé ; c'eſt de prévenir l'évaporation des fluides qui ſont dans la membrane cellulaire & immédiatement en contact avec l'épiderme. En effet , ſi ces fluides s'évaporaient , les cellules de la membrane cellulaire communiquant librement entre elles dans toutes les régions du corps, ils seraient bientôt suivis par d'autres qui font au-deffous, & ainfi il en réfulterait une perte immenfe. Les foins de la Nature s'étendent pour la même raifon jufque fur les oranges, les limons & autres fruits, en général, qui font couverts d'une membrane analogue. Cette membrane eft également fine, & elle a la même propriété que celle qu'on obferve dans le corps humain ; favoir, de prévenir l'évaporation des fluides que leurs cellules contiennent. Chacun peut par lui-même fe convaincre de la vérité de ces faits ; fi l'on enlève cette membrane, les fluides s'évaporent bientôt, & ces fruits deviennent ridés & fecs. En un mot, rien ne me paraît plus évident que cette affertion ; favoir, que dans le corps humain il ne fe fait aucune tranfudation des fluides aqueux. Si le contraire avait lieu, on n'aurait point à redouter les effets fâcheux d'une collection contre nature de fluides dans les cavités quelconques du corps. On n'aurait également plus à craindre pour l'hydropifie ; car les fluides en tranfudant à travers les membranes & l'épiderme, devraient paffer d'une cavité dans une autre, du thorax, par exemple, lors de l'hydropifie de poitrine, dans la cavité voifine du bas-ventre &, y formant un afcite, bientôt ils pafferaient plus loin & iraient former un œdème aux extrémités , où pareillement , quelque temps après , ils transuderaient à travers l'épiderme , & ainsi par la suite des temps cette maladie parviendrait naturellement à se guérir d'elle-même. Mais personne n'ignore que l'eau ainsi épanchée dans la poitrine, peut y rester long-temps sans donner lieu à l'hydropisie du bas-ventre ; & il n'est pas rare de voir celle-ci exister des années sans produire le moindre gonflement aux jambes. Nous avons également vu , quand la tuméfaction s'étendait jusqu'aux extrémités , la peau être très-distendue , brillante & dure pendant plusieurs semaines, sans la moindre marque de transudation ; & il ne survenait de diminution dans la tumeur, que quand l'épiderme avait été séparé , soit qu'il eût été rompu ou piqué.

Comme nous n'admettons point la transudation des fluides aqueux pendant la vie, nous ne ferons pas plus pour la pénétration , ou la transmission des fluides, qui à l'ouverture des grandes cavités du corps , exhalent une vapeur qui est quelquefois odorante & d'autres fois fétide. Les muscles qui recouvrent la capacité du bas-ventre, deviennent verdâtres & putrides plus promptement que les autres muscles du corps. On a pensé avec raison que ce phénomène provenait de ce qu'ils sont immédiatement couchés sur les intestins, qui communément sont remplis de matières

putrides ou de vapeurs fétides & volatiles, qui l'une & l'autre pouvant transfuder après la mort, produifaient ainfi dans ces mufcles l'accélération de leur putréfaction. Mais rien de pareil à ceci n'a lieu dans le corps vivant; & aucune vapeur fétide ne peut ainfi entrer des inteftins dans les vaiffeaux fanguins, ou pénétrer dans d'autres parties du corps, tant que la vie fubfifte. La fétidité de la matière fin-gulièrement putride d'un abcès lombaire, n'eft fenfi-ble ni au malade chez qui il a lieu, ni aux affiftans.

L'odeur de la femence eft une qualité propre à cette humeur, & ne provient nullement, comme Haller le penfe, des exhalaifons fétides du rec-tum, que les véficules féminales pourraient ad-mettre. On ne faurait également fe perfuader que le fumet & la dureté de la chair du taureau, qualités qui manquent à celle du veau ou du jeune bœuf, proviennent d'une exhalaifon des mo-lécules feminales, qui parcoureraient toute l'é-tendue du corps. Il n'y a pas la moindre reffem-blance entre ces deux odeurs, & l'on ne faurait concevoir aucune affinité entre les particules odo-rantes d'un fluide confiné dans un lieu, & la dureté ou la tenacité des fibres mufculaires. La transfu-dation ne peut donc point avoir lieu pendant la vie : ainfi cette opération & le commence-ment de l'abforption, font deux actions de la Na-ture parfaitement diftinctes.

C

CHAPITRE II.

Les Anciens paraissent avoir connu quelque chose relativement à la propriété d'absorber du corps humain.

Que le corps humain absorbe, c'est un point de doctrine qu'Hippocrate & Galien admettent également.

Hippocrate a enseigné qu'il se faisait sur la surface extérieure du corps, une absorption de vapeurs ou de fluides, aussi bien qu'une exhalation de pareilles matières. Il a soutenu la même opinion relativement aux surfaces intérieures & aux cavités, & à cet égard toute sa doctrine se trouve renfermée dans les termes suivans.

Σαρκὶς ἑλκοὶ καὶ ἐκ κοιλίης καὶ ἔξωθεν δ'ἄλων ἢ αἴσθησις ὡς ἐκπνοὸν καὶ εἰσπνοον ὅλον τὸ σῶμα.

» Les parties molles du corps attirent la ma-
» tière à elles également du dedans comme du
» dehors, preuve que tout le corps exhale comme
» il absorbe «.

On pourrait supposer qu'Hippocrate entend ici par *exhalation* & *absorption* l'inspiration & l'expiration pulmonaire; mais il dit ὅλον τὸ σῶμα, *tout le corps*, ce qui ne peut s'appliquer aux poumons; & Galien comme nous le verrons par la suite regarde le mot εἰσπνοον qu'Hippocrate em-

ploie, comme signifiant l'abſorption. D'autres paſ-
ſages d'Hippocrate que nous citerons ci - après,
mettront auſſi cette matière hors de tout doute.
Galien lui-même parle plus déciſivement de l'abſorption dans le corps humain ; il conçoit, à la
vérité, qu'elle eſt opérée par une attraction ; mais
il emploie la même expreſſion, quand il décrit les
veines qui prennent les fluides : tels ſont les termes dont ils ſe ſert :

Δύο εἰσιν ὁλκῆς εἴδη, τὸ μὲν τῇ πρὸς τὸ κενούμενον ἀκολουθία, τὸ δὲ οἰκειότητι ποιότητος γιγνόμενον. ἕτερος μὲν γὰρ εἰς τὰς φύσας ὁ ἀὴρ, ἕτερος δὲ ὁ σίδηρος ἀπὸ τῆς ἡρακλείας ἐπισπᾶται λίθον.

Nous les rendrons par les ſuivans :

» Il y a deux ſortes d'attractions ; l'une qui vient
» en conſéquence d'un vide formé, & l'autre
» d'une reſſemblance en qualité, ainſi de la pre-
» mière manière les ſoufflets attirent l'air, & de
» l'autre, l'acier eſt attiré par l'aimant «.

Les Médecins Arabes paraiſſent avoir auſſi
connu cette propriété d'abſorber, propre au corps
humain. On obſerve en effet qu'ils preſcrivent ſouvent d'appliquer ſur la peau, des remèdes qui
agiſſent comme expectorans ſur les poumons,
comme émétiques ſur l'eſtomac, comme purgatifs
ſur les inteſtins, ou enfin comme diurétiques ſur
les reins. On pourrait cependant répondre que
leur conduite à cet égard ne prouve rien ſur leurs

connaiſſances relativement à l'abſorption. Les Médecins Chinois, d'après le rapport de Kempher,
appliquent ſouvent ſur une région de la ſurface du
corps, des remèdes dont ils veulent que les effets
s'opèrent à une certaine diſtance ; & en ſe condui-
ſant ainſi, ils agiſſent d'après des principes différens
de ceux de l'abſorption. Ils ont établi des connexions
entre certaines parties du corps & d'autres, enſorte
que quand ils cherchent à produire un effet ſur un
œil malade, par exemple, ils n'appliquent point
le remède à l'œil même, mais à quelque autre
partie du corps, avec laquelle il eſt particulièrement lié. Cependant comme les Grecs paraiſſent avoir connu une abſorption, & que les Arabes
ont reçu d'eux leurs connoiſſances en médecine,
il devient très-probable que la pratique dont nous
venons de parler, était également fondée ſur la
connaiſſance & la croyance qu'ils avaient de la propriété abſorbante du corps humain.

CHAPITRE III.

Les Anciens ont soutenu que l'absorption, dans le corps humain, était opérée par des vaisseaux.

Hippocrate & Galien, non-seulement ont affirmé que toutes les parties du corps absorbaient, mais ils ont encore enseigné que cette absorption était opérée par des vaisseaux, & que les artères comme les veines étaient destinées à cette fonction.

Καὶ γὰρ αἱ φλέβες, dit Hippocrate, αἱ ἐκ τῆς νηδύος, καὶ τῶν ἐντέρων, εἰς ἃ ξυλλέγεται τά σιτία, καὶ τά πότα, ἐπειδὰν θερμανθῇ ταῦτα, ἕλκυσι τὸ λεπτότατον, καὶ τὸ ὑγρότατον, τὸ δὲ παχύτατον αὐτῷ καταλείπεται, καὶ γίνεται κοπρὼν ἐν τοῖσιν ἐντέροισι τοῖσι κάτω.——

» Car les veines de l'estomac & des intestins, où
» le boire & le manger seront amassés, lorsque ces
» substances sont échauffées (digérées), attirent la
» partie la plus claire & la plus liquide ; mais le
» plus épais reste, & devient matière fécale dans
» les derniers des intestins ».

Dans un autre endroit, il recommande après avoir vomi, de se laver la bouche avec quelque vin acide, pour que les orifices des veines puissent ainsi se fermer, & pour prévenir de cette manière toute absorption du vomitif, qui sans cette précaution pourrait avoir lieu.

C iij

Ἐκ δὲ τῦ ἐμετῦ κλύσαι τὸ ςόμα καὶ τὴν φάρυγγα οἴνῳ αὐςηρῷ, ὅκως ἂν συςυφῇ τὰ ςόματα τῶν φλεβῶν καὶ μηδὲν ἐπικατασπασθῇ, ὁκοῖα γίνεται ἀπὸ ἐμετῶν.

Galien attribue également aux veines l'absorption qui a lieu sur la surface du corps.

Ὥσπερ, dit-il, διὰ τῶν εἰς τὸ δέρμα περαίνομενων ςόματων ἐκρίνῦσι μὲν ἔξω πᾶν ὅσον ἀτμώδες καὶ καπνώδες περίττωμα, μεταλαμβάνῦσι δὲ εἰς ἑαυτὰς ἐκ τῦ περιέρχοντος ἡμᾶς ἀέρος ὀυκ ὀλιγὴν μοῖραν. Καὶ τῦτ' ἐςὶ τὸ πρὸς Ἱπποκράτῦς λεγόμενον ὡς ἐκπνῦν καὶ εἰσπνῦν ἐςὶν ὅλον τὸ σῶμα.——

» Car comme les veines, par leurs orifices placés
» sur la peau, jettent au dehors toutes les vapeurs
» ou fumées excédantes, de même elles reçoivent
» par les mêmes orifices, une assez grande quan-
» tité de l'air environnant, & c'est ce que désigne
» Hippocrate quand il dit : que tout le corps absorbe
» & exhale ».

Il paraît aussi d'après Galien, que les Anciens ont cru que les artères absorbaient aussi bien que les veines ; car il dit :

Ἀτμὸν μὲν ὀυν ἔχουσαι καὶ πνεῦμα καὶ λεπτὸν αἷμα κατὰ ταῖς διαςολαῖς ἕλκειν ἀι ἀρτηρίαι τὸν κατὰ τὴν κοιλίαν καὶ τὰ ἔντερα περιεχόμενον χυόμν, ἢ ὀυδὲ ὅλως ἢ παντάπασι συνεπισπῶνται βραχύ.

» Les artères qui contiennent une vapeur, dans
» leurs diastoles attirent (absorbent) l'air & les
» parties les plus subtiles du sang ; mais elles n'at-
» tirent pas tout-à-fait le fluide qu'on trouve dans
» l'estomac & les intestins, ou du moins elles n'en
» attirent qu'une très-petite quantité «.

CHAPITRE IV.

Expériences faites par les Modernes, dans la vue de démontrer l'abforption veineufe des Anciens.

Nous ignorons quelles font les expériences faites par les Anciens, qui ayent pu les induire à croire que les veines abforbaient, & nous ne connaiffons pas plus fur quels fondemens leur croyance était appuyée. Cependant Galien rapporte une expérience d'Erafiftrate, qui paraît avoir donné lieu à leur doctrine, relativement à la fonction qu'ils attribuaient aux artères, d'abforber l'air & les fluides plus fubtils ; expérience qui fans doute aura pu les engager à foupçonner que les veines abforbaient auffi. On verra par la fuite qu'Erafiftrate s'en eft laiffé impofer à cet égard ; que ce qu'il a vu n'était point des artères, mais des vaiffeaux lactés ; que les fluides abforbés par ces vaiffeaux n'étaient point de l'air, mais une véritable lymphe, & que conféquemment cet Auteur n'avait aucune bonne raifon à faire valoir pour établir la doctrine de l'abforption par les artères. D'ailleurs la découverte de la circulation du fang ayant démontré que le cours des fluides contenus dans les artères, avait conftamment lieu du centre du corps à fa circonférence, c'eft-à-dire, d'une manière absolument opposée à celle des fluides absorbés, ou de ceux qu'on suppose passer de la circonférence au centre ; cette théorie dut nécessairement être abandonnée. Qu'ils se soient également trompés en affirmant que l'absorption s'opère par les veines sanguines, c'est ce qui n'a pas été généralement reconnu. Swammerdam fut le premier qui fit des expériences pour prouver la vérité de cette opinion. Il fit des ligatures sur les veines mésentériques, & ayant ainsi empêché le sang de revenir des intestins, il ouvrit ces veines vers leurs branches après avoir attendu quelque temps, & en ayant examiné le sang, qui lui parut entremêlé de points ou de petites lignes blanches, il ne douta plus dès-lors que ces lignes ou points ne fussent un véritable chyle que les veines avaient récemment absorbé de la surface des intestins, *sanguis quandoque velut striatus & albis lineis permistus , quandoque seu punctis notatus ipsi apparrebat.* Et quoiqu'il reconnût qu'il y avait aussi un fluide blanc dans les vaisseaux lactés, il ne voulait pas croire que ce fluide fût du chyle, mais bien une lymphe blanche que ces vaisseaux pompaient des glandes des intestins, *Ideoque in eâ sum sententiâ non nisi albicantem lympham esse, quidquid in lacteis vidimus, & ex glandulis intestinorum procedit, quæ succum suum ab arteriis accipiunt.* Kaw Boërhaave, Professeur de Médecine à Petersbourg & grand admirateur

des Anciens , nous apprend dans son Livre intitulé *Perspiratio dicta Hippocratis* , qu'il injecta de l'eau dans l'estomac & les intestins d'un chien mort , & qu'il la vit revenir par les veines de ces parties , en assez grande quantité pour laver tout le sang qu'elles contenaient & les laisser parfaitement blanches. » J'ai ouvert, dit-il, la poitrine & le
» bas-ventre aussi-tôt après la mort d'un chien,
» puis en pressant doucement l'estomac , j'ai
» fait rendre par l'œsophage toutes les matières
» qui y étaient contenues ; ensuite y ayant poussé
» de l'eau tiède & limpide , & ayant pressé dou-
» cement l'estomac, j'ai vu ce fluide être résorbé
» par les veines , pénétrer les grandes veines hy-
» pogastriques , enfin passer dans la veine-porte,
» & ensuite par le foie pour se rendre à la veine
» cave. — J'ai continué avec une patience infi-
» nie , à pousser doucement de l'eau , pendant des
» heures entières, & à presser l'estomac, jusqu'à
» ce que tous les vaisseaux vides de sang &
» pleins de l'eau qu'ils avaient résorbée, devinssent
» absolument pâles : l'eau ou la cire injectée par
» les veines hémorrhoïdales suinta également dans
» la cavité des intestins «.

Le Professeur Meckel , à Berlin , soutint également cette doctrine. Il assure dans son traité inti-
tulé *Experimenta nova & Observationes de finibus venarum &c.* que les veines s'ouvrent sur les sur-

faces du corps humain ; qu'il a ainsi injecté les
veines en pouſſant dans la cavité des véſicules
féminales de la cire colorée ; qu'il a auſſi injecté
les veines avec de l'air ou de l'eau, en les portant
de l'urètre dans la cavité de la veſſie urinaire.
» J'ai rempli les véſicules féminales d'un homme
» robuſte, lorſqu'elles étaient encore dans le baſ-
» ſin, entre la veſſie urinaire & l'inteſtin rectum,
» en pouſſant une injection fine & colorée en
» rouge, par le canal déférent, ſans qu'aucun des
» vaiſſeaux deſtinés à charrier les autres fluides fût
» rempli. Mon intention, en procédant ainſi, était
» de pouvoir conſerver ces organes dans leur
» poſition & dans leur forme naturelles, pour
» les démontrer en tout temps, lorſque je faiſais
» mes leçons de Phyſiologie. J'ai lié avec attention
» les vaiſſeaux éjaculateurs, pour que l'injection
» ne revînt pas par l'urètre & la veſſie urinaire,
» & que ſon iſſue ne trompât pas mes eſpérances.
» Les véſicules ayant été ainſi diſtendues, lorſ-
» qu'elles étaient dans l'eau chaude pour que l'in-
» jection ne ſe coagulât pas trop tôt, les rameaux
» de la veine hypogaſtrique qui viennent former
» le plexus veineux dont ſont entourées les vé-
» ſicules féminales en furent remplis, & en diſſé-
» quant les troncs, j'ai vu la matière injectée s'en
» échapper, ſpectacle auquel je ne m'étais cer-
» tainement point attendu. Les parties étant re-

» froidies, je ne défirai rien de plus que de cher-
» cher quelle pouvait être la caufe d'un auffi
» fingulier phénomène. Ayant donc préparé avec
» foin les veines de l'extérieur des véficules fémi-
» nales, je trouvai ces réfervoirs couverts par-tout
» d'un réfeau de petites veines, que l'injection
» avait gonflées, & dont les extrémités allaient fe
» perdre dans la cavité des véficules. — Ayant
» répété plufieurs fois cette expérience, elle ne m'a
» pas toujours réuffi ; mais l'ayant tentée en
» injectant les véficules, fouvent l'évènement a
« répondu à mes efpérances.

» Voulant confidérer les voies urinaires fur le
» cadavre d'un homme affez robufte, j'ai cherché
» à gonfler la veffie en foufflant par l'urètre ; mais
» tout l'air fortait auffi-tôt de la cavité de la vef-
» fie pour paffer dans les veines, de forte que
» la veffie enflée s'affaiffait auffi-tôt. Cherchant
» avec attention la caufe d'un pareil phénomène,
» je pouffai par l'urètre, moyennant un fyphon,
» de l'eau dans la veffie; mais ce fluide paffa bientôt
» de cette poche dans les veines qui forment le
» plexus véfical, & de-là dans le tronc de la veine
» hypogaftrique. Ayant confidéré l'intérieur de la
» veffie, je ne découvris aucun vice dans la tu-
» nique interne, elle était, au contraire, dans la
» plus parfaite intégrité, de forte qu'il n'y avait
» aucun doute que le fluide ou l'air n'eût paffé de

» la veſſie urinaire au dehors, par les bouches des
» vaiſſeaux veineux. D'autres fois , en ſoufflant
» pareillement de l'air , mais plus lentement, j'ai
» obſervé à différentes fois qu'il ſe portait par les
» orifices veineux de la cavité de la veſſie , dans
» les veines voiſines «. Le même Auteur nous apprend qu'il a vu un fluide blanc dans les veines
des inteſtins des cadavres ; *lympha alba in venis
meſenterii.*

Le Baron de Haller eſt pareillement de la même
opinion ; il ſoutient fermement que les veines
naiſſent des ſurfaces du corps par des bouches
ouvertes, & qu'elles doivent abſorber comme les
Anciens l'affirmaient. » Souvent j'ai vu, dit-il, la
» colle de poiſſon teinte en bleu & ſortie des vei-
» nes, prendre la figure du péricarde où elle était
» épanchée. Et de plus, j'ai pluſieurs fois conſervé
» la figure des ventricules du cerveau, en y pouſ-
» ſant de la colle de poiſſon par les veines, de
» ſorte qu'il eſt évident qu'il y a un chemin ou-
» vert des veines dans ces cavités ».

Lieberkunk aſſure avoir vu la matière d'une injection ſortir par les orifices des veines répandues
ſur les villoſités inteſtinales.

On a répondu à ces expériences par des argumens. On a dit que tous les Anatomiſtes s'accor-
daient ſur ce que les veines naiſſaient par des bouches ouvertes dans les cellules du corps ſpongieux

de l'urètre, du gland de la verge, dans celles du clitoris, du plexus rétiforme chez les femmes, aussi bien que du placenta. On observe la même chose dans la rate de nombre de quadrupèdes. L'ingénieux Boërhaave a aussi fourni deux autres argumens en faveur de l'absorption veineuse dans le tube intestinal. D'abord il assure que le sang de ces veines par le repos, ou après la mort, ne forme aucun coagulum, ou au moins qu'un bien petit, pendant que celui des artères se coagule d'une manière complette. Il doit donc, dans le premier cas avoir reçu quelque principe, ou il doit s'être formé quelque mélange dans l'intérieur des veines, qui puisse l'avoir ainsi privé de ses qualités naturelles. 2°. Il apporte la supériorité de volume & de capacité des veines méfentériques, comparées avec les artères correspondantes, comme une preuve incontestable en faveur de l'absorption qu'elles opèrent dans le canal intestinal. Pourquoi en effet feraient-elles d'un volume double ou triple aes artères, si elles ne contenaient pas quelqu'autre chose de plus que le sang qui leur est apporté par ces artères, sur-tout quand il n'y en a qu'une partie qui leur parvienne, le reste se portant dans l'intérieur des intestins, sous forme d'excrétion.

CHAPITRE V,

Expériences qui démontrent que les veines sanguines
n'absorbent pas.

La grande attention du D. Hunter à étudier tout ce qui a rapport aux vaisseaux lactés & lymphatiques, & ses soins à porter la pratique des injections à sa plus grande perfection, l'engagèrent de bonne heure à douter que l'absorption se fît par les veines sanguines.

» Mes seuls doutes, dit-il, furent si les veines
» absorbaient ou n'absorbaient pas une certaine
» quantité de fluides, spécialement dans les intes-
» tins. — D'après mon expérience dans les injec-
» tions, j'aurais conclu qu'elles n'absorbaient pas,
» & que les fluides ne passaient pas des in-
» testins dans les veines mésentériques, autre-
» ment que par la transsudation; mais des Au-
» teurs d'un grand crédit, ont apporté des
» preuves établies sur des expériences si concluan-
» tes, que je n'oserais pas, quoiqu'en moi-même,
» déterminer la question «.

Il paraît, d'après cet énoncé du D. Hunter, que cet Anatomiste célèbre ne connaissait pas les expériences de Thomas Bartholin, l'un de ceux

qui le premier découvrit les vaiffeaux lymphatiques. On voit en effet dans fes Ouvrages,
qu'il a fait fur les animaux vivans des expériences
qui prouvent que l'abforption veineufe n'a nullement lieu dans les veines des inteftins ; & c'eft
d'après elles qu'il fe détermina totalement à reje-
ter cette opinion. Dans la Lettre où il critique
Harvée pour avoir refufé d'admettre l'exiftence des
vaiffeaux lactés, il dit : » Le chyle ne peut entrer
» dans les veines méfaraïques, parce qu'on ne l'y
» a jamais vu, que la Nature ne l'a jamais voulu, &
» que l'entrée ne lui eft ouverte nulle part. D'ail-
» leurs, l'expérience fuivante prouve qu'il n'y
» entre pas : fi on lie une branche de la veine méfen-
» térique, on n'empêche point le chyle de parvenir
» aux veines lactées, qui infenfiblement fe tumé-
» fient ; mais les vaiffeaux lactés liés, le chyle s'arrête,
» & il ne s'avance plus du ventricule, des inteftins,
» ou des orifices lactés «.

M. Jean Hunter nie pofitivement l'abforption
par les veines fanguines : il a fait fur ces vaiffeaux un
grand nombre d'expériences, qui, felon nous, font
parfaitement concluantes. Comme elles fe trouvent
dans les *Medicals commentaries* de fon frère, nous
n'en donnerons ici que le réfultat.

Nous obferverons en général, que ces expériences
furent faites fur les inteftins & le méfentère de
cinq animaux différens ; que plufieurs d'elles furent

fouvent répétées fur différentes parties du tube inteſtinal, chez pluſieurs animaux, & en même temps.
On a mis en doute, ſi l'on pouvait compter ſur
des expériences, où l'on mettait un animal à la
torture : mais on ne ſçaurait douter ici de leur
nature déciſive ; car comme ouvrir le bas-ventre,
bleſſer les inteſtins, & faire ſur eux des ligatures,
ſont autant d'opérations qui n'empêchent en rien
les lactés de vaquer à leurs fonctions, ni les artères
& les veines de charrier le ſang, on ne peut donner
aucune raiſon, pourquoi les veines n'abforbe-
raient pas, en les ſuppoſant capables d'abſorption.

1°. Après qu'on eut convenablement diſpoſé un
de ces animaux, & que le bas-ventre fut ouvert,
on vida promptement quelques portions d'inteſtins des matières qu'elles contenaient, en les
comprimant ſuffiſamment ; on y injecta auſſi-tôt
du lait chaud qu'on retint au moyen des ligatures. Les veines qui appartiennent à ces portions
d'inteſtins, furent vidées de leur ſang par pluſieurs piqûres faites à leurs troncs ; l'on empêcha
qu'elles ne reçuſſent du ſang, en appliquant des ligatures aux troncs des artères qui leur correſpondaient,
& l'on remit, en cet état, les parties dans le bas-
ventre. Les veines ayant été ainſi évacuées, s'il y
avait eu la plus petite abſorption quelconque de
lait, on l'aurait découverte ; car les tuniques de
ces veines étaient ſi minces, qu'elles auraient mis
au

un fluide blanc de paraître à travers leurs parois aussi aisément que le sang rouge. Autrement, si l'on eût laissé le sang circuler à travers les veines, on n'aurait peut-être pas pu appercevoir la petite quantité de lait absorbé, le sang avec lequel elle eût été mêlée l'empêchant de paraître. Quoique nous supposions qu'un fluide blanc, mêlé avec le sang, ne puisse pas être aisément apperçu, cependant le mélange du chyle dans la veine souclaviere gauche, se découvre facilement : l'on voit même une certaine blancheur dans la sérosité du sang coagulé, sur-tout quand on est favorisé d'un œil observateur. Les parties ayant été laissées dans le bas-ventre un quart-d'heure, une demi-heure ou plus, pour que la chaleur naturelle de cette capacité pût faciliter l'absorption naturelle, on les en retira de nouveau, & les ayant examinées soigneusement, l'on trouva alors que les veines étaient presque désemplies, comme quand on les avait retirées pour la premiere fois ; & qu'elles ne contenaient pas une goutte de fluide blanc, pendant que les lactés en étaient entièrement pleins.

2°. On fit de semblables expériences sur d'autres animaux avec cette circonstance de plus, que l'on comprima les portions d'intestins qui contenaient le lait. Kau Boërhaave avoit imaginé qu'il facilitait l'absorption de l'eau dans les veines de l'estomac en le comprimant ainsi : on fit ici des

D

pressions alternatives & assez fortes , même au point qu'à la fin les intestins en crevèrent , & cependant l'on ne trouva pas une goutte de lait dans les veines.

3°. On pourrait objecter que les veines n'absorbèrent point , parce que les ligatures furent faites sur leurs troncs ; mais cette objection est de bien peu de valeur , puisque les lactés continuent d'absorber en pareilles circonstances. D'ailleurs quand bien même on ne pourrait aller contre cette objection , on a tenté des expériences pareilles à la première , dans lesquelles on a laissé les artères & les veines libres , de manière que le sang pouvait continuer de circuler pendant tout le temps qu'on les faisait. Après que les parties eurent resté un quart-d'heure dans la cavité du bas-ventre , on les en retira de nouveau , on fit des ouvertures sur les troncs des veines , & l'on reçut dans des vaisseaux le sang qu'elles versèrent ; mais ni le sang fluide , après qu'il se fut coagulé , ni la sérosité ne montrèrent le moindre mélange de lait.

4°. De pareilles expériences furent faites avec une dissolution d'empois dans de l'eau , qu'on avait colorée avec de l'indigo. Le sang venant fluide , ne parut pas d'une couleur plus obscure , & la sérosité de ce même sang coagulé , ne montra pas la moindre teinte de bleu.

5°. On ne faurait confidérer le lait & l'empois diffous dans l'eau, comme des fluides vifqueux & difficiles conféquemment à être abforbés par les veines, car les vaiffeaux lactés les abforbaient très-promptement. Les veines, cependant, abforbèrent l'eau dans les expériences de Kau Boërhaave ; & ici encore, une portion d'inteftin, auparavant vidée, fut remplie d'eau chaude ; le tronc des artères fut lié, & cependant les veines corref-pondantes ne devinrent pas plus pleines, & il n'y eut pas la moindre apparence que l'eau eût péné-tré dans leur intérieur.

6°. Néanmoins, comme l'œil aurait pu être fujet à l'erreur, & qu'il pouvait appartenir à l'o-dorat de découvrir ce qui lui avait échappé, par cette raifon l'on fit de nouvelles expériences fur les inteftins d'autres animaux, avec une folu-tion de mufc dans de l'eau ; après un temps fuffi-fant, l'on reçut dans une taffe, le fang veineux qui fortait par une ouverture faite au tronc des veines ; mais en flairant, on ne put fentir la moindre odeur de mufc.

7°. Pendant que les portions des inteftins étaient pleines d'empois coloré avec l'indigo, on injecta du lait chaud par le tronc des artères, juf-qu'à ce qu'il revînt par les veines, & cela pendant un temps affez confidérable ; mais le lait reçu par une ouverture qu'on avait faite au tronc des vei-

D ij

nes , ne manifesta pas la moindre teinte de bleu.

8°. L'on nétoya & l'on vida quelques portions d'intestins , & on les sépara du reste du canal par diverses ligatures ; l'on injecta du lait par le tronc des veines, qui ici n'ont aucunes valvules , jusqu'à ce que l'injection revînt par les artères : les intestins examinés après une longue continuation de cette injection , furent trouvés entièrement vides.

9°. Après la mort de l'un de ces animaux , l'on gonfla les veines mésentériques avec de l'air, qui, quoique d'une nature moins pénétrante que bien d'autres fluides , se fraya cependant une voie dans la cavité des intestins , pendant que le lait poussé par la même veine , l'animal vivant encore , ne put parvenir dans la même cavité.

Ces expériences nous paraissent parfaitement concluantes. Haller dit à leur occasion , » qu'elles pa
» raissent établir l'existence d'une voie ouverte ,
» des intestins, dans les vaisseaux lactés & non point
» dans les veines mésaraïques « ; & il ajoute peu
à près : » Je donne beaucoup aux expériences de
» cet homme savant (Jean Hunter), d'autant
» plus qu'on y voit la candeur unie à l'industrie ;
» mais j'ai beaucoup d'argumens contraires , pour
» que je puisse m'écarter de l'opinion de mon
» Maître (Boërhaave) «. Il dit aussi , que là où
les expériences sont directement opposées sur le
même sujet , il avait coutume de croire cel... qui

affirmaient le fait, plutôt que celles qui étaient contre; & sa raison pour en agir ainsi, était » que » le succès manquait facilement à une expérience » par un effet du hasard, mais que le succès ayant » été démontré, on ne pouvait aisément en trou- » ver d'autres causes, que la structure première » des parties «. Nous verrons par la suite, jusqu'où peuvent s'étendre les raisons qui appuyent son opinion. Les expériences de Lieberkunh, furent tentées sur des cadavres où la transudation a lieu, & conséquemment elles sont peu concluantes.

Quant aux observations déjà rapportées de Boërhaave, il n'est point vrai que le sang des veines méfaraïques ne se coagule pas. Dans des expériences faites sur les animaux vivans, dont la veineporte est en tout semblable à celle de l'homme, nous l'avons toujours vu coagulé, en sorte que nous ne pouvons concevoir comment une pareille erreur a pu devenir si générale. D'ailleurs qu'est-ce que ces veines pourraient absorber des intestins, qui pût empêcher leur sang de se coaguler ? Le chyle ne pourrait produire un pareil effet; la lymphe ne pourrait pareillement remplir cet objet : ces fluides sont eux-mêmes coagulables, & ils augmenteraient plutôt la viscosité du sang qu'ils ne la diminueraient. La preuve suivante que Boërhaave apporte, est fondée sur la plus grande capacité de ces veines, comparée à celle des artères qui leur répondent. Pourquoi en effet les **veines** feraient-elles du double ou du triple plus volumineuses que les artères, lorfqu'elles ne devraient pas même rapporter au réfervoir général tout le fang des artères, une grande partie de la matière de ce dernier s'échappant par la voie des fecrétions dans les inteftins ? On peut répondre à cette **difficulté**, que l'état des veines chez les cadavres ne prouve rien, relativement à leur volume pendant la **vie** ; prefque tout le fang du corps étant alors accumulé dans leurs cavités, elles contiennent nonfeulement leur quantité naturelle du fang, mais auffi celle qui était dans les artères. En fecond lieu, le fang des veines dans le corps vivant, eft fujet à de fréquens retardemens lorfqu'on éternue, qu'on touffe, ou qu'on fait quelques grands efforts; & alors elles font beaucoup plus dilatées qu'elles ne le font originairement. Si ce genre de vaiffeaux n'eût point été plus fpacieux, il eût été plus fréquemment expofé aux ruptures, par ces retardemens plus ou moins prolongés.

En outre, le fang dans les veines eft expofé à de plus grandes variations, que celui qui circule dans les artères; les veines cutanées font gonflées en été, & elles font prefque totalement contractées en hiver, de manière à ne pas contenir dans le dernier cas, la vingtième partie du fang qu'elles ont dans le premier. La vélocité du fang

artériel étant plus grande que celle du sang vénal (1), il était aussi nécessaire, à cet égard, que
les veines fussent plus grandes ; quand même il
n'y aurait aucune absorption de fluides opérée
par elles. Les veines sanguines n'absorbent donc
point dans le système intestinal & mésentérique,
chez les quadrupèdes ; & les mêmes phénomènes
que nous avons observés dans les parties correspondantes, chez l'homme, nous conduisent aux
mêmes conclusions. Nous avons souvent vu chez
lui, les vaisseaux lactés gonflés de chyle ; mais
nous n'avons jamais vu, en pareil cas, le moindre mélange du chyle, ou la moindre teinte blanchâtre dans le sang des veines mésentériques. Nous
avons dit dans le dernier chapitre de cette Partie,
que Swammerdam avait vu le sang rayé de blanc
dans les veines mésentériques ; nous avons également rapporté que le Professeur Meckel, avait vu,
d'après son propre aveu, une lymphe blanche dans
les mêmes veines : nous avons également apperçu
la même chose dans les veines des intestins. A quoi
ce phénomène était-il dû ? nous l'ignorons. On ne
peut en regarder comme cause, l'absorption du
chyle, de la cavité des intestins ; car alors, l'on

---

(1) D'après les expériences du D. Hales, la force de
mouvement dans les artères est à celle des veines, comme
seize à un, à-peu-près.

aurait trouvé le même fluide coloré dans les vaiſſeaux lactés ; or dans toutes les circonſtances où
nous avons eu occaſion d'obſerver ce fluide dans
les veines, les vaiſſeaux lactés étaient conſtamment
vides. Quand l'on a tiré du bras une plus ou
moins grande quantité de ſang, l'on en a ſouvent
obſervé la ſéroſité blanche comme du lait ; ce
ſang, chez la même perſonne, a continué d'être
en cet état, pendant des mois entiers, & enfin il a
repris ſa couleur naturelle, ſans qu'on puiſſe aſſigner aucune bonne raiſon pour l'un ou l'autre de
ces changemens. Quelques heures après un bon
repas, le ſang tiré des veines du bras, a paru mêlé
de lignes blanchâtres, qui à ce que nous croyons,
provenaient du chyle, que le canal thorachique
avait verſé dans le ſyſtême veineux ; bien loin
d'être une preuve que les veines euſſent abſorbé
le chyle des inteſtins. Comme donc les veines
ſanguines n'abſorbent point dans les inteſtins,
il n'eſt pas probable, & il ne le doit point paraître, qu'elles abſorbent partout ailleurs. Ce
que Kau Boërhaave a vu, après avoir injecté de
l'eau dans l'eſtomac & les inteſtins d'un chien,
était entièrement dû à la tranſudation.

Il doit y avoir eu une rupture dans les tuniques
des veines, dans un endroit ou dans l'autre, dans
les expériences où le Profeſſeur Meckel a trouvé
les veines qui ſe portent aux véſicules ſéminales,

injectées par la matière qu'il avait pouſſée dans ces réſervoirs. En effet, quoique nous ayons injecté plus de cinquante fois ces véſicules avec du mercure fluide, beaucoup plus pénétrant que ne l'eſt la cire fondue, nous n'avons pu obſerver la même choſe. En outre, ſi les injections trouvent à échapper de ces cavités par les orifices ſuppoſés des veines, elles auraient également trouvé voie par les orifices des vaiſſeaux lymphatiques, qui n'étaient cependant point ici injectés. Mais encore les injections pouſſées dans les inteſtins d'un cadavre, jamais ne parviennent dans les lactées autant que nous avons pu l'obſerver, quoique l'on ſache bien que leurs orifices s'y ouvrent réellement. Quant au paſſage de l'injection, pouſſée par le même Auteur, de la veſſie dans les veines environnantes, on peut l'expliquer d'une manière oppoſée & parfaitement ſatisfaiſante. Les lacunes de l'urètre ou les conduits excrétoires des glandes qui s'ouvrent à ſa ſurface, ſe continuent juſques dans la cavité de la veſſie même, où elles ſont d'une texture beaucoup plus délicate, & faciles à rompre quand on y ſouffle de l'air, ou qu'on y injecte du mercure. Nous avons injecté ſouvent les veines de la veſſie par ces lacunes, & la Société Royale a publié un Mémoire de M. Watſon ſur ces mêmes lacunes, où l'Auteur ſuppoſe qu'elles ſont les orifices des vaisseaux lymphatiques ; il dit même y avoir introduit des soies de porc. Quand ces lacunes sont rompues, les veines, les artères & les absorbans sont déchirés en même temps, & alors l'injection parvient dans les veines comme étant des vaisseaux plus grands. Les observations que le Baron de Haller a eues occasion de faire en injectant les cadavres, doivent certainement se rapporter encore à la transudation qui a si facilement lieu après la mort ; ou bien aux veines qui communiquent avec les extrémités des artères, de manière que les injections passent alors par autant d'orifices exhalans relâchés. Les vaisseaux lymphatiques s'enflamment quand ils absorbent des poisons, tels que le virus vénérien, la matière cancéreuse, ou le poison de la rage. Des blessures reçues par nous, ou par d'autres, dans les dissections, nous ont donné de fréquentes occasions de voir ce genre d'inflammation provenant d'une matière irritante, que les vaisseaux lymphatiques de l'endroit affecté avaient absorbée. Or, comme en pareilles circonstances nous n'avons jamais observé que les veines fussent enflammées, il est raisonnable d'en conclure qu'elles n'absorbent point ces poisons ou ces matières irritantes, & que si elles n'absorbent pas dans les intestins, à la surface du corps, ni même à l'extérieur des blessures, elles n'absorbent sûrement nulle part. Comme souvent l'on est infecté du virus vénérien, sans que ce virus ait préliminairement enflammé aucune glande lymphatique quelconque, on pourrait considérer cette circonstance comme une preuve de l'absorption opérée par les veines. Mais il s'en faut de beaucoup, que cette preuve soit aussi concluante ; tout ce qu'elle établit, c'est que le virus n'est pas quelquefois capable d'enflammer les glandes, ou que celles-ci sont souvent moins irritables, & pas si sujettes à s'enflammer que dans d'autres circonstances. Que les veines absorbent dans le placenta, par la raison qu'on n'a point encore trouvé de vaisseaux lymphatiques dans la substance de ce corps spongieux, cette allégation ne forme point une preuve complette. On a trouvé ce genre de vaisseaux dans des parties, que dernièrement on soupçonnait n'en contenir aucun, on en a pareillement découvert dans toutes les classes des animaux, où l'on disait qu'ils n'existaient point. Mais si l'on consulte l'analogie, l'on sera porté à les admettre dans cet organe ; car si l'Auteur de la Nature a trouvé les vaisseaux lymphatiques nécessaires dans toutes les autres parties, & si tous les jours l'on en découvre de nouveaux, il est de la plus grande probabilité qu'ils existent aussi dans le placenta, quoiqu'on ne les y ait point encore observés.

Quand nous disons qu'il pourrait y avoir des

vaisseaux lymphatiques dans le placenta, nous avons en vue la portion de ce corps qui fait partie de l'enfant. Nous n'ignorons point l'existence des vaisseaux lymphatiques sur celle qui fait partie de la mère; mais ici, les veines naissent aussi par des orifices ouverts, dehors les cellules mêmes, & le sang contenu dans ces cellules pénètre ces orifices & se mêle avec le sang qui circule. Cette pénétration selon quelques-uns, est clairement une absorption veineuse. Les corps caverneux de la verge & du clitoris, paraissent par leur structure ressembler en grande partie au placenta, & les veines semblent également ici naître des cellules. Que le sang parvienne des cellules dans les veines, c'est sur quoi nous n'avons aucun doute; mais nous avons coutume d'expliquer ce fait, comme circulation du sang, & non point comme absorption, de la manière que Harvée l'a conçue avoir lieu dans les autres parties du corps. Entrons dans de plus grands détails; c'est-à-dire, qu'il crut que le sang était chassé de la sommité des artères dans un parenchyme, ou dans une substance spongieuse, interposée entre les extrémités des artères & l'origine des veines, & que le *momentum a tergo* opéré sur le sang artériel, le poussait non-seulement à travers cette substance spongieuse, mais encore dans les veines mêmes. Le D. Fordyce dit qu'il doit y avoir quelque autre chose dans l'organisation

des parties qu'on ne connaît point encore, & il
rejette non-feulement l'explication que nous avons
donnée du paffage du fang dans les veines, mais il
va même jufqu'à nier la poffibilité de l'abforption
veineufe, quelque part que ce foit ; fondé fur les
principes de l'hydroftatique, indépendamment
d'autres argumens que nous avons apportés. Sup-
pofons, dit-il, une ouverture faite à une veine,
il s'y fait une preffion égale à la force de la circulation dans les veines pour porter le fang au dehors,
par cette ouverture; c'eft pourquoi ce fluide s'écou-
lerait au dehors & refterait épanché, à moins
qu'il n'y eût une force fupérieure à cette preffion,
pour le faire rentrer de nouveau : mais on ne connaît point l'exiftence d'une telle force, dans les
veines d'une ftructure ordinaire. Il neft pas poffible d'une autre part, que le *momentum a tergo*
cité par Harvée, puiffe produire les effets fuppo-
fés, car les cellules du parenchyme qu'il admet,
& celles du placenta & des corps caverneux ne
font point dans un état de tenfion dans le temps
de l'abforption veineufe, comme il l'appelle. Nous
ne connaiffons point de force dans les cavités, capables de furmonter la preffion du fang vénal, fur
les parois des vaiffeaux, & de pouffer les fluides
jufque dans les terminaifons ouvertes comme on
l'a fuppofé ; quoique nous puiffions aifément concevoir que la force des lymphatiques furpaffe

cette preſſion dans les angles , entre les jugulaires & les ſouclavieres , pour les raiſons que nous rapporterons ci-après.

Les partiſans de l'abſorption veineuſe, prétendront peut-être que nous nous ſommes trop preſſés de conclure, relativement à l'impoſſibilité de ſon exiſtence, & qu'il y a en ſa faveur, quoiqu'on en diſe, des argumens auxquels on ne ſaurait répondre. En conſidérant les phénomènes que le corps humain préſente, il paraîtra, diſent-ils, qu'il y a dans un temps donné, plus de fluides abſorbés de la cavité des inteſtins, qu'on ne pourrait ſuppoſer les vaiſſeaux lactés capables d'en prendre, ou le canal thorachique de les tranſmettre, quel que ſoit ſon diamètre, ou la vélocité probable des fluides abſorbés. Le diamètre du canal thorachique dans le milieu du dos, dit Haller, n'eſt pas plus grand qu'une ligne ou la dixième partie d'un pouce ; & il ne tranſmet pas ſeulement le chyle, mais encore la lymphe des extrémités inférieures, des parties contenues dans le baſſin & de la cavité & des parois du bas-ventre. Or, Boërhaave cite un homme qui buvait ſeize pintes de vin par jour ; & Haller, parle d'un malade qui prenait trois pintes & plus d'eau minérale, en peu d'heures, & chez qui la totalité de ces fluides était bientôt après déchargée par les urines, phénomène qui n'aurait pu avoir lieu, à moins qu'elle ne fût parvenue dans la masse du sang par quelqu'autre voie, que par les vaisseaux lactés & le canal thorachique. Mais nous savons, d'après l'expérience, que la quantité de fluide que nous rapportons, peut passer aisément à travers un tube du diamètre d'un dixième de pouce, dans l'un des temps assignés, quoiqu'on n'ait point recours à d'autres forces que celle qu'on employe communément pour pousser l'eau à travers une seringue. Quant à la vélocité des fluides absorbés, il y a de fortes raisons de croire qu'elle est différente, selon les diverses circonstances. Personne ne saurait dire pourquoi les vaisseaux absorbans, ayant leurs orifices plongés pendant des mois & même des années dans l'eau d'un ascite, n'en prennent cependant pas la plus petite partie ; & pourquoi, à l'occasion de quelques stimulus agissant dans la constitution, ils la prennent en trois jours comme cela est arrivé quelquefois, ainsi qu'un Médecin de la connaissance du D. Hunter l'a observé, d'après le témoignage de ce dernier qui nous a rapporté le fait dans ses Leçons, & comme d'autres ont également eu occasion de le voir.

Le chyle, dans quelques-unes de nos expériences, parcourut dans les vaisseaux lactés du mésentère, un espace de quatre pouces en une seconde, ce qui fait vingt pieds dans une minute. D'autres fois, nous avons vu les fluides absorbés disparaître avec une vélocité presqu'incroyable; de sorte qu'on ne saurait guère conclure contre la possibilité alléguée des fluides, à être absorbés par les vaisseaux lactés ou transmis par le conduit thorachique dans l'espace de temps assigné. Le diamètre du conduit thorachique, au milieu du dos, où il est le plus étroit, est très-souvent double de ce que Haller l'a dit; quelquefois il y a deux conduits qui se portent séparément dans les veines. Il y a constamment un tronc dans le médiastin antérieur sous le sternum, lequel est aussi volumineux que le conduit thorachique lui-même; ce tronc quelquefois s'insère dans la terminaison du conduit thorachique, quelquefois dans le tronc des vaisseaux absorbans du côté droit, transmet le chyle, comme nous l'avons souvent vu.

Ruisch a fourni aux partisans de l'absorption par les veines sanguines, un autre argument: il affirme que les glandes lymphatiques du mésentère chez les personnes âgées, sont presqu'entièrement oblitérées; & comme il croyait que tous les vaisseaux lactés allaient à ces glandes, il concluait que si elles étaient disparues, il fallait aussi que les vaisseaux lactés eussent été oblitérés ou obstrués. Or, comme souvent les vieillards jouissent en pareilles circonstances d'une très-bonne santé, il ne pouvait s'empêcher de croire que chez eux, les veines sanguines des intestins, remplissaient

les

les fonctions des vaisseaux lactés. Voici comme il s'exprime. » Car dans un espace de méfentère, qui
» égalait à-peu-près l'étendue de la main, je ne
» trouvai feulement que deux ou trois glandes
» qui à peine étaient plus volumineufes qu'un
» grain de chénevis. Ce phénomène fe préfenta
» plufieurs fois à moi fur le méfentère des femmes
» fort âgées. Au contraire, en ouvrant les cadavres
» de ceux qui étaient morts à la fleur de leur âge,
» le méfentère parut rempli d'une fi grande quan-
» tité de glandes, que dans une portion de la gran-
» deur de la paume de la main, j'en ai trouvé
» jufqu'à foixante, & même foixante-dix », d'où
il eft porté à tirer les conféquences fuivantes.
» Mais alors, qu'arrivera-t-il au chyle, qui avant
» avait coutume d'être porté par les veines lac-
» tées, à ces mêmes glandes pour des ufages par-
» ticuliers & néceffaires ? Ira-t-il, après avoir été
» abforbé de la cavité des inteftins, dans le foie
» même, en parcourant les ramifications & les
» branches des veines méfentériques « ? Haller
dit : » Il y a long-temps que Ruifch avait coutume
» d'affirmer qu'on pouvait vivre fans vaiffeaux
» lactés «.

Nous répondrons à cet argument, en répli-
quant que tous les folides fe crifpent chez les vieillards, en plus grande proportion cependant chez
les uns que chez les autres, comme on le voit

dans les mamelles des femmes. On ne peut nier que les glandes ſoient exceſſivement petites chez les vieillards ; mais il ne s'en ſuit pas néceſſaire-ment de-là , qu'elles ſoient entièrement obſtruées. Nous avons vu quelquefois les vaiſſeaux lactés pleins de chyle chez les vieillards ; & Haller dit avoir fréquemment rencontré le canal thorachique plein de cette humeur chez ceux qui avaient paſſé ſoixante & dix ans. » *in ſenibus*, dit-il , *non rarò* » *ductum thoracicum chylo albo plenum reperiiſſem*». Or, ce phénomène n'aurait pu avoir lieu ſi les vaiſſeaux lactés euſſent été totalement obſtrués, car les veines méſentériques ne ſe dégorgent point dans ce canal , & il n'eſt point d'autres vaiſſeaux qui aillent du méſentère vers lui.

On a dit en dernier lieu, qu'en ſuppoſant le canal thorachique être la ſeule voie par laquelle le chyle pût parvenir dans le ſang , que les ani-maux ne ſeraient pas morts ſi promptement, comme il eſt arrivé quand le canal était lié , dé-chiré ou obſtrué. D'après une expérience de Du-verney rapportée dans les Mémoires de l'Acadé-mie Royale des Sciences , il paraît qu'un chien vécut encore quinze jours après qu'on eut lié la ſouclavière dans laquelle le canal thorachique ſe dégorge. Bartholin , cite un cas où ce canal fut bleſſé, ce qui n'empêcha cependant pas le malade de vivre un temps conſidérable ; *longa fuit tabes ,* pour rapporter ſes propres termes. M. Cheſton de Gloceſter, nous montra, il y a quelques années, à Londres, le canal thorachique d'un homme, entièrement obſtrué par une ſubſtance ſolide, qui paraiſſait bien y avoir été depuis long-temps. En accordant à ces argumens toute la valeur dont ils ſont ſuſceptibles, cependant ils ne prouvent nullement que les vaiſſeaux lymphatiques ou les lactés ne portent point la matière nutritive dans les vaiſſeaux ſanguins. Le canal thorachique eſt fréquemment double ; & il a une inſertion dans la veine ſouclavière droite, & une autre dans la gauche. Les anciens Anatomiſtes ignoraient une pareille diſpoſition, & dans leurs expériences, ils ſe contentaient ſeulement de lier les veines ſouclavières & jugulaires gauches. En outre, le tronc déjà cité dans le médiaſtin antérieur, ſous le ſternum, quoique ſouvent inféré à la terminaiſon du canal thorachique, s'ouvre auſſi quelquefois dans le tronc du côté droit, où ſouvent nous avons vu un véritable chyle, comme nous l'avons déjà dit. Mais on peut rétorquer les mêmes argumens, contre l'objection dans laquelle on préſente le canal thorachique obſtrué ; & ſous quelques points de vue que nous conſidérions la choſe, on ne ſaurait y trouver des argumens ſolides en faveur de l'abſorption opérée par les veines ſanguines.

E ij

CHAPITRE VI.

Histoire plus détaillée des vaisseaux lactés & lym-
phatiques.

Eustache, Anatomiste Romain, fut proprement celui qui le premier porta ses pas dans ce nouveau champ de l'Anatomie. Il paraît qu'environ vers l'année 1563, il vit sur un cheval, le conduit thorachique, ou ce qui est connu pour être le tronc du système absorbant. Il l'a particulièrement décrit dans son Traité de *Venâ sine Pari*, où il l'appelle *Vena alba Thoracis*. En parlant de la veine souclavière gauche, il dit : » de ce grand
» tronc gauche, là où regarde la partie posté-
» rieure de la racine de la veine jugulaire interne,
» *s'étend un grand prolongement*, qui a son origine
» non-seulement à un orifice semi-circulaire, mais
» encore est plein d'une humeur aqueuse : pas loin
» de sa naissance, il se partage en deux parties,
» qui bientôt se réunissant en une & ne donnant au-
» cun rameau, se porte vers le côté gauche des
» vertèbres, & ayant traversé le diaphragme, il
» gagne inférieurement jusqu'au milieu des lom-
» bes, où devenant plus large & entourant la
» grande artère, il se perd par une terminaison
» qui ne m'est pas encore connue «.

Il n'eſt pas poſſible , d'après cette citation , de douter qu'Euſtache n'ait vu le canal thorachique ; mais n'en connaiſſant point les uſages , il en commence la deſcription à ſa terminaiſon dans la veine ſouclavière gauche , & la conduit en en bas à ſon origine. En cela , il n'eſt point étonnant qu'il ſe fût égaré , puiſqu'alors on n'avait point encore découvert l'art des injections , & , comme nous le verrons par la ſuite , à peine trouve-t-on quelques-uns de ſes ſucceſſeurs , qui ayent été plus clairs ſur cet objet.

Les Anatomiſtes ſemblent avoir fait peu de cas de cette découverte d'Euſtache. Quelques-uns diſent de lui , qu'il a attribué à cette veine la fonction de nourrrir le thorax ; mais lui-même , déſavoue expreſſément une pareille idée , en diſant *quamvis minimè ſit ad thoracem alendam.* Cependant , en conſidérant toutes les circonſtances, on ne s'étonnera point qu'ils aient fait peu de recherches ſur un objet , que lui-même reconnaît ne pas bien comprendre.

C'eſt pourquoi on n'entendit plus parler de ce ſyſtême juſqu'à l'année 1622 , qu'Aſelli , Anatomiſte Italien , en conſidérant les mouvemens du diaphragme ſur un chien vivant , en préſence de quelques Médecins de ſes amis , découvrit accidentellement des filets blancs ſur le méſentère. Il les prit d'abord pour des nerfs ; mais obſervant

que leur piquure donnait iſſue à un fluide blanc ;
& qu'ils s'affaiſſaient & devenaient bientôt invi-
ſibles , il prononça que c'était un nouveau genre
de vaiſſeaux , opinion que de nouvelles expériences lui confirmèrent. Il alla même plus loin ; il ne
fut pas ſeulement le premier qui regarda ces vaiſſeaux comme étant différens des artères & des
veines ; mais encore il annonça leur véritable
fonction avec une ſagacité & une pénétration
particulière. Il obſerva qu'ils étaient ſouvent invi-
ſibles ſur le méſentère , pendant que les artères &
les veines paraiſſaient évidemment en tout temps ;
que toutes les fois que les inteſtins contenaient du
chyle , ces vaiſſeaux étaient toujours pleins d'un
fluide blanc ſemblable ; & pour ces raiſons , il les
appella *vaſa lactea* , & leur aſſigna la fonction d'abſorber le chyle du tube inteſtinal , pour le porter
dans le ſang. Avant lui , on ne reçonnaiſſait que
trois claſſes de vaiſſeaux dans le corps humain &
dans celui des quadrupèdes : ſavoir les artères , les
veines & les nerfs ; mais ayant découvert les lactés , il les regarda naturellement comme devant
faire une quatrième claſſe. » Galien , dit-il , & les
» autres Anatomiſtes après lui , ainſi que les Mé-
» decins , reconnaiſſent dans le méſentère trois
» claſſes de vaiſſeaux ; des veines , des artères &
» des nerfs « ; mais continue-t-il ; » il y en a une

» quatrième qui eſt nouvelle, inconnue juſqu'ici,
» & que j'ai obſervé le premier «.

Aſelli ne découvrit pas ſeulement ces vaiſſeaux ſur les chiens, mais encore ſur une multitude d'autres quadrupèdes ; il dit, » confirmé par cette double » expérience, & ne doutant plus de la choſe, je » me livrai à de plus grandes recherches, & les » portai à leur plus grande perfection. Je m'adon- » nai tellement à ce travail, qu'il ne s'eſt pas » paſſé une ſemaine ou certainement un mois, » ſans que je n'aie ſacrifié une ou deux victimes à » ma curioſité. Les chiens ne furent pas ſeulement » l'objet de mes expériences, j'en fis encore ſur » pluſieurs autres animaux, ſur les chats, ſur les » agneaux qui tétaient encore, & ſur ceux qui » broutaient l'herbe. La vérité s'eſt manifeſtement » montré chez eux ; & auſſi ſur les vaches, les co- » chons, & de plus ſur un cheval acheté pour cette » ſeule raiſon, & ouvert tout vivant «.

Il ne paraît pas qu'Aſelli eut jamais vu les vaiſ- ſeaux lactés chez l'homme, attendu que la diſſec- tion des cadavres était peu en vigueur dans ces temps. Haller dit dans ſa Bibliothèque Anatomi- que, que vers l'année 1600, la République de Padoue, avant cette époque fameuſe pour l'Anato- mie, n'égligeait les diſſections publiques par eſprit de parſimonie. Les Allemands étaient alors engagés dans la guerre, & les Anglais avaient à peine

commencé à disséquer les cadavres humains ; de-là ,
dit-il , cet amour pour l'Anatomie comparée , tel
» que pendant quarante ans le scalpel des Méde-
» cins n'était le plus souvent occupé qu'à ou-
» vrir les animaux vivans ou morts «. En conséquence, Aselli dans cet état de l'Anatomie , ne put
avoir la facilité d'observer les vaisseaux lactés chez
l'homme. Son enthousiasme l'aurait porté à ouvrir des hommes tout vivans , comme il le tenta
chez les chiens ; mais il nous rapporte gravement,
qu'il réprima cette inclination. » Je n'ai point ou-
» vert d'homme vivant , dit-il , quoique cepen-
» dant Erasistrate & Hérophile n'ayent point hé-
» sité de le faire autrefois , ni n'en ouvrirai dans
» la croyance où je suis , conjointement avec
» Celse que ce serait un crime digne de mort ,
» qu'un Art qui est destiné au salut de l'homme ,
» devînt cause d'une mort atroce pour quelqu'un «.
Mais quoiqu'Aselli n'eût pas vu les vaisseaux
lactés chez l'homme, il n'en conclud pas moins
sur leur existence, d'après l'analogie , & même
il l'affirme d'une manière décidée. Cette doctrine
cependant fut loin d'être généralement reçue,
celle d'Hippocrate & de Galien, qui avaient enseigné que le chyle était absorbé des intestins par
les veines sanguines, prévalut sur elle plus générale-
lement , & les vaisseaux d'Aselli ne furent plus
regardés par le plus grand nombre des Anatomistes

que comme des rêveries. Cet évènement n'a néanmoins rien qui doive furprendre ; ce n'étoit cependant pas le refpect pour les Anciens qui influait fur
leur opinion ; mais Harvée qui, alors au faîte de la
gloire que lui attirait la grande découverte de la
circulation du fang, s'oppofa à cette doctrine, en
ne voulant jamais croire à l'exiftence des vaiffeaux
lactés d'Afelli.

Car il eft évident, dit-il, » que le chyle qui
» eft deftiné à nourrir tous les animaux, eft porté
» des inteftins par les veines méfaraïques, & il
» n'eft pas néceffaire que nous cherchions une
» nouvelle voie par les veines lactées, ou que
» chez les adultes nous penfions trouver un paf-
» fage, autre que celui que nous connaiffons dans
» l'œuf & le poulet «. Dans un autre endroit il
ajoute, » chez plufieurs animaux on ne trouve
» nullement ces canaux chylifères, & chez quel-
» ques-uns on ne les trouve point en tout temps ;
» or, des vaiffeaux deftinés à la nutrition font
» néceffaires à tous les animaux, & doivent exif-
» ter dans toutes les circonftances «.

On fut plufieurs années fans ajouter beaucoup à
la découverte d'Afelli. Mais en 1634, Veflingius
felon Haller, vit le premier les vaiffeaux lactés chez l'homme, & il en donna une figure.
Cette figure n'eft pas bien correcte ; mais celles du
fquelette mème, donné par les Anatomiftes qui

lui ont succédé, ne le sont pas davantage ; d'ailleurs nous n'avons pas droit de demander qu'une personne qui voit pour la première fois quelque chose, puisse la concevoir ou l'exprimer aussi bien que si des occasions plus nombreuses l'eussent mis dans le cas de le faire, ou comme aurait pu y réussir celui qui venant après elle, jouit de l'avantage de sa découverte. Il paraît aussi d'après le passage cité par Haller dans les Ouvrages posthumes de Veslingius, que ce dernier Auteur fut le premier qui vit les vaisseaux lymphatiques du foie, quoiqu'il les prît pour des lactés. Comme Bartholin à qui le soin de ses Ouvrages fut confié, doit avoir lu ces passages, Haller croit que c'est-là où il reçut ses premières notions sur les vaisseaux lymphatiques. *Cum præterea ad Bartholinum posthuma scripta clari Viri pervenerint & hi ipsi loci a Bartholino editi sint, summè probabile fit hunc scriptorem vestigia Veslingii secutum, ostensam sagaci Viro prædam majori felicitate adtigisse.*

Haller cite ce dernier Anatomiste pour dernière preuve de son habilité, comme celui qui après Eustache découvrit le premier, le conduit thorachique. » Le même Veslingius, dit-il, fut le » premier qui, après Eustache, vit, contre l'opi- » nion de ses Contemporains en 1649, un grand » vaisseau lacté qui montait dans la poitrine,

» lorfque tous les autres perfuadés par Afelli & en
» partie féduits par les vaiffeaux lymphatiques du
» foie, conduifaient les vaiffeaux chylifères à ce
» dernier vifcère «.

Dans un ouvrage encore plus récent, fa *Bibliothèque Anatomique*, Haller parlant des Ouvrages pof-
thumes de Veflingius, » les caractérifent d'Opufcules
» d'or, dont il n'eft point permis de prendre tou-
» tes les richeffes «, & enfuite il ajoute « qu'ils
» contiennent plufieurs expériences fur les vaif-
» feaux lactés vus dans l'homme, & qu'il obferva
» en 1747 un canal chylifère double «.

Quelles qu'ayent pu être fur cet objet les connaiffances de Veflingius, on crut dernièrement
que Rudbeck, en Suede, vingt-huit ans après la découverte des vaiffeaux lactés par Afelli, trouva
auffi les vaiffeaux lymphatiques fur les quadrupèdes, fans qu'aucune information préliminaire l'ait
guidé dans fes recherches. Il en fit une cinquième
claffe de vaiffeau, & comme ils ne charriaient ni
le fang comme les artères & les veines, ni le
chyle comme les lactés, mais un fluide tranfpa-
rant comme la férofité, il les appella *vaiffeaux
féreux*.

Environ vers le même temps, Bartholin, Danois, vit auffi ces vaiffeaux ; mais indépendamment des notices que Veflingius put lui en fournir, il a y tout lieu de foupçonner qu'il avait déjà

entendu parler de la découverte de Rudbeck ; car dans ses écrits sur ce sujet , il dit , » que le » nom de *vaisseaux séreux* que quelques-uns ont » donné à ces vaisseaux , ne lui plaît point ». Bartholin changea ce nom en celui de *vaisseaux lymphatiques* : nom qu'ils ont toujours retenus depuis ; & comme il fut le premier qui publia un Traité sur eux , & que d'ailleurs il avait une plus grande réputation que Rudbeck , les Médecins de toutes les Nations lui accordèrent unanimement l'honneur de la découverte. Cependant lui-même semble se contenter de partager cette découverte avec Rudbeck & Jolyffe : Olaüs Rudbeck , dit-il à ce sujet , » a découvert depuis , & a ensuite décrit » de pareils conduits aqueux : les amis de Jo- » lyffe , en Angleterre , lui en attribuent la dé- » couverte , & non à nous , à qui l'on a nié tout ce » que nous avons donné de côté & d'autre sur cette » matière , quoique nous soyons un des premiers » qui ont porté leurs pas dans cette carrière , sans » que personne nous ait montré la route «.

Bartholin ayant cité le D. Jolyffe , il peut être utile aussi de statuer quels sont ses droits à la découverte des vaisseaux lymphatiques. Glisson dit , » que dans le commencement de Juin 1653 , le » D. Jolyffe qui prenait alors ses degrés à Cam- » bridge , l'informa qu'il y avait un quatrième » genre de vaisseaux entièrement différent des

» veines, des artères & des nerfs ; que ces vaiſ-
» ſeaux ſe diſtribuaient à toutes ou du moins à
» beaucoup de parties du corps , & qu'ils renfer-
» maient dans leur intérieur une humeur aqueuſe.
» Il ajoutait encore, qu'il avait trouvé chez plu-
» ſieurs animaux des canaux de même nature ,
» notamment dans les extrémités, les teſticules,
» la matrice & autres parties , & qu'il regar-
» dait comme certain que l'humeur qu'ils char-
» riaient ſe portait vers le méſentère & notam-
» ment au commencement ou à ſon origine ».

Pour donner une plus grande clarté à l'allégation de Gliſſon, nous devons faire obſerver que
le D. Jolyffe , conſidérait les nerfs comme des
vaiſſeaux, c'eſt pourquoi il diſait *quartum genus va-*
ſorum. Il nous paraît cependant qu'il avait oublié
la découverte des vaiſſeaux lactés d'Aſelli, autrement il aurait dit , *un cinquième genre* ; à moins
qu'il n'eût regardé ces vaiſſeaux & ceux d'Aſelli
comme étant de même genre , & alors Gliſſon ne
nous aurait pas ſérieuſement rapporté que Jolyffe
avait découvert une nouvelle claſſe de vaiſſeau,
Aſelli nous ayant déjà parlé d'eux long-temps
avant. Il ſe paſſa auſſi trois ans entre cette découverte de Jolyffe & celle de Rudbeck.

Charleton dit encore : » pluſieurs ſavans Méde-
» cins de notre Collége de Londres , ſoit des Aſ-
» ſociés ou des Candidats , ont connu ce nouveau

» genre de vaisseaux plusieurs années avant que
» Bartholin en ait publié quelque chose. Il a été
» également observé plusieurs fois en Angleterre
» par Jolyffe, Anatomiste, qui dans l'emploi du
» scapel, a été plus heureux & plus scrupuleux
» que personne «.

Boyle atteste la même chose. » Ce fut par un
» effet du hasard aussi (comme il le dit lui-
» même) que notre industrieux Anatomiste le
» D. Jolyffe s'arrêta d'abord sur ces vaisseaux nou-
» vellement découverts, & que l'ingénieux Bar-
» tholin sans en avoir eu vent, & sans les cher-
» cher, les rencontra néanmoins, & les fit con-
» naître à l'Univers sous le nom de *vaisseaux lym-*
» *phatiques* «.

Quoique pour complaire, en général, aux Anatomistes, nous ayons considéré le système absorbant comme composé de deux parties, & que
nous ayons donné l'Histoire de la découverte de
chacune de ces parties, cependant les lactés & les
lymphatiques n'en sont pas moins des branches
d'un tronc commun, & par cette raison on peut dire
avec justice que Veslingius, Rudbeck, Bartholin
& Jolyffe ont vu les vaisseaux qu'Aselli avait le
premier découvert, dans d'autres parties du corps,
que les intestins, le mésentère & le foie. Ils n'ont
pas à proprement parler, découvert une nouvelle
classe de vaisseaux ; mais quelques-unes des bran-

ches inconnues du même fyftême. D'un autre côté Afelli ayant penfé que ces vaiffeaux étaient defti- nés feulement à porter le chyle dans la maffe gé- nérale du fang, il n'avait aucune idée qu'ils puf- fent exifter ailleurs, de forte que fans la décou- verte des vaiffeaux lymphatiques, nous euffions ignoré la plus grande partie du fyftême abfor- bant. L'un & l'autre de ces Anatomiftes ont donc également un droit à l'honneur de la découverte dans une partie fi importante de notre organifa- tion. Les trois premiers non-feulement décou- vrirent les vaiffeaux d'Afelli dans nombre d'autres parties ; mais encore ils diffiperent l'erreur où il était, que les lactés fe rendaient au foie, en dé- couvrant le tronc de ce fyftême, & en confirmant leur découverte par la démonftration fur l'homme même. Cependant il ne parait pas qu'ils ayent penfé que les vaiffeaux lymphatiques & les lactés fuffent exactement les mêmes. Rudbeck, crut qu'ils abforbaient comme Afelli l'avait affirmé & prouvé relativement aux vaiffeaux lactés, du moins il approcha fingulièrement de cette doctrine ; mais il la propofe plutôt comme un fait particulier qu'il foupçonna, que comme une chofe dont il fut fort certain. » C'eft pourquoi, dit-il, je penfe auffi que » ces vaiffeaux ont été fabriqués pour fubvenir à » quelques fonctions ; — ils font caves & fiftuleux » intérieurement ; ils ont nombre de valvules

» pour empêcher que l'humeur absorbée des glan-
» des & des autres parties ne reflue de nouveau «.

• Bartholin dont la doctrine était mieux connue & plus généralement reçue, quoiqu'entièrement satisfait quant à l'origine & aux fonctions des vaisseaux lactés, eut néanmoins des doutes sur l'origine & les fonctions des lymphatiques ; car il dit, » la naissance des vaisseaux lymphatiques est des » parties externes, ou des membres & des viscè- » res ; savoir, le foie, la vésicule du fiel, &c. Là » où ils se trouvent aux extrémités, je n'ai pu » m'assurer par le témoignage de mes yeux, à » cause de la subtilité de ces vaisseaux, s'ils pro- » venaient de l'extrémité des veines ou des mus- » cles. Si cependant il peut y avoir lieu à la con- » jecture, ils doivent naître des parties nourries, » relativement à l'usage que nous établirons plus » bas, quoique leur origine des veines capillaires » mêmes, ne soit pas impossible. Ceux qui admet- » tent une circulation dans les nerfs ne trouveront » pas de voie plus commode que celle-ci «.

Les vaisseaux absorbans ont été vus depuis, dans d'autres classes d'animaux ; s'ils n'ont jamais été trouvés chez d'autres, ce n'est pas une raison pour infirmer nos découvertes sur l'homme & sur les quadrupèdes, où nous savons qu'ils existent réelle- ment, & où leur fonction paraît être aussi certaine que leur existence. Tout ce que nous avons gagné

par

par la découverte de ces vaisseaux dans les animaux amphibies, les oiseaux & les poissons, est la preuve de la simplicité & de l'uniformité de la Nature, en établissant le même ordre de parties, & de la même manière dans les différentes classes d'animaux.

M. Jean Hunter découvrit d'abord les vaisseaux absorbans sur le crocodile & sur l'oie, M. Hewson les apperçut également le premier sur la tortue, & il crut aussi être le premier qui les eût vus sur les poissons. Cependant Thomas Bartholin a droit à la priorité quant à ces derniers, ayant vu, si nous l'en croyons, ces vaisseaux sur le *poisson orbe.* » Ne m'accordez plus dorénavant votre con- » fiance, disait-il, mon cher Horstius, s'ils ne se » trouvent point dans tous les animaux, grands » comme petits, & même dans les poissons, » comme je l'ai démontré sur l'orbe «.

Haller fait aussi mention de ce passage, & en parlant de Bartholin, il dit, » qu'il a décrit sur » l'orbe des vaisseaux lactés qui allaient au foie «. En un autre endroit, il présente ses doutes sur l'existence de ces vaisseaux dans d'autre parties du corps que celles où on les avait vus, & il crut que ces derniers, même admis, étaien trop peu considérables pour remplir seuls une fonction aussi importante que celle de l'absorption. » Nous » répondrons en attendant, dit-il, que la re-

» sorption s'opère où l'on a jamais vu de science
» certaine, de pareils vaisseaux, comme dans le
» cerveau, la plévre, le péritoine & la peau, » &
plus bas : « les vaisseaux lymphatiques des yeux,
» dans mes dernières expériences ou dans celle de
» l'illustre Zinn, n'en ont point imposé. Les
» vaisseaux aqueux de la moëlle épiniaire ne sont
» point encore confirmés par des expériences
» suffisamment réitérées «.

» Ils sont en petit nombre, à la tête & aux ex-
» trémités «.

» On n'en a décrit presqu'aucuns, sur le dos du
» pied, à la paume de la main, sur le dos
» & sur les fesses « ; & enfin, » il faut avouer,
» qu'après tant de travaux faits par des hommes
» habiles, nous n'avons encore que des fragmens,
» sur tout ce que nous savons relativement aux
» vaisseaux lymphatiques; en sorte que la descrip-
» tion de ces vaisseaux ne saurait nullement être
» comparée à l'histoire que nous avons des ar-
» tères, des veines & des nerfs «.

Des Auteurs plus récens que Haller, ont aussi
parlé des vaisseaux lymphatiques & lactés, mais
comme autant de dépendances peu intéressantes des
veines sanguines.

CHAPITRE VII.

Les vaisseaux lactés ont été vus par les Anciens; mais ils n'ont point été appréciés.

En parcourant l'Histoire des vaisseaux lymphatiques, nous obferverons qu'on trouve quelques veftiges chez les Anciens, qui prouvent qu'ils ont auffi vu les vaiffeaux lactés. Il y a en effet, quelques paffages dans Hippocrate, ou dans les Livres qu'on lui attribue, d'où l'on foupçonne qu'il connut quelque chofe relativement aux vaiffeaux lactés, car après avoir décrit les grandes veines du corps : il dit, εἰσὶ δὲ καί ἀπὸ τῆς κοιλίας φλεβὲς ἀνὰ τὸ σῶμα πάμπολλαι τὲ καὶ παντοῖαι, δί ὦν ἡ τροφὴ ἐν τῶ σώματι ἔρχεται, » il y a encore dans le corps des veines qui naif- » fent de l'eftomac en grande quantité, & de » toute efpèces, par le moyen defquelles la nour- » riture vient dans le corps «.

Nous obferverons ici, qu'Hippocrate, ou celui qui a écrit ce paffage, ne pouvait pas défigner les véritables vaiffeaux abforbans, car il n'eft pas facile de voir là, des vaiffeaux différens des artères ou des veines. On ne trouve qu'avec la plus grande difficulté, les vaiffeaux lymphatiques de l'eftomac, vu qu'ils ne charrient jamais, comme les lactés, un fluide opaque.

Galien prétendant que les artères contiennent quelqu'autre chose que de l'air, dit que l'opinion d'Erasistrate était, que ce genre de vaisseaux renfermait également de l'air & du sang, mais qu'il se vuidait d'abord de l'air, avant de prendre le sang. Relativement à cet objet, il cite l'expérience suivante, comme tirée des Ouvrages d'Erasistrate. Ἐν γὰρ τῷ διαιρεῖσθαι τὸ ἐπιγάστριον, ἅμα τῷ περιτοναίῳ, κατὰ τὸ μεσεντέριον ἀρτηρίας ἰδεῖν, σαφῶς, ἐπὶ μὲν τῶν νεωθηλῶν ἐρίφων γάλακτος πλήρεις, » car en divisant l'é-» pigastre, & avec lui le péritoine, on peut claire-» ment voir les artères pleines de lait, sur le mé-» sentère des chevaux qui têtent encore «.

Aselli parait avoir connu parfaitement ce passage; car il dit dans son Livre sur les lactés : » enfin, ce » que j'ai ajouté n'en est pas moins vrai : savoir, » que ces vaisseaux ont déjà été vus par quelques-» uns, mais cependant pas connus. Je veux parler » d'Erasistrate & de ses Sectateurs, que deux pas-» sages de Galien me manifestent avoir connu » nos veines, & même les avoir montrées. Il » conste de l'un & l'autre, qu'il eut recours à l'ex-» périence suivante, pour prouver que l'air seul est » contenu dans les artères, & que le sang ou tel » autre fluide d'une nature différente y afflue en-

» suite. Savoir : si l'on ouvre le ventre inférieur,
» qu'on incise la membrane interne, chez les che-
» vaux encore à la mamelle, dès le commencement,
» sitôt que le mésentère aura été découvert, on
» apperçoit les artères *ἀεροειδεῖς*, c'est-à-dire, d'a-
» bord pleines d'air, & bientôt après pleines de
» lait. Il vit donc réellement ces vaisseaux, quoi-
» qu'il n'en connût pas la nature, & il les prit
» pour des artères, trompé par une fausse appa-
» rence de la vérité. D'où il résulte suffisamment,
» à ce que nous croyons, que les vaisseaux dont il
» s'agit, ont été jusqu'ici ignorés. »

Galien dit aussi, qu'Erophile fait mention de veines qui s'élevent des intestins pour aller non point
au foie, mais à certaines glandes du mésentère,
& qu'elles sont les veines nourricières de ces
glandes. Πρῶτον μὲν γὰρ παντὶ τῷ μεσεντερίῳ φλέβες ἐποίησεν
ἰδίας ἀνάκειμεναι αὐτῷ τε θρέψει τῶν ἐντέρων μὴ περαιουμένας εἰς
τὸ ἧπαρ. ὡς γὰρ καὶ Ἐρόφιλος ἔλεγειν, εἰς ἀδενώδη τινὰ σώματα
τελευτῶσιν αὐτὰς αἱ φλέβες, τῶν ἀλλῶν ἁπασῶν ἐπὶ τὰς πύλας
ἀναφερομένοιν. » Car d'abord (la Nature) a formé dans
» tout le mésentère des veines particulières des-
» tinées à la nourriture des intestins, & qui ne
» passent pas jusqu'au foie, car comme dit Hé-
» rophile, ces veines se terminent dans certains
» corps glanduleux, pendant que tout le reste est
» porté en haut, aux portes du foie «.

D'après ces passages que nous avons pris de

leurs Auteurs, il est évident que les Anciens ont
connu quelque chose de la doctrine de l'absorption ; on ne saurait pareillement nier qu'ils ont vu
quelques parties du véritable système absorbant,
quoiqu'ils n'en n'ayent pas bien compris les usages.

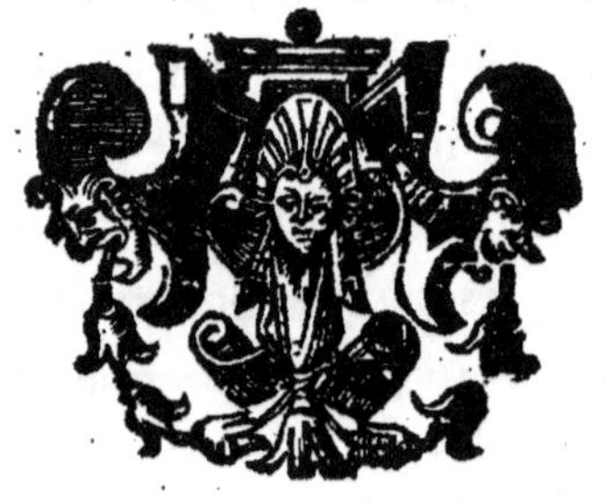

CHAPITRE VIII.

Nouvelles preuves de l'abforption des fluides , par les vaiffeaux lymphatiques.

Nous avons fi complettement prouvé que les vaiffeaux lactés abforbaient des inteftins, qu'il n'eft actuellement aucun Anatomifte qui puiffe avoir des doutes à cet égard. Non-feulement , on les a vu abforber le chyle, mais encore prendre très-promptement les fluides colorés qu'on injectait dans les inteftins. Toutes les expériences que M. Hunter a faites fur les inteftins des animaux vivans , en même temps qu'elles réfutent l'abforption par les veines, établiffent, de la manière la plus confirmative , l'abforption opérée par les lactés. Les vaiffeaux prirent très-promptement le lait, la folution d'empois dans l'eau colorée d'indigo , l'eau mufquée , en un mot, tous les fluides qu'il pouffait dans la cavité des inteftins. Nous avons déjà rapporté les argumens qui déterminèrent le D. Hunter à établir la doctrine , que les vaiffeaux lactés & les lymphatiques formaient une même claffe , & que tous les deux abforbaient. Nous allons encore ici ajouter quelques preuves nouvelles à celles que nous avons déjà données. Un

œil accoutumé à fe repaître de l'organifation animale, ne trouve pas une grande difficulté à diftinguer des autres, les vaiffeaux lymphatiques chez
l'homme & chez les quadrupèdes ; leurs valvules,
leur forme générale, leur correfpondance avec les
glandes conglobées, les caractérifent affez. Actuellement les vaiffeaux lymphatiques ne font pas feulement des branches du même tronc, comme le
D. Hunter l'a obfervé ; mais il y a une telle connexion entre eux, ou une telle anaftomofe, que les
fluides abforbés par les lactés font en partie tranf-
mis aux lymphatiques, & enfin convoyés par eux
dans la maffe générale du fang. Nous avons donné
une preuve bien fenfible de cette affertion dans
nos démonftrations particulières d'Anatomie il y
a environ deux ans ; les vaiffeaux lymphatiques du
diaphragme étaient remplis du chyle qu'ils avaient
reçu des lactés, dont quelques rameaux paffaient
dans le voifinage pour aller fe rendre vers les veines fouclavières. La plus forte preuve qu'on puiffe
donner que les lymphatiques abforbent, eft que
toutes les fois que les fluides font extravafés fur des
furfaces, ou dans des cavités, ou toutes les fois
que de pareils fluides diftendent outre mefure leur
réfervoir, on trouve les vaiffeaux lymphatiques qui
appartiennent à ces furfaces & à ces cavités, entièrement remplis du même fluide. La démonftration
eft encore bien plus évidente, quand les fluides

dont nous parlons sont fortement colorés. Nous avons ainsi fréquemment vu chez les animaux qui meurent d'hémoptysie , & chez l'homme même , les lymphatiques des poumons , qui dans d'autres circonstances contiennent un fluide transparent , être gonflés du sang qu'ils avaient absorbé des cellules aériennes. Quand des pierres biliaires dans le conduit choledoque commun , ou dans le conduit cystique , ont empêché la bile de couler dans les intestins , & que la vésicule du fiel est excessivement distendue en conséquence , par ce fluide , nous avons également vu les vaisseaux lymphatiques de ce réservoir être pleins de la bile qu'ils avaient absorvée de sa cavité. Haller assure qu'il a fréquemment observé les lymphatiques aussi bien que les lactés , pleins du fluide coloré qu'il avait poussé dans quelques cavités du corps vivant. » Chez des animaux dont les vaisseaux lymphatiques » étaient pleins de chyle , de lymphe ou d'un fluide » bleuâtre qu'ils avaient été forcé d'avaler , j'ai vu » sous mes yeux mêmes , attentifs à les considérer , » ces vaisseaux , soit lymphatiques , soit lactés , » s'évanouir nombre de fois «. Malpighi soupçonna que les lymphatiques continuaient d'absorber , même quelque temps après la mort , ce que nous avons observé être vrai chez les quadrupedes. En faisant des ligatures sur les troncs des principaux vaisseaux sanguins , nous ne vîmes alors aucuns vaisseaux lymphatiques ; mais une heure après nous les trouvâmes pleins de lymphe. Le D. Mascagni, Professeur d'Anatomie, à Sienne, dans son Prodrome à l'Histoire des lymphatiques, affirme que les fluides poussés dans les cavités, parviennent dans les absorbans plusieurs heures, & même plusieurs jours après la mort.

On peut douter, d'après ce que nous avons dit de la transudation sur le cadavre, si cette pénétration de fluide était due à l'absorption, ou seulement à la transudation » J'ai injecté, dit-il, par
» un petit trou, de l'eau chaude colorée diffé-
» remment, dans les cavités du thorax & du bas-
» ventre de plusieurs cadavres, & j'ai observé que
» cette eau colorée a pénétré dans les vaisseaux
» lymphatiques de ces cavités, & dans les vais-
» seaux lymphatiques superficiels des viscères qui
» sont placés dans les mêmes : quelquefois, je n'ai
» pas reconnu que les liqueurs de ces cavités ait pé-
» nétré dans les vaisseaux lymphatiques.

» J'ai fait le plus souvent usage de l'encre, pour
» donner la couleur à l'eau chaude. J'ai fait usage
» des cadavres d'enfans & de jeunes gens, ayant
» observé que dans ceux des viellards, ils ne se
» remplissent pas si facilement. J'ai fait les susdites
» injections depuis six heures jusqu'à quarante-
» huit après la mort, & j'ai observé que dans les
» adultes après les six heures ou huit de la mort,

» ils ne fe rempliffaient pas fi facilement ; mais
» que dans les enfans, quelquefois ils fe remplif-
» fent auffi , après quarante heures «.
Ces expériences ne nous ont point réuffi.

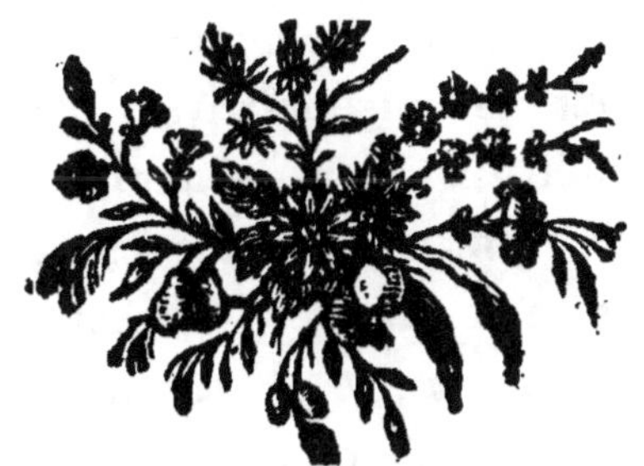

CHAPITRE IX.

Des moyens de découvrir les vaiffeaux lactés & lym-
phatiques.

ON trouve aifément les artères & les veines, &
généralement il eft affez facile de les reconnaître ;
leurs troncs prennent naiffance du cœur, ou ils s'y
terminent, & comme cette origine & cette terminaifon ont lieu dans la plupart des animaux, de-là,
la facilité de découvrir ce genre de vaiffeaux chez
eux. Il n'en eft pas ainfi, relativement au tronc des
vaiffeaux abforbans, il ne fe termine pas directement au cœur ; mais bien dans les veines à quelque diftance de ce réfervoir. D'ailleurs, quand on
'la découvert, comme il eft rempli de valvules
qui empêchent l'injection de pénétrer du tronc
vers les branches auffi facilement qu'il arrive quand
on injecte le fyftême artériel, cette circonftance eft
caufe qu'on découvre plus difficilement les vaiffeaux
abforbans qui s'y rendent que les vaiffeaux fanguins,
& qu'ils font proportionnement moins connus. Ce
font ces raifons qui nous ont déterminés à donner
ici différentes méthodes pour les trouver.

Ce fut pour avoir ouvert un animal vivant,
quelques heures après qu'il avait mangé, qu'on
découvrit les vaiffeaux lactés : ces vaiffeaux paru-

rent alors gonflés par le chyle qu'ils avaient abforbé des inteftins ; dans d'autres temps , ils font ou vides ou ils ne contiennent qu'une très - petite portion d'un fluide tranfparent & non coloré.

Les Anatomiftes employent encore cette méthode avec fuccès. Il paraît d'après les expériences dernièrement rapportées comme faites fur les animaux vivans , que ces vaiffeaux peuvent être rendus fenfibles en tout temps , en pouffant dans les inteftins des liqueurs colorées & tranfparentes, lefquelles font auffi-tôt abforbées & paraiffent bientôt dans les lactés. Des ligatures faites fur le tronc de l'artère méfentérique fupérieure , doivent néceffairement avoir renfermé le tronc des vaiffeaux abforbans. Conféquemment de pareilles ligatures faites fur les animaux vivans , en empêchant le chyle abforbé de paffer dans le canal thorachique, & conféquemment le retenant dans les vaiffeaux lactés , font des moyens on ne peut plus propres pour la démonftration de ces vaiffeaux. Une certaine habitude fait bientôt diftinguer fur les inteftins , les vaiffeaux lactés des artères & des veines , même quand ces vaiffeaux font vides & affaiffés. On peut alors avec une lancette , faire des ouvertures fur ces vaiffeaux, & les injecter avec du mercure , par le moyen d'un tube formé exprès à ce deffein. Nous avons fouvent injecté les vaiffeaux lactés en faifant des piquures fur le côté des veines, où nous savions qu'ils devaient être quoiqu'ils fussent invisibles à l'œil nud.

Quand les glandes du mésentère ont été gonflées à la suite des écrouelles, nous avons observé que les vaisseaux lactés étaient alors plus volumineux & plus aisés à découvrir ou à être injectés. Nous regardons cet effet comme une suite de l'obstruction des glandes, ou d'une augmentation d'action dans les vaisseaux, pour vaincre cette obstruction. Quoi qu'il en soit, nous ne pouvons citer un exemple d'obstruction dans les glandes mésentériques, assez volumineuse pour arrêter le chyle dans ses propres vaisseaux.

On peut, en général, découvrir aussi facilement les vaisseaux lymphatiques que les lactés ; ils sont souvent visibles sur le foie & sur les poumons, quoique ces derniers soient dans un état de vacuité & d'affaissement ; ils peuvent même être injectés en incisant une de leurs petites branches, & en y poussant du mercure au lieu des fluides qu'ils doivent absorber ; mais les valvules rendent presque toujours impraticable l'injection du tronc aux branches. Quoique les troncs des lymphatiques soient généralement affaissés, & vides dans le cadavre ; cependant leurs dernières branches contiennent presque toujours un peu de fluide rougeâtre ou bleuâtre, qui, en les comprimant, selon la direction des fluides absorbés, peut être conduit des dernières branches vers les troncs , & ainſi étant rendus ſenſibles, ces troncs peuvent être piqués & injeétés avec du mercure. Nous avons réuſſi de cette manière , à injeéter les vaiſſeaux lymphatiques des reins.

Les fluides aqueux pouſſés dans les artères, les veines, ou les conduits exérétoires des viſcères glanduleux , parviennent communément juſque dans les vaiſſeaux lymphatiques , qui devenant alors viſibles , peuvent être inciſés dans les plus petites branches, de manière que les fluides aqueux peuvent enſuite être forcés ou déplacés par des in-jeétions de mercure.

Une des meilleurs méthodes que nous ayons trouvé, a été d'injeéter d'avance les artères & les veines de la partie où nous avions intention de voir les lymphatiques, & enſuite de la mettre dans l'eau pour la faire macérer pendant quelques jours. Dès qu'un certain dégré de putréfaétion a lieu, alors l'air ſe dégage dans la membrane cellulaire, d'où il paſſe dans les orifices des vaiſſeaux laétés, & en diſtend uniformément les branches. C'eſt de cette manière que nous les avons d'abord décou-verts ſur le cœur & dans la matrice. On peut faire alors des piquures aux plus petites branches, & enſuite en chaſſer l'air , en y injeétant du mer-cure.

Nous ferons cependant obſerver ici , qu'en em-

ployant cette méthode , il eſt quelquefois néceſſaire d'injecter avant la macération, un certain
nombre de veines , & peut-être quelqu'autres eſ-
pèces de vaiſſeaux auſſi , avant qu'on puiſſe clairement en inférer que les vaiſſeaux qui ſe gonflent
ainſi d'air , ſont réellement des lymphatiques.
Quand on entreprend de découvrir ainſi les vaiſſeaux lymphatiques du foie , il faut d'abord injecter l'artère hépatique , enſuite la veine porte ,
les veines hepatiques & les autres petites veines qui
ſe dégorgent dans la veine cave , & qui cependant
ne ſont point des rameaux de la précédente. Quand
ces injections ſont faites , il faut injecter le conduit
hépatique & les pores biliaires qui en ſont les branches. De cette manière on pourra être ſûr que tout
nouveau vaiſſeau qui ſe remplira de lui-même d'air ,
par la macération du viſcère dans l'eau , ſera un lymphatique. Il faut pourtant obſerver que cette méthode ne ſaurait être employée pour les extrémités , car les valvules empêchent que l'on injecte
les veines , ſi ce n'eſt dans quelques occaſions
heureuſes , où de temps à autre, l'injection paſſe
des artères dans les veines , par la continuité de
ces tubes courbés , de manière alors qu'elle ſuit
le cours du ſang qui aurait circulé.

On découvre les lymphatiques avec plus de
difficulté à la partie antérieure du bras & à la
jambe, que dans toute autre partie ; ici le choix
du

du fujet eft un point bien important ; il faut qu'i foit infiltré, pas trop cependant ; qu'il y ait le moins de graiffe poffible fur le membre, car la graiffe cache les vaiffeaux lymphatiques, de manière à les empê- cher d'être vus. S'il y a beaucoup d'eau épanchée dans la membrane cellulaire, les vaiffeaux lym- phatiques font bien fenfibles, mais ils ne font pas fuffifamment foutenus ; ils roulent fous la pointe de la lancette, & échappent aux tentatives que l'on pourrait faire pour les piquer ; ou, fi la pi- quure a été faite, ils gliffent, & fuyent la pointe du tube à injecter. Nous avons vu quelques cen- taines de vaiffeaux fur une extrémité, où pour les raifons que nous venons de donner, nous n'a- vons pu en injecter que quelques-uns. Quand on a le bonheur de trouver un membre convenable, on fait des ligatures fur le fommet du pied, ou fur le dos de la main, & en frottant légèrement les doigts ou les orteils, on force leur fluide brunâtre à paffer des dernières branches des lymphatiques, dans de plus grandes ; les ligatures empêchent le fluide de fe porter plus loin, & les vaiffeaux de- viennent graduellement plus diftendus près d'elles Alors il faudra enlever les tégumens, de ma- nière cependant à laiffer entiers les abforbans qui font couchés immédiatement deffous ; enfuite on pourra piquer les vaiffeaux & y introduire du mercure. Par une feule piquure fur un vaiffeau du sommet du pied, nous avons injecté seize vaisseaux absorbans qui parcouraient toute l'étendue de la cuisse. Le Professeur Mascagni, dit, que chez les sujets dont les glandes lymphatiques de l'aisselle ou de l'aîne, étaient endurcies, il a trouvé les vaisseaux lymphatiques du bras & de la jambe distendus par leurs propres fluides qui ne pouvant passer à travers les glandes malades, étaient alors dans un état de stagnation dans leurs tubes ; ces fluides les rendaient si sensibles, qu'il les dessina comme s'ils eussent été injectés de mercure. » J'ai » dit, (pour nous servir de ses expressions) qu'il » faut choisir les cadavres des hommes morts de » consomption, parce que dans ces cadavres, or- » dinairement les glandes lymphatiques étant en- » gorgées, & la lymphe ne pouvant pas passer, » les lymphatiques sont dilatés & remplis par là » même ; conséquemment on les voit plus aisé- » ment «. Il paraît aussi qu'il les a quelquefois fait tirer dans cet état, sans être obligé de les injecter exprès. » Les branches étaient remplies naturelle- » ment de lymphe, & visibles par cette raison au » dessinateur «.

Les procédés pour découvrir & injecter les lymphatiques, sont plus faciles à mettre en exécution à la partie supérieure des bras & des jambes. On trouve presque toujours à la partie anté- rieure & interne du condyle de l'humérus, une glande qu'on peut ouvrir avec la pointe d'une lancette ; une fois trouvée & ouverte ainſi , on pourra y introduire un tube rempli de mercure ; ou , ce qui réuſſit également bien , on pourra pouſſer tout d'un coup ce tube dans la ſubſtance de la glande , ſans y faire aucune piquure préliminaire avec la lancette : le mercure remplit auſſitôt les cellules de la glande , & enſuite les lymphatiques plus profondément ſitués, qui accompagnent l'artère brachiale. Les lymphatiques qui ſuivent l'artère fémorale peuvent auſſi être injeĉtés de la même manière , en opérant ſur les glandes du jarret. Les troncs lymphatiques du cœur & des poumons , peuvent être remplis ainſi par les glandes qui ſont à la racine des poumons , & à la partie antérieure de la trachée artère. On peut de cette manière également rendre ſenſibles les lymphatiques du col, en opérant ſur les glandes qu'on trouve conſtamment près de chaque apophyſe mamillaire , ou derrière.

On injeĉte avec plus de ſuccès le tronc même du ſyſtême lymphatique , ou le canal thorachique, en s'y prenant ainſi ; c'eſt-à-dire , en portant également un tube dans quelques glandes du méſentère , ou dans celles qui ſont ſituées ſur le corps des vertèbres lombaires , ou à l'intérieur du ligament de Poupart.

Quand les vaiſſeaux ſont injeĉtés , & qu'ils reſsemblent bien à des vaisseaux lymphatiques, la meilleure méthode de déterminer s'ils le font, ou non, c'est de les conduire jusqu'aux glandes lymphatiques voisines ; s'ils s'y terminent, ils sont réellement lymphatiques.

CHAPITRE X.

De l'origine des vaisseaux lymphatiques & lactés.

D'APRÈS tous les faits que nous avonsdéjà rapportés, il est évident que les lactés prenant tout ce qu'on pousse dans la cavité des intestins, doivent naître de leur surface interne ; que les lymphatiques des poumons, absorbant le sang des cellules aériennes, doivent également prendre leur origine de ces cellules, de même que ceux qui absorbent la bile de la vésicule du fiel, doivent avoir leurs orifices ouverts dans ce réservoir.

Que le mercure soit absorbé à la suite d'une illinition faite à la surface du corps, c'est sur quoi l'on ne saurait avoir aucun doute ; car quand on en frotte la peau, il produit un goût cuivreux dans la bouche ; il irrite les glandes salivaires, les intestins & quelquefois toutes les glandes du corps, & fait naître d'autres phénomènes, qui surviennent également quand on le prend intérieurement : il y a encore d'autres remèdes qui produisent cet effet. Il est donc de toute certitude que les vaisseaux lymphatiques naissent de la peau : on peut aussi en inférer que, comme ils naissent des cavités & des surfaces, probablement ils proviennent aussi de toutes les cavités & surfaces du corps ; & pour confirmer cette théorie, nous ne citerons pour exemple que les fluides qui, accumulés contre nature dans les cavités du corps, en font entièrement resorbés.

On fait que cette accumulation, en état de fanté, est conftamment empêchée par l'action continuelle de ces mêmes vaiſſeaux. Cette idée d'abforption paraît s'être préfentée il y a déjà long-temps à l'ingénieux Willis. » Car (dit-il) fouvent j'ai été dans » l'inquiétude de favoir ce que devenaient ces » affluences vaporiformes, qui continuellement » s'exhalent du fang chaud qui aborde aux ré- » gions précordiales, toujours en grande quantité » & quelquefois d'une manière fort précipitée. Et enfuite peu après en parlant des poumons, il explique ce phénomène, en difant : » C'eft pour- » quoi l'on trouve par-tout des vides, ou efpaces » tellement difpofés qu'ils puiſſent dans les pou- » mons, recevoir les vapeurs qui, condenſées, dif- » tillent bientôt par les conduits lymphatiques, » comme par autant de becs d'alambic «.

Nous avons tout lieu de croire, que l'eau de l'hydrocéphale, dépofée dans les ventricules du cerveau, a été abforbée quelquefois de ces cavités, d'après les obfervations où l'on a vu les fymptômes de cette maladie, quand ils étaient très-bien marqués, paraître d'une manière évidente,

& diſparaître enſuite par l'uſage des remèdes propres à la combattre. L'eau de l'hydropiſie de poitrine, a été également repriſe, & nous avons vu,
en différentes circonſtances, l'aſcite ſe guérir ainſi
d'elle-même. Maintenant, comme nous avons
prouvé que la tranſudation n'avait pas lieu pendant la vie, il s'enſuit que ſi les fluides ſont dépo-
ſés dans des cavités, & qu'enſuite ils en ſoient
repris, ce doit être abſolument par le moyen de
l'abſorption, la ſeule puiſſance de l'économie animale que nous connaiſſions capable de remplir cette
fonction. On ſait que dans l'œdème des jambes,
les frictions ſeules déterminent ſouvent la diſparition du fluide. Mais comme les frictions deviennent alors un ſtimulus, qui en irritant les artères
& les veines accelèrent le mouvement du ſang en
elles, nous ſommes en droit de conclure que les
mêmes frictions ſervent d'*incitamentum* aux vaiſſeaux lymphatiques, & les déterminent à prendre
les fluides extravaſés. Quand les os ſont malades,
les glandes lymphatiques du voiſinage s'enflamment & ſuppurent comme dans les maladies des parties molles ; circonſtances qui prouvent également
que des vaiſſeaux lymphatiques naiſſent auſſi des
os mêmes. On pourra objecter à ceci, que les os
ne ſont jamais malades ſans que les parties molles
ne participent plus ou moins de leurs maladies, &
que ce peut être les vaiſſeaux lymphatiques des

G iv

parties molles qui sont affectés & non ceux des os.
Mais nous avons injecté les lymphatiques des os,
& nous savons que ces parties, quoique les plus
solides du corps, contiennent cependant ce genre
de vaisseaux, aussi bien que les parties molles;
conséquemment cette objection est de bien peu de
valeur, & notre conclusion déduite des prémisses
naturelles n'en reçoit aucun choc.

Malpighi a pensé que les vaisseaux lymphatiques
provenaient des follicules; mais on trouve ces
vaisseaux dans nombre d'endroits du corps, où il
n'y a pas le moindre vestige de follicule. On a dit
dernièrement, qu'ils provenaient des conduits excrétoires des glandes; ils en proviennent certainement, mais pas plus particulièrement de ces canaux que d'autres. Nous avons injecté, à plusieurs
reprises, du mercure fluide, sans l'avoir jamais vu transuder dans les conduits laiteux des
mamelles des femmes & des quadrupèdes, & nous
avons généralement observé que les lymphatiques
étaient en même temps injectés, le mercure passant dans les orifices de ces vaisseaux qui naissent
de la surface interne de ces conduits. Le mercure
également poussé dans les uretères, est souvent
revenu par les vaisseaux lymphatiques qui prennent naissance de leur surface interne. La même
injection faite dans le conduit hépatique a passé
jusque dans les lymphatiques du foie. » L'air ou le

» mercure, dit Haller, pouffé dans le foie par le
» conduit choledoque, aborde aux vaiffeaux lym-
» phatiques, de forte qu'on peut mieux remplir ces
» vaiffeaux pellucides par ce conduit que par la
» veine porte «.

On trouve encore des lymphatiques entre-mêlés avec les vaiffeaux qui rampent fur les parois des artères & des veines, & qui certainement naiffent de leurs furfaces externes. Nous fommes même pleinement perfuadés que plufieurs naiffent de leur fuperficie intérieure. On obferve, chez les animaux étranglés, ou chez ceux qui meurent d'une mort violente, les lymphatiques des environs de la rate, & ceux de la cavité du bas-ventre, en général, prefque toujours gonflés de fang, quoiqu'on ne puiffe voir en pareil cas aucune marque d'extravafation de ce fluide dans la membrane cellulaire. Nous avons fait voir que dans les inflammations du péritoine, les lactés étaient pleins de fang, quoique dans cette efpèce d'inflammation, il y ait peu ou point de gonflement, & conféquemment point d'extravafation de fang dans la membrane cellulaire. Nous avons vu auffi les abforbans des poumons être chargés de fang dans la péripneumonie, ou inflammation de leur propre fubftance, & dans toutes ces circonftances nous avons été portés à croire que les lymphatiques provenaient de la furface interne des artères & des veines.

Cette opinion n'eſt pas admiſſible ſans quelques difficultés ; car les artères & les veines ont été diſtendues en nombre de circonſtances, par les fluides qu'on y a injectés, ſans que la moindre parcelle de ces fluides paſſât dans les lymphatiques ; & un des argumens qui appuyent la naiſſance des lymphatiques, des ſurfaces, eſt qu'on ne ſaurait les remplir en injectant les artères ou les veines. Mais d'un autre côté, il n'y a pas d'Anatomiſte un peu verſé dans l'art d'injecter les artères & les veines, qui n'ait trouvé dans un temps ou dans un autre, qu'en pouſſant les injections dans ce genre de vaiſſeaux, il n'ait auſſi rempli les lymphatiques. » Nous ſavons de ſcience certaine, dit Haller, » que nulle artère n'étant rompue, & n'y ayant » aucune extravaſation de fluide, cependant on a » rempli par les artères les vaiſſeaux lymphati- » ques, & même le canal thorachique «. Nous avons ſouvent injecté chez les enfans, le conduit thorachique & nombre de ſes branches, par la veine ombilicale même. Nous ne ſaurions dire ſi cela fut par les artères ou par les veines, car dans cette manière d'injecter, le conduit veineux & le canal artériel étant tous deux ouverts, on injecte les artères & les veines en même temps. Nous avons gonflé les abſorbans en ſoufflant le plus doucement qu'il nous a été poſſible par les veines qui ſe trouvent ſur les prolongemens du péritoine du

porc-marin, a travers lefquels rampent les vaiffeaux lymphatiques. Mais on dira ici, que chez cet
animal il peut y avoir une liaifon qui n'eft pas ordinaire entre les veines fanguines & les vaiffeaux abforbans. Que répondre à ceci ? rien, finon que nous
ignorons fi cette liaifon peut avoir lieu ; mais que
nous foupçonnons fortement qu'elle n'exifte pas.
Le Profeffeur Meckel dit : » l'hiver dernier, j'ai
» deux fois rempli par les veines, les vaiffeaux
» lymphatiques, & le canal thorachique lui-
» même «.

Mais fi les lymphatiques, dira-t-on, naiffent
des artères & des veines, pourquoi ne réuffit-on
pas plus fouvent chez les cadavres, à les injecter
par ce genre de vaiffeaux ? Nous répliquerons à
ceci, que les veines font certainement continues
aux artères ; & cependant on regarde comme une
heureufe injection, quand on parvient à remplir
les veines par les artères, à moins que le fluide injecté foit d'une nature très-fubtile, & telle qu'il
ne puiffe fe coaguler promptement. L'huile de
thérébentine pourra fouvent réuffir ; mais elle tranfude à travers les mailles des vaiffeaux, & l'on ne
peut jamais être affuré de ce qui fera refté réellement
dans leur intérieur. Le mercure revient fouvent
par les veines, & comme il ne tranfude jamais,
on eft plus certain de fon opération ; mais ce
demi-métal ne revient pas toujours par les veines.

Nous avons injecté d'une manière surprenante, les artères des intestins avec le mercure, & pas une parcelle de l'injection n'est revenue par les veines ; nous avons fait l'inverse en injectant les veines jusques dans leurs dernières ramifications, & cependant pas un atôme de mercure n'est revenu par les artères. Conclurons nous, d'après ces mauvais succès, que les artères & les veines ne sont point continues les unes aux autres, après toutes les preuves que nous avons de cette continuité ?

On peut encore répliquer : Si les vaisseaux lymphatiques sont continus aux artères de même que les veines, pourquoi ne sont-ils pas comme ces dernières, entièrement remplis après la mort. Les veines en effet, sont alors gonflées & ont presque tout le sang que les artères & elles contenaient pendant la vie. La raison de ce dernier phénomène est évidente : le sang n'est pas seulement chassé dans les artères par la force du cœur ; mais encore par une force inhérente à ce genre de vaisseaux, & qui continue quand la premiere impulsion est éteinte. Or, comme les veines sont beaucoup plus spacieuses que les artères, elles reçoivent aisément la totalité des fluides, qui doivent y stâser, à raison de ce que les poumons étant dans un état d'affaissement, le sang de l'artère pulmonaire ne saurait les traverser. De-là, cette artère doit se remplir, & si elle se remplit, le ventricule droit, par la même raison, doit se remplir, de même que l'oreillette droite, & conséquemment aussi, tout le systême veineux. Mais si les lymphatiques sont continus aux artères, pourquoi ne sont-ils point également pleins chez le cadavre ? C'est que d'abord leur continuité avec les artères est différente de celle des veines. Les veines doivent recevoir le sang chassé par les artères, & dans cette fonction elles sont en quelque façon passives. Les absorbans, au contraire, ont leurs orifices plongés dans les fluides, quelquefois pendant des années, sans en rien prendre jusqu'à ce qu'il survienne une irritation particulière propre à l'absorption. C'est ce que nous avons quelquefois eu occasion de voir dans la guérison naturelle de l'ascite, lorsque les absorbans du bas-ventre ont, spontanément & sans le moindre secours de la Médecine, pompé tout le fluide épanché, quoiqu'il ne fût survenu auparavant, aucune altération pendant des années entières En second lieu, les absorbans sont encore plus irritables que les artères, ils continuent généralement à chasser leurs fluides même quelque temps après la mort, & comme les veines peuvent complettement contenir leur fluide aussi bien que celui des artères, les lymphatiques sont vides dans le cadavre, quoiqu'ils puissent être continus aux artères & aux veines de la manière dont nous l'expliquons. On en peut aisément apporter une preuve, comme nous l'avons dit : qu'on remplisse de mercure la carotide, à l'endroit où elle ne donne aucune branche, & que l'on considère si quelque portion de ce demi-métal, sous le poids d'une aussi forte colonne, parvient jusqu'aux absorbans. S'il en parvient, il faut se rendre à l'évidence ; si rien ne passe, la doctrine tombe d'elle même : mais rien de ceci n'arrive. Les uretères se terminent à la vessie, & rapportent l'urine que les reins ont séparée. Ni l'eau, ni l'air, ni toute autre matière injectée ne passera dans l'ordre naturel, de la vessie dans les uretères. Cet effet vient de l'obliquité d'insertion de leurs orifices qui parcourent quelque chemin entre les tuniques internes & musculaires de la vessie, avant de s'ouvrir dans sa cavité. Mais ne pourrait-il point y avoir une pareille disposition à l'insertion de l'orifice des lymphatiques dans la cavité des artères & des veines, disposition qui, jointe à la faculté de ne point agir si ce n'est quand ils y sont excités par un stimulus, pourrait complettement expliquer les phénomènes ? Les lymphatiques qui naissent de l'intérieur des surfaces artérielles & veineuses, peuvent avoir leurs orifices tellement organisés, qu'ils puissent absorber les fluides dans certaines circonstances, & se fermer de manière à ne rien recevoir dans d'autres.

Nous avons déjà montré combien il était probable qu'ils font les terminaifons des artères & que
néceffairement ils reçoivent les fluides chaffés par
la force du cœur & du fyftème artériel.

CHAPITRE XI.

Des orifices des vaisseaux lactés.

LES Anciens parlent avec la plus grande assurance des orifices artériels & veineux, & de l'apsorption qu'ils opèrent. On ne peut s'empêcher de supposer, en lisant les passages cités d'Hippocrate & de Galien, que ces Auteurs les ont certainement vus. Rien cependant n'est plus certain, que l'œil nu ne saurait découvrir aucune terminaison distincte des artères, ni aucun commencement de veines; tous ces vaisseaux se perdent pour ainsi dire, & par leur petitesse & par leur nombre. Le microscope découvre seulement quelques-uns d'eux, dans certaines parties des animaux vivans; il fait voir la terminaison des artères dans les veines, & conséquemment le commencement des veines : mais le microscope lui-même, ne nous fait pas découvrir les orifices des branches exhalantes des artères. Comme les Anciens n'avaient point l'avantage de posséder cet instrument, il n'était pas possible qu'ils puissent voir la terminaison des artères dans les veines : bien plus encore, ils n'ont jamais soupçonné une telle terminaison, comme nous pouvons la concevoir actuellement; loin qu'ils puissent avoir vu les orifices des branches exhalantes des artères

tères ; & d'ailleurs les veines, comme nous l'avons déjà prouvé, n'ont point d'orifices inhalans. Quelques Modernes ont établi, d'après des injections poussées dans les artères & les veines, qu'il y avait des orifices exhalans pour les artères & des inhalans pour les veines ; mais nous avons déjà fait voir combien peu l'on devait compter sur ces injections, & que le fluide injecté s'échappant ainsi des artères & des veines, dans des cavités & sur des surfaces, pouvait bien ne sortir que par une simple transudation. D'autres ont assuré qu'ils avaient réellement vu ces orifices par le moyen du microscope ; & qu'ils avaient également vu les fluides injectés s'en échapper sur les surfaces, & collés encore à leurs orifices ; on compte parmi ceux-ci, Leiberkuhn & Meckel.

Le premier inséra des tubes à injection dans les troncs des artères & des veines des intestins, & les remplit avec des fluides différemment colorés ; puis ayant considéré au microscope les villosités qui naissaient des artères & de ces veines, en élevant par degrés les tubes, de la position horizontale à la perpendiculaire, il dit avoir vu les fluides tomber par leur propre gravité, dans les artères & dans les veines, & aussi-tôt s'échapper au dehors par leurs orifices exhalans & inhalans dans la cavité de l'ampoule ou bulbe, où commençait un vaisseau lacté ; voici ses ex-

H

preſſions : » Quelques rameaux des artères & des » veines ci-deſſus décrites, beaucoup moins volu- » mineuſes que leurs troncs, percent l'ampoule » lactée, & s'y ouvrent par un orifice bien » dilaté « ; & enſuite, en parlant des mêmes vaiſſeaux, il dit que le rameau artériel pénètre dans la cavité de l'ampoule d'un vaiſſeau lacté, & que le rameau veineux y pénètre de même. Or, comme il eſt certain que cet Anatomiſte s'eſt laiſſé aller à l'erreur, relativement à cette ampoule, il eſt auſſi certain qu'il a également pu être trompé, relativement à ces orifices. Nous avons injecté les villoſités des inteſtins humains avec du mercure, d'une manière qui tenait du prodige ; mais nous n'en avons jamais vu la moindre por- tion s'échapper des extrémités des vaiſſeaux ſan- guins. Nous avons déjà réfuté l'abſorption opérée, ſelon le Profeſſeur Meckel, par les veines ſangui- nes. Si les orifices des branches exhalantes des ar- tères, n'ont point été vues, on peut demander : Pour- quoi donc les Anatomiſtes les admettent-ils ? Nous avons déjà touché cette matière dans nos remar- ques ſur la tranſudation, & nous n'avons plus à ajouter à ce que nous en avons dit, que les obſer- vations ſuivantes : ſavoir, que les ſueurs de ſang & le flux menſtruel qui ſuintent de la peau, paraiſ- ſent prouver qu'il doit y avoir-là de pareils ori- fices, & conſéquemment par-tout ailleurs. Les plus grands partifans de la tranfudation ont non-feulement affirmé qu'il n'y avait que la portion la plus tenue du fang, qui tranfudât à travers les pores inorganiques des tuniques artérielles & vei-neufes, mais encore que jamais cette tranfudation n'avait lieu pour la partie rouge du fang.

Préfentement, il eft facile de prouver que l'if-fue du fang qu'on allègue, vient d'abord des ar-tères ; & en fecond lieu, qu'on ne doit point la rapporter à une rupture de ce genre de vaiffeaux. Que la fueur foit une décharge des artères, c'eft ce dont perfonne jufqu'ici n'a douté ; ce genre de vaiffeaux eft le feul qui porte les fluides vers la peau. Le cours des fluides dans les veines fanguines & dans les vaiffeaux lymphatiques, eft dans une direction toute oppofée ; c'eft-à-dire, vers le cœur, ou le centre du fyftême vafculaire. Or, fi le fang fort avec la fueur, ce doit être par les mêmes vaiffeaux qui verfent au dehors ce dernier fluide. Le D. Hunter a découvert que le flux menftruel, n'eft qu'une évacuation du fang, des artères uté-rines. On ne peut diftinguer nulle part, plus aifé-ment les artères des veines, que dans ce vifcère ; les artères y font contournées ou tortillées ; au contraire les branches des veines font beaucoup plus larges, & ne font point contournées. Le D. Hunter ayant examiné la matrice, chez une femm qui mourut lors de l'écoulement de fes règles en

trouva la surface interne excessivement rouge &
chargée de sang, de sorte que la cause principale
de la rougeur provenait de la distension des artères serpentines. Il poussa en avant le sang qui
était fluide, & qui, à ce qu'il assura, ne se coagula point, & il le vit suinter sur la surface, près
de l'extrémité de ces artères. Comme ce suintement fut instantané, & qu'il fut occasionné par
une légère pression du doigt, il ne pouvait prove-
nir d'une transudation qui demande toujours du
temps, ni d'une rupture de vaisseaux. Nous avons
eu plusieurs occasions de répéter cette expérience
qui nous a toujours réussi de cette manière. Maintenant si ce suintement a ainsi lieu par les artères,
dans la matrice, on ne peut guère douter qu'il ne
se fasse également par les artères, quand il paraît sur la peau. Il est démontré par la régularité
que les phénomènes observent dans leur appari-
tion, que ni l'une ni l'autre de ces évacuations ne
proviennent de la rupture des vaisseaux. Dans l'é-
coulement des menstrues, par une voie différente
de celle où il doit avoir lieu; écoulement que nous
n'avons eu occasion de voir qu'une fois, & que le
D. Hunter nous a dit avoir observé plusieurs, &
que Haller, Boërhaave & autres ont cité; le sang
paraît par gradation, il continue de couler régulièrement, il ne vient périodiquement qu'au temps
¹es règles, il dure le temps ordinaire, & dif-

paraît peu - à - peu. Toutes ces circonftances qui ne peuvent avoir lien dans l'hémorrhagie qui viendrait d'un vaiffeau rompu, établiffent l'exiftence des orifices exhalans des artères. Or, comme ces orifices n'ont jamais été vus, & d'après ce que nous avons déjà obfervé, comme ils échappent par leur petiteffe & leur nombre infini, nous défefpérons pareillement prefque, de jamais voir les orifices des lymphatiques & des lactés. Néanmoins ce qui ne nous fait point regarder leur découverte comme impoffible, eft que ces vaiffeaux nous ont quelquefois paru prendre les globules rouges du fang, globules que nous avons diftinctement vus au moyen du microfcope. Donc les orifices par où ils entrent, doivent être encore plus fenfibles; nous avons penfé que l'endroit où l'on pouvait les voir, était pareillement les villofités des inteftins; il fe fait une plus grande abforption fur cette furface, les vaiffeaux font proportionnellement plus grands. Ajoutez qu'ils s'élèvent de la furface, fous forme de différens paquets diftincts, qu'ils reffemblent à des cheveux ou à des poils de velours, d'où ils ont reçu le nom de *villofités.*

Les lactés comme les artères, font généralement vides dans le cadavre; ils font affaiffés & invifibles quand ils ne contiennent point de chyle ni de lymphe, & qu'il n'y a aucune matière dans les inteſtins. L'état des villoſités doit alors être bien différent de ce qu'il était pendant la vie, lorſque la faculté d'abſorption avait encore lieu & que ces vaiſſeaux pouvaient être diſtendus & tomber dans l'affaiſſement. Or, pour voir les orifices des laĉtés, il me vint naturellement à l'idée, que les villoſités devaient être dans un état de diſtenſion. Les artères ſont toujours vides ſur le cadavre ; & comme les laĉtés continuent ſeulement pour un temps à chaſſer ce qu'ils contiennent, après la mort de leur ſyſtème, & qu'ils ſont généralement vides, il doit arriver bien rarement de les trouver dans un état de diſtenſion, propre aux conſidérations microſcopiques. Cette circonſtance cependant, arriva préciſément. Une femme après ſes couches, mourut à la ſuite de convulſions, environ ſur les cinq heures du matin ; elle était en parfaite ſanté le ſoir précédent, & avait bien mangé à ſon ſouper ; les laĉtés étaient gonflés de chyle qui formait un coagulum ſolide, pluſieurs des villoſités en étaient également remplies & reſſemblaient à autant de véſicules blanchâtres ; le phénomène nous était abſolument nouveau ; nous ſûmes cependant depuis, que d'autres Anatomiſtes avaient vu la même choſe. Haller, après avoir rapporté ceux qui avant lui, avaient vu les villoſités chargées de chyle, dit avoir également obſervé chez l'homme des villoſités blanchâtres & pleines de chyle. Ce fut ſur elles que nous vîmes pour la première fois les orifices abforbans des lactés ; mais avant de les décrire , tâchons de faire voir ce que les autres Anatomiftes ont établi fur ce fujet.

Afelli paraît avoir vu quelque chofe d'affez femblable aux villofités , fur les quadrupèdes , car en parlant des lactés & de leurs orifices , il dit qu'ils s'ouvrent dans les inteftins comme par » autant de » petites têtes fpongieufes pareilles à celles des fang- » fues «. Cette manière de caractérifer ces orifices, paraît d'après fes propres expreffions , être imaginaire , & auffi a-t-elle été confidérée comme telle par les Anatomiftes qui lui ont fuccédé , & qui avec les meilleurs microfcopes n'ont rien pu trouver de femblable. Haller, en parlant des orifices abforbans des lactés , termine par dire que c'eft un point que Ruifch , Lyfter , & Leuwenhoëck , ce grand Maître dans l'art microfcopique , ont défefpéré d'éclaircir. Voici les termes de Ruifch : « Les » veines lactées du premier genre, naiffent des » inteftins , par une origine fi fubtile qu'on ne fau- » rait l'imaginer , loin de l'exprimer par aucune » figure «. Quelques-uns ont regardé Leiberkuhn, comme étant celui qui a découvert les orifices des lactés. Ayant décrit les artères & les veines qui parviennent aux villofités , il en vient aux lactés mêmes, qu'il dit naître d'une véficule ovale, ayant une petite ouverture à fon extrémité. » Le rameau

» du vaisseau lymphatique s'étend dans une
» ampoule, ou vésicule assez semblable à un œuf,
» au sommet de laquelle on apperçoit avec le
» microscope une très-petite ouverture «. Quelquefois il a découvert plus d'un trou sur l'ampoule : » l'examen m'a constamment fait observer
» qu'il n'y avait qu'un seul trou à chaque sommité
» de l'ampoule ; cependant je me rappelle bien
» en avoir vu , quoique bien rarement, plu-
» sieurs aux papilles des mamelles «. Cet Anatomiste décrit cette ampoule comme remplie d'une
membrane celluleuse , & formant une cavité
spongieuse ; il dit, qu'elle a une artère & une veine
qui s'ouvrent dans sa cavité , & qu'elle absorbe le
chyle pour le donner au vaisseau lacté. Nous avons
déjà touché ce qu'il dit , au sujet de l'ouverture
de l'artère & de la veine dans l'ampoule ; & voici
la manière dont il décrit la cavité spongieuse :
» Si l'on souffle par l'artère & la veine mésen-
» térique, une portion d'intestin interceptée entre
» deux anneaux métalliques , l'entrée de l'artère
» & de la veine demeurant libre , l'air pénétrera
» par les vaisseaux décrits dans la cavité des villo-
» sités , les distendra, & s'en échappera par les
» petits trous qui sont au sommet des bulles ; si l'on
» cesse de souffler , les villosités s'affaisseront de
» nouveau, mais si l'on continue jusqu'à ce qu'elles
» soient desséchées, ce qui est aisé , en ayant re-

» cours à un soufflet, elles resteront dans un état de
» distension. En fendant alors les villosités avec
» un rasoir très-affilé, leur cavité paraîtra rem-
» plie d'une matière spongieuse & celluleuse «.
Haller doute de la vérité de ces faits, car il dit :
» Cette ampoule paraît être remplie de tissu cel-
» lulaire, ce qui est à remarquer ; mais) conti-
» nue-t-il après) peut-être ce n'est que le tissu d'a-
» lentour «. On distinguera aisément, d'après ce que
nous avons dit de la transudation, combien ces expériences & les conséquences que Leiberkuhn en tire,
sont incompatibles avec ce que nous avons dit à ce
sujet. Elles ont été faites sur le cadavre, qui permet à l'air même de passer. Les veines n'ont certainement point des orifices ouverts sur les surfaces, & cet Auteur confond la totalité de la vil-
losité avec les artères, les veines, les nerfs, les
lactés qui s'y distribuent ; & l'enveloppe cuticulaire
ainsi que la membrane cellulaire avec son ampoule
imaginaire.

M. Hewson rejette aussi cette ampoule, & en
parlant des villosités des intestins, il dit : » Ce
» point est le seul, relativement à l'organisation
» de ces parties, en quoi je différerais du senti-
» ment de cet habile Observateur, dont les expé-
» riences selon lui concluantes, me semblent être
» sujettes à erreur «. Non-seulement il n'a jamais
rien vu sur les intestins de l'homme, qui ressem-

blât à une ampoule ; mais encore d'après ses injections des lactés sur les mêmes villosités, chez les
oiseaux, la tortue & les poissons, où ils forment
non une ampoule, mais bien un réseau comme les
autres vaisseaux, il est fortement disposé par l'a-
nalogie à n'ajouter aucune foi à l'assertion de
Leiberkuhn. Voici les expressions de cet Anato-
» miste : Puisque les expériences d'après lesquelles
» on part pour établir que les villosités chez
» l'homme, contiennent une ampoule, sont équi-
» voques, & que l'on peut prouver dans les au-
» tres classes d'animaux, comme chez les oiseaux,
» les poissons, les amphibies, que les villosités
» soutiennent un réseau de lacté pareil à celui des
» artères & des veines, la probabilité favorise l'ad-
» mission de la même structure chez l'homme «.
Quoique M. Hewson rejette l'ampoule de Leiberkuhn, il ne propose rien de satisfaisant concer-
nant les orifices des lactés. Il dit : » J'ai chez moi
» quelques préparations, adaptées au microf-
» cope, à la manière de Leiberkuhn, sur lef-
» quels je peux montrer les orifices des lactés sur
» le sommet des villosités, où il paraît quelque-
» fois n'y en avoir qu'un, & quelquefois plu-
» sieurs. En quelques endroits de l'ileum, où l'in-
» jection des artères & des veines avait parfaite-
» ment réussi, les villosités parurent distendues,
» & au lieu d'être larges & pellucides, elles

» étaient plus rondes & cylindriques ; & l'extré-
» mité en paraiſſait ſpongieuſe & poreuſe » ; &
enſuite il continue : » On pourra objecter ici, que
» celles-ci étaient les reſtes des villoſités déchi-
» rées ; mais nous ſommes perſuadés qu'il n'en
» était rien, parce que les ayant fréquemment
» examinées, nous en avons obſervé les pores &
» les orifices bien diſtincts, & dans un état de
» vacuité «. Il eſt évident ici, que les artères &
les veines furent les ſeules injectées, & comme les
lactés ne le furent pas, il ne pourrait aſſurer, ſi ce
n'eſt par la voie des conjectures, ce que ces pores
pouvaient être. Nous avons parlé de cette circonſtance, lorque nous vîmes d'abord les villoſités
blanches par le chyle qu'elles avaient abſorbé;
nous les avons vues fréquemment depuis, mais
jamais auſſi bien qu'en cette occaſion. Les
obſervations que nous fîmes alors, furent :

1°. Que nombre de villoſités étaient ſi remplies de chyle, que nous ne pûmes rien voir des
ramifications artérielles & veineuſes ; le tout nous
parut comme une véſicule blanche, ſans aucune
ligne rouge, aucun pore ou orifice quelconque.

2°. Que d'autres villoſités contenaient auſſi du
chyle, mais en petite quantité ; que les ramifications des veines étaient nombreuſes, & prévalaient
par leur rougeur ſur la blancheur de leurs villoſités.

3°. Dans quelques centaines de villoſités, nous

vîmes un tronc de lactés formant des branches radiées ou commençant par elles. Les orifices de ces rayons étaient très-diftincts fur la furface de la villofité, auffi bien que les rayons eux-mêmes, vus par la furface extérieure & paffans dans le tronc des lactés ; ils étaient pleins d'un fluide blanc, & il n'y avait qu'un feul de ces troncs pour chaque villofité.

4°. La cavité fpongieufe dont parle Leiberkuhn, parut évidemment n'être que la membrane cellulaire commune, qui lie toutes les artères, les veines, les nerfs & les lactés, enfemble.

5°. Les orifices fur les villofités du jejunum, comme le D. Hunter nous le dit, lorfque nous lui demandâmes quel nombre lui en avoit fait voir le microfcope, étaient environ quinze ou vingt, pour chaque villofité, & en quelques-unes, elles nous parurent être encore plus nombreufes. Nous avons d'abord décrit ces orifices, comme paraiffans à l'extrémité bulbeufe d'un lacté ; mais l'examen répété des villofités en pareilles circonftances, nous a actuellement découvert la véritable ftructure de leurs orifices, & de leurs premières branches. Ils naiffent exactement de la même manière que les glandes lymphatiques, c'eft-à-dire, par des petits orifices qui appartiennent aux branches radiées, lefquelles auffi-tôt s'uniffent pour former un vaiffeau. Quelques efforts que nous ayons pu faire pour découvrir les orifices des lymphatiques, ils ont toujours été jusqu'ici infruc-tueux. Nous les avons confidérés fur les villofités des lèvres, fur celles des doigts des pieds & des mains ; mais nous n'avons jamais eu occafion de les trouver remplies d'un fluide blanc, comme fur les inteftins. Cette circonftance cependant, n'eft probablement pas d'une grande conféquence, quand on confidère que les lactés & les lymphatiques font les mêmes vaiffeaux. Il peut y avoir quelque petite variété, mais on peut regarder leurs orifices & leur origine, comme fe reffemblant bien l'un & l'autre, d'après une fi grande analogie fous d'au-tres égards.

CHAPITRE XII.

*Des tuniques des vaisseaux lactés & lymphatiques,
de leur irritabilité, de leur nature musculeuse, &
des vaisseaux qui s'y distribuent.*

Les Anatomistes ont découvert que la substance
des vaisseaux les plus considérables, peut aisément
être séparée en trois couches auxquelles ils ont
donné le nom de *tuniques*, de manière que selon
eux, toute artère a une tunique externe, une interne, & une mitoyenne. La texture des grandes
veines sanguines, peut également être, quoiqu'a-
vec plus de difficulté, séparée en différentes tuniques. Ces tuniques deviennent de plus en plus minces, plus on s'éloigne de l'origine des troncs, jusqu'à ce qu'enfin il ne soit plus possible de les séparer dans les branches; en sorte que là, leur existence n'est plus déduite que d'après l'analogie.
Les artères ont deux tuniques qui sont communément fibreuses, en quoi elles ressemblent beaucoup à la substance des muscles; la tunique intérieure n'a point de fibre sensible.

Les Anatomistes, jusqu'au temps de Nuck, cru-
rent que les vaisseaux lymphatiques n'avaient
qu'une seule tunique, & que cette tunique était
semblable à celle qui revêt intérieurement les ar-

tères & les veines, c'eſt-à-dire qu'elle n'avait aucune fibre viſible. Nuck fut le premier, qui le
premier commença à reconnaître la texture fibreuſe
des lymphatiques, & qui la démontra ſur le canal
thorachique des chevaux. Nous avons ſouvent démontré des fibres ſur le même canal, & nous
avons actuellement une gravure où elles ſont ſingulièrement bien exprimées. Nous avons auſſi
trouvé une méthode propre à démontrer qu'il y
a au moins deux tuniques ; elle conſiſte à retourner une portion du conduit & à l'étendre ſur un
cylindre de verre, qui ſoit un peu plus volumineux que la portion du canal qu'on a : ayant
opéré pluſieurs fois ainſi, bientôt la tunique intérieure ſe déchira comme nous nous y attendions, &
découvrit alors l'extérieur qui était entière ſous
elle. Nous avons ſouvent vu des fibres ſur le
canal thorachique, quand il nous eſt arrivé de
le rencontrer ſingulièrement volumineux ; mais
en général, on ne trouve point dans le ſyſtême
abſorbant, ni même dans le tronc de ce ſyſtéme,
aucune fibre que l'on puiſſe découvrir. Les muſcles
des animaux les plus parfaits, ſont tout fibreux ;
cette conſidération a ſouvent engagé les Anatomiſtes à établir la nature muſculaire dans les parties, d'après la préſence ſeule des fibres ; mais ces
fibres ne ſont nullement une marque certaine de
l'état muſculaire. Les tendons, les aponevroſes,

les os, la membrane cellullaire, le cerveau, & les nerfs, sont absolument fibreux, & ne sont cependant point musculaires. D'un autre côté, comme les dernières fibres constitutives sont invisibles, même soumises au foyer des meilleurs microscopes ; les parties peuvent être fibreuses & musculaires, quoiqu'elles paraissent autrement à nos yeux ; ou, elles peuvent avoir une force de contractilité sans être fibreuses. Le mouvement volontaire est une preuve certaine de la nature musculeuse ; on découvre ce mouvement jusques sur les animaux qui ne sont visibles qu'au microscope. Mais si la totalité de l'animal ne peut être vue qu'ainsi, les fibres musculeuses dont il est composé doivent être invisibles. Une autre preuve que nous avons de la nature musculaire d'une partie vivante, est la disposition qu'elle a, d'être mise en action par un stimulus propre à la faire contracter & relâcher, toutes les fois qu'on le lui applique. Nous appellons cette disposition *irritabilité*, & la contraction comme le relâchement actuel, *mouvement musculaire*. D'après ces faits, nous pourrons prouver que les lactés & les lymphatiques sont d'une nature irritable & musculaire. Ils ne se vident pas seulement d'eux mêmes, d'une manière prompte, lorsque l'air froid a accès sur eux ; mais encore, quand on les touche avec de l'huile de vitriol ou d'autres stimulus quelconques, ils se

contractent

contractent dans toute leur étendue, de la même manière que les fibres musculaires, quand on leur applique de pareilles subftances. Haller paraît avoir donné une grande attention à ce phénomène, & s'être pleinement convaincu du fait. » Non-feulement, dit-il, le feul conduit thora- » chique qui eft véritablement du genre des vaif- » feaux lymphatiques, & les vaiffeaux lymphati- » ques du foie fe contractent & fe vident promp- » tement chez les animaux vivans, ou récemment » morts, quand on les touche avec l'huile de vi- » triol ; mais encore chez ceux auxquels j'avais » fait prendre des fubftances fimples ou colorées, » j'ai vu nombre de fois fous mes yeux attentifs » à les confidérer, les vaiffeaux lymphatiques ou » lactés s'évanouir, lors même qu'ils étaient pleins » de chyle, de lymphe, ou d'une liqueur bleuâ- » tre. Ils n'ont pu fe fouftraire à mes yeux, qu'a- » près avoir chaffé la liqueur, la lymphe, le lait » ou la folution d'indigo qui les rempliffaient, de » manière à les rendre vifibles «. Les lactés dans les expériences de M. Hunter, abforbèrent les flui- des pouffés dans les inteftins, indépendamment d'aucune communication quelconque des nerfs avec le cerveau ; car les troncs des nerfs de cette partie de l'inteftin & du méfentère, furent alors compris dans la ligature avec les troncs des artéres. Les parties mufculeufes d'une tortue, continuent

I

à ſe contracter & à ſe relâcher, par le ſeul effet de l'air, pluſieurs heures après que la tête de l'animal eſt ſéparée de ſon corps. Les abſorbans nous paraiſſent avoir une pareille action, & être capables d'abſorber quelque temps après que l'animal eſt mort; Malpighi avait déjà dit, qu'on ſerait tenté de croire qu'ils abſorbaient après la mort. Pour nous en convaincre, nous nous déterminâmes à faire l'expérience ſuivante: nous liâmes les troncs des artères & des veines, qui appartiennent à une portion d'un gros inteſtin, chez un âne qui était mort depuis quelques minutes; les inteſtins étant encore dans la cavité du bas-ventre, & les parties point encore froides. Nous fûmes perſuadés que le tronc des abſorbans devait être renfermé dans la ligature, quoique pas un d'eux fût alors viſible: deux heures après nous retirâmes les parties, & nous trouvâmes nombre d'abſorbans gonflés d'un fluide tranſparent; nous en ouvrîmes un des plus gros avec une lancette, le fluide s'écoula en ruiſſelant, ce qu'il n'aurait pu faire ſi les vaiſſeaux n'euſſent point continué d'abſorber & de chaſſer leurs fluides avec force, après la mort du ſyſtéme.

Les tuniques des vaiſſeaux lymphatiques & lactés, ſont donc irritables & muſculaires; il eſt à préſumer qu'elles ſont auſſi vaſculaires, & c'eſt encore ce que nous pouvons démontrer. Que les tuniques des artères & des veines foient elles-mêmes vafculaires, c'eft ce qui eft connu depuis long-temps. Les Anatomiftes non-feulement ont vu les petites artères & les veines des glandes, pleines de fang dans les perfonnes récemment mortes, mais ils les ont encore injectées avec des fluides colorés, en pouffant l'injection par les troncs fur lefquels elles fe ramifient. Ils ont appellé ces vaiffeaux, *vafa vaforum*. Quelques multipliées qu'ayent été nos lectures à cet égard, nous ne trouvons point qu'ils ayent rangé les lymphatiques parmi leurs vafa vaforum. Nous avons cependant vu l'aorte prefque dans toute fon étendue, couverte de ces vaiffeaux, que nous avons injectés avec du mercure. Il eft même ordinaire aux troncs des abforbans, de faire des rainures fur les tuniques des artères; ces rainures font fouvent fi nombreufes qu'elles en cachent entièrement les ramifications.

Les vaiffeaux lactés & les lymphatiques ont également leur vafa vaforum; nous avons injectés, chez les quadrupèdes, les artères des tuniques de vaiffeaux lymphatiques, & nous les avons vu fe ramifier bien élégamment à travers leur fubftance. Ces artères doivent avoir leurs veines correfpondantes, & nous ne doutons nullement qu'elles ne foient accompagnées de lymphatiques. Ces lignes rougeâtres qui paraiffent fous la peau, quand les virus paffent de la furface du corps dans la maffe du fang, nous fourniffent une nouvellé preuve de la nature vafculaire de leurs tuniques, la direction de ces lignes & l'inflammation fubféquente du gland, montre que ce qui eft enflammé eft autant de vaiffeaux lymphatiques. Eh comment pourraient-ils s'enflammer, s'ils n'étaient pas vafculaires ? On a objecté que ces ftries rougeâtres ne pouvaient être des vaiffeaux lymphatiques, par la raifon qu'elles ont fouvent une largeur confidérable, pendant qu'on fait que le diamètre des vaiffeaux lymphatiques fuperficiels eft très-petit. Mais ceux qui ont fait cette objection, ont oublié que, quoique le virus n'entrât d'abord que par un feul vaiffeau, cependant, à raifon de l'anaftomofe de ces vaiffeaux, il paffe bientôt par un nombre de branches paralleles, & les enflammant toutes ; il donne lieu à la largeur de la ligne rougeâtre dont nous parlons. Ils doivent pareillement faire attention à cette circonftance, que les lymphatiques enflammés d'après la fympathie connue des parties environnantes, deviennent une caufe d'inflammation non-feulement dans le tiffu cellulaire voifin, mais encore dans la peau même qui les couvre. Nous avons cependant vu quelquefois les lymphatiques enflammés ne préfenter d'autres apparences que celle qu'on aurait pu attendre d'un feul vaiffeau qui eût été ainfi affecté.

Ayant ainsi considéré les vasa vasorum des vaisseaux lymphatiques, cherchons actuellement si les
nerfs se ramifient également sur leurs tuniques,
ou quel commerce il pourrait y avoir entre le systême absorbant & le systême nerveux. On observe
que les nerfs forment également un réseau sur les
tuniques des artères, de manière à les renfermer
comme dans autant d'anneaux, ou en faisant autant
de demi-cercles autour de leurs gros troncs ; conséquemment leur action est singulièrement sujette à
varier selon l'état de l'ame & du cerveau. Ainsi
dans certaines circonstances on voit le sang être
déterminé vers la face dans les feux passagers, ou
en être rappellé comme dans la peur ; ainsi dans
un cas, le visage devient rouge, & dans l'autre,
pâle. La colère non-seulement occasionne une semblable détermination du sang vers la face, mais
elle anime & rend irrégulières les pulsations du
cœur & des artères. Les veines ne paraissent point
avoir un si grand rapport avec les nerfs & les artères ; la raison, à ce que nous présumons, en est
que les veines sont plus passives, & que leur action est en grande partie, gouvernée par celle des
artères, & conséquemment un aussi grand rapport
avec les nerfs ne leur était pas si nécessaire. Le
canal thorachique est entouré dans toute son étendue, par les ramifications de la paire vague, & de
l'intercostal ; mais quelles influences peuvent avoir

ces ramifications ſur ſon action ; c'eſt ce que nous ignorons. Il ne parut point dans les expériences de Haller, qu'aucun ſtimulant appliqué ſur le canal thorachique, ou ſur les lymphatiques, excitât la moindre douleur, & nous avons déjà dit que les vaiſſeaux lactés opéraient leurs fonctions, même quand les nerfs étaient liés. Les lignes rougeâtres qu'on obſerve à la ſuite de l'abſorption des virus, manifeſtent quelquefois de la ſenſibilité au toucher ; mais ce phénomène vient de l'inflammation de la peau & non de la ſenſibilité du vaiſſeau lymphatique lui-même. Les bleſſures de ces vaiſſeaux ſont ſouvent accompagnées de ſymptômes d'irritation, comme de tremblement, de malaiſe, de vomiſſement ; mais ſans aucun autre accident que celui qui doit néceſſairement réſulter de la piqûre de quelques nerfs qu'on aurait fait en même temps.

Les vaiſſeaux lymphatiques, comme les artères & les veines, s'allongent ou ſe raccourciſſent ſelon les circonſtances ; ils ſe plongent & ſe ramifient dans les parties environnantes, & de nouveau, en ſortent. Nous déduiſons cet alongement des vaiſſeaux, d'après la manière dont les parties croiſſent, & s'uniſſent enſemble, en ſorte que les vaiſſeaux d'une partie qui auparavant étaient incohérens, ſe réuniſſent & peuvent alors être injectés par l'autre, de manière que le ſang en ſe coagulant , deviendra vaſculaire en s'uniſſant aux vaiſſeaux voiſins. Nous inférons également cette ramification à travers les parties voiſines , d'après la manière d'être des tumeurs ſolides , qui en certaines circonſtances diſparaiſſent pendant la vie , avec les vaiſſeaux qui les nourriſſaient.

CHAPITRE XIII.

Des valvules des vaisseaux lymphatiques & lactés.

Dès que le fluide absorbé, a fait quelque chemin dans la cavité d'un vaisseau lymphatique ou d'un vaisseau lacté, il ne peut revenir sur lui à raison de l'obstacle que les valvules lui offrent, à mesure qu'il avance. On est surpris de trouver que ceux qui les premiers découvrirent les vaisseaux lymphatiques, ignorassent entièrement l'existence des valvules, & qu'après la description de ces vaisseaux donnée par Bartholin & Rudbeck, l'histoire de leurs valvules eût été laissée à Ruisch. Bartholin dans ses premiers programmes sur les lymphatiques, dit : » Il y a une valvule d'une texture très-délicate, » & préposée à l'entrée dans l'axillaire, de ma- » nière à s'opposer à la sérosité qui voudrait recu- » ler ; c'est la seule qu'on puisse observer. Je ne » doute pas qu'il n'y en ait aussi d'autres ailleurs, » dans les veines aqueuses, car elles n'admettent » point le souffle qu'on y a poussé vers l'extré- » mité ; mais à raison de la délicatesse de leur » texture, on ne peut les séparer avec le scapel «. Ruisch censure également Rudbeck de n'avoir point été instruit sur cette matière ; quoique dans

la première édition que nous avons de fes Ouvrages, il nous paraiffe ètre clair fur cet objet.
» Ces vaiffeaux, y eft-il dit, font creux & fiftuleux,
» ils ont nombre de valvules qui regardent tou-
» jours la véficule chyleufe ou fon conduit, de
» crainte que l'humeur prife des glandes ou des
» autres parties, ne reflue en arrière, ainfi que
» la ligature le manifefte bien «. Ruifch, malgré
cela, n'en a pas moins été généralement regardé,
finon comme l'Auteur de la découverte, du moins
comme celui qui avait mieux réuffi à en démontrer
les particularités. Les valvules font un apparat de
parties que la Nature emploie bien fouvent dans
l'intention de prévenir le mouvement rétrograde
des fluides ; mais il n'y a aucun endroit ou elle y
ait plus fouvent recours que dans la cavité des
vaiffeaux lymphatiques & lactés. Comme les valvules des artères & des veines ont été confidérées
par les Anatomiftes, comme autant de produc-
tions de leur tunique interne, on aurait pu s'attendre que nous aurions différé de traiter des valvules des lymphatiques, dans le dernier chapitre.
Mais jamais nous ne nous fommes laiffés aller à
croire que parce qu'une fubftance paraiffait continue à une autre, ou s'en détacher, elle était par
cette raifon de même nature ; autrement, un
mufcle, un tendon & un os deviendraient au-

tant de ſubſtances ſimilaires, concluſion qui ne mérite pas qu'on la réfute.

Une valvule, eſt une membrane demi-circulaire ; ou plutôt d'une figure parabolique, adhérente à l'intérieur d'un vaiſſeau lymphatique, par ſon bord circulaire, & ayant ſa ſommité aigue correſpondante au diametre du vaiſſeau, & libre ou flottante dans ſa cavité. Conſéquemment à cette diſpoſition, les fluides paſſant dans une direction, appliquent la valvule à la parois du vaiſſeau, de manière à laiſſer le paſſage libre ; mais s'ils tentent à paſſer dans une direction contraire, ils détachent la valvule de la parois du vaiſſeau, & ils en pouſſent le bord libre, vers le centre de la cavité. Mais comme dans cette mécanique, il pourrait y avoir un peu plus que la moitié de la cavité de fermé, les valvules ſont diſpoſées par paires, exactement oppoſées l'une à l'autre, de manière que toute la cavité eſt exactement fermée. Leurs bords libres ſont conſtamment dirigés vers le canal thorachique, ou le tronc du ſyſtême lymphatique, de manière que les fluides peuvent venir à lui ſans qu'ils puiſſent retourner dans ſes branches. C'eſt principalement par le moyen de ces valvules, que l'on diſtingue ſi aiſément les vaiſſeaux lymphatiques, des artères, des veines, ou des autres vaiſſeaux. Les artères n'en ont aucune, excepté à leur naiſſance du cœur ; les veines n'en ont aucune ou preſqu'aucune dans le cerveau, dans les viſcères de la poitrine & de l'abdomen ; & même aux extrémités où les veines ont des valvules, ces replis ne ſont jamais ſi nombreux que dans les lymphatiques. Il n'y a point d'autres vaiſſeaux dans le corps, qui ayent des valvules. Nous avons dit que les valvules étaient placées par paires, on les trouve auſſi fréquemment, qui coupent les vaiſ-ſeaux à égale diſtance, environ la huitième ou la ſixième partie d'un pouce. Il y a cependant de gran-des variétés quant à leur diſtribution dans les différentes parties du corps ; le canal thorachique par exemple, chez quelques ſujets, n'a peut-être que trois ou quatre paires de valvules ſeulement, & dans quelques autres, nous l'avons vu tout rem-pli de valvules dans toute ſa longueur. Nous avons vu un vaiſſeau lymphatique parcourir une étendue de ſix pouces, ſans paraître contenir une ſeule valvule dans ſa cavité. Quelquefois les troncs ſont plus garnis de valvules que les branches, & quel-quefois nous avons auſſi vu le contraire.

Il n'eſt pas néceſſaire d'ouvrir les vaiſſeaux pour découvrir les valvules ; elles ſont aſſez marquées à l'extérieur, & donnent aux vaiſſeaux une appa-rence comme s'ils étaient noueux ou articulés en différens endroits. En général, les vaiſſeaux lactés ſont fortement exprimés de cette manière, ce qui

les fait souvent ressembler à des grains de chape-
lets. Cette apparence est également bien remarquable dans les vaisseaux lymphatiques des quadrupèdes, & il n'y a pas à cet égard, la plus petite
raison de censurer ici Ruisch & Nuck, de ce que
dans leurs gravures ils ont exagérés ces nodosités.
Toutes les fois qu'un vaisseau lymphatique communique avec une veine, il se rencontre une valvule à l'endroit de leur union, pour empêcher le
sang de passer de la veine dans le vaisseau lymphatique. On observe les mêmes valvules, à l'endroit où un vaisseau lymphatique aborde au canal
thorachique, pour prévenir également que ce qui
est contenu dans le conduit ne rétrograde dans
les branches. C'est par cette raison, que le canal
thorachique injecté avec de la cire, paraît comme
un tronc sans aucunes branches, & qu'injecté avec
du mercure, & vu à la loupe, il paraît extérieurement inégal & tuberculeux. Les tubercules font
autant de saillies, faites par les valvules au commencement des branches. On rencontre quelquefois dans les veines sanguines, trois ou quatre
valvules au lieu de deux dans un endroit; nous
n'en n'avons jamais vu plus de deux dans les vaisseaux lymphatiques; & souvent là, où un vaisseau lymphatique entre dans une veine sanguine,
il n'y a qu'une seule valvule. Eustache qui a le premier trouvé le conduit thorachique, l'a ainsi dé-

crit, comme nous l'avons vu ; *ostiolum femircicu-
lare in ejus origine*, pour employer l'expreſſion,
dont-il ſe ſert. Nous avons vu cette diſpoſition ſur
les quadrupèdes ; mais jamais nous ne l'avons rencontrée dans l'homme, chez qui l'on trouve conſtamment une paire de valvules. Cependant cette
deſcription a entraîné d'autres Anatomiſtes dans
l'erreur ; Haller en particulier, ſemble indéterminé
ſur un ſujet auſſi ſimple. Dans ſa deſcription de
ces valvules, il dit : » cette valvule emprunte ſes
» membranes du canal thorachique, qui de ce
» canal s'étendent de toute part dans la veine,
» en forme d'hymen circulaire, que l'on pourrait
» prendre pour deux valvules, plutôt que pour
» une ſemi-lunaire «.

Le grand nombre de valvules, non-ſeulement
diſtingue & caractériſe les vaiſſeaux abſorbans de
ceux des autres claſſes, dans le corps humain ; mais
encore chez les quadrupèdes, les oiſeaux, les
amphibies, les poiſons à ſang chaud, comme on
les nomme, & même chez les poiſſons à ſang
froid. M. Hewſon dans la partie de ſon Ouvrage
où il décrit particulièrement le ſyſtême des vaiſſeaux lymphatiques, ne dit rien de leurs valvules,
chez les oiſeaux ; mais dans un autre endroit,
en parlant d'injecter les villoſités chez eux, il
dit que : » les eſſais ſont beaucoup plus difficiles,
» parce que leurs vaiſſeaux lactés ſont pleins de val-

» vules, que leurs villosités sont petites, comparées
» à celles du turbot. Néanmoins, j'ai réussi à
» faire que les valvules cédassent de manière à
» remplir un peu les vaisseaux lactés assez distinc-
» tement pour les voir se diviser en franches sur
» les villosités «. Elles sont bien évidentes sur les
vaisseaux lactés du mésentère dans la tortue, & on
ne peut les forcer qu'avec quelques difficultés en
pressant par le tronc, le mercure qu'on a injecté
& que les valvules arrêtent, & en dirigeant cette
pression, un peu fortement près des valvules &
vers les intestins. De cette manière, nous avons
quelquefois rompu les valvules sans rompre les
vaisseaux, & nous avons ainsi fait passer l'injection
dans les lymphatiques des intestins. Les valvules
des lactés chez le marsouin, sont exactement
comme chez les quadrupèdes, ou peut-être encore
plus nombreuses, en sorte qu'il n'est pas possible
d'injecter ces vaisseaux autrement que selon le cours
du chyle, c'est-à-dire du côté des intestins.

Quoique ait décrit M. Hewson particulièrement
le système lymphatique chez les poissons à sang froid,
il hésite néanmoins à décider si les lymphatiques ont
des valvules ou non ; & il dit à ce sujet que ces
vaisseaux, dans les poissons, n'ont point de valvules, ou que ces valvules n'offrent aucune résistance,
car, il est tout-à-fait aisé de les remplir d'une
manière contraire au cours de la lymphe. Nous

confervons l'eftomac préparé d'un requin, dont nous injectâmes d'abord les artères & les veines, & enfuite tout le fyftême des vaiffeaux lymphatiques ; mais nous fûmes obligés de les injecter dans la direction du cours de la lymphe, & ces vaiffeaux parûrent avoir des valvules de même que les lymphatiques des autres animaux. Quant à nous, nous nous déterminerions difficilement à regarder comme vaiffeau lymphatique, celui où manqueraient les valvules qui en font la marque diftinctive. En réfléchiffant fur cette admirable méchanique, nous avons cru que les valvules avaient été placées dans les abforbans, non-feulement pour prévenir le mouvement rétrograde des fluides abforbés ; mais encore pour couper la colonne de fluide & prévenir que la preffion de la totalité du fluide dans le vaiffeau, n'affecte principalement les extrémités inférieures, preffion qui vers ces lieux aurait pu y faire naître une dilatation ou varice. Nous n'affurerons point fi cette opinion eft bien fondée ; car les veines fanguines des extrémités inférieures, lefquelles foutiennent la plus longue colonne de fang, font plus fouvent variqueufes qu'aucunes autres du corps, celles du bras étant en proportion rarement affectées. D'après cette obfervation, nous conçûmes que fi cette opinion était jufte, les valvules feraient plus néceffaires chez les animaux qui font plus fouvent dans une pofture droite,

leurs lymphatiques devant nécessairement être
obligés de supporter un plus grand poids de fluides, que ceux des animaux qui en général se tiennent dans une situation horisontale. Nous ne tar-
dâmes point à trouver la confirmation de notre
opinion sur le cheval, dont le canal thorachique
n'a que peu de valvules, comparé avec le même
canal chez les singes qui en est comme farci. Mais
quand nous vînmes à considérer que chez la tortue & le marsouin, animaux qui sont plus communément dans une position horisontale, les
lymphatiques étaient néanmoins remplis de valvules ; nous fûmes moins satisfait, en considérant
spécialement que les valvules doivent être toutes
ouvertes quand le fluide passe en avant, & que
conséquemment la pression de toute la colonne,
devait avoir son plein effet vers ce temps.

Le D. Hunter rencontra une fois un cadavre,
où les valvules étaient si mal adaptées au diametre des vaisseaux, qu'elles laissaient passer l'air
d'une manière contraire au cours des fluides absorbés. Il souffla ainsi par le canal thorachique tous
les lactés des intestins, & croyant, qu'il pourrait
produire encore le même effet, quand il lui plai-
rait, il négligea l'occasion de les remplir de mercure. La même chose arriva à Marchettis, qui, si
l'on en croit Haller, ayant poussé de l'air dans
le réservoir du chyle, vit pénétrer ce fluide dans
tous

tous les vaiſſeaux tranſparens du corps de l'animal.
Cet Anatomiſte rapporte cette obſervation, pour
faire voir que les valvules ne ſont pas toujours des
gardiennes fidèles du paſſage dans les veines. Il
obſerve auſſi qu'un mouvement retrograde abſolument ſemblable, & auquel il ne s'attendait pas
vue ſa rareté, ſe manifeſta à ſes yeux dans les
fluides qu'il avait pouſſés dans les abſorbans. Il
parle notamment, d'avoir injecté les abſorbans
des poumons (*vaſa concatenata reticulum facientia*) par la partie ſupérieure du canal thorachique. Nous avons rarement pu, en tentant les
mêmes expériences ſur les cadavres, obtenir les
mêmes réſultats, & même nous doutons beaucoup
qu'on puiſſe jamais les avoir ſur le vivant. On a
ſuppoſé que dans le diabétès, le chyle coulait
d'une manière rétrograde, du conduit thorachique dans les vaiſſeaux lymphatiques des reins, de
ces vaiſſeaux dans les cryptes, & de-là dans les
tubes uriniſères, pour gagner enſuite les baſſinets,
les urétères, & enfin la veſſie. Cette opinion eſt une
pure ſuppoſition, qui n'eſt appuyée ſur aucune expérience. Mais outre que de pareilles opinions doivent toujours être rejettées ; pourquoi le chyle
refluerait-il dans les lymphatiques des reins, &
non point dans les lactés mêmes ; & pourquoi les
matières fécales ne ſeraient-elles point chargées
d'un pareil fluide auſſi bien que l'urine ? Les ar-

tères des reins, font en pareilles circonstances ; excessivement augmentées, particulièrement celles des cryptes ou des petites glandes, qui séparent l'urine. Il est donc infiniment plus probable, que l'abondance du fluide dans le diabétès provient de quelques changemens remarquables dans les vaisseaux qui séparent l'urine, plutôt que d'un mouvement retrograde & imaginaire du chyle, à travers les lymphatiques des reins.

CHAPITRE XIV.

Des glandes lymphatiques.

Nous avons obfervé ci-devant qu'Hérophile paffait, pour avoir vu les vaiffeaux lactés, parce qu'il décrivit des veines fur le méfentère, lefquelles, comme le plus grand nombre des autres, ne fe terminaient pas au foie, mais dans certains corps glanduleux, εἰς ἀδενώδη τινα σώματα. En effet ces corps entrent auffi bien comme partie conftituante du fyftême abforbant ou lymphatique., que les ganglions à l'égard du fyftême nerveux. Les vaiffeaux lactés ont à peine quitté les inteftins pour parvenir au méfentère, qu'ils pénètrent auffi-tôt dans ces glandes. Les Auteurs Latins ont nommé ces organes *glandes*, d'après la reffemblance fuppofée qu'ils leur ont crue avec un gland ; cette fuppofition tient encore aujourd'hui dans notre langue ordinaire, car on appelle communément ces corps *kernels*, *noyaux*. Non-feulement on rencontre des glandes fur le méfentère, mais encore en beaucoup d'autres endroits du corps ; leur nombre varie beaucoup chez les différens fujets. Comme les vaiffeaux lymphatiques & les lactés, dont ces corps font partie, n'étaient point connus des Anciens, on ne doit pas être ſurpris de les voir aſſigner à ces organes le ridicule uſage de ſoutenir comme autant de couſſins, les grands vaiſſeaux là, où ils ſe diviſent en plus petites branches. Cependant quoique nous ſoyons un peu plus avancés ſur la nature, la ſtructure, & les maladies de ces corps glanduleux, que ne l'étaient nos prédéceſſeurs, nous n'en connoiſſons pas plus leur véritable uſage. Cependant comme ces organes indiquent par leur gonflement le paſſage des matières vénéneuſes dans la maſſe du ſang, & comme d'après leur état, on eſt diſpoſé à juger de la préſence ou de l'abſence d'autres maladies, leur connaiſſance n'en eſt pas moins d'une grande importance dans la pratique de la Médecine. Leur deſcription devient donc d'après ces obſervations, auſſi néceſſaire que celle du ſyſtème lymphatique, & ſans elle les connaiſſances qu'on aurait de ſon enſemble ne ſeraient qu'imparfaites.

Ces glandes ont généralement une forme ovale, elles ſont de différent volume, depuis la vingtième partie d'un pouce, juſqu'à un pouce environ de diamètre. Elles augmentent fréquemment dans les maladies, juſqu'au quadruple, & même au quintuple de ce volume, ſouvent même elles deviennent encore plus volumineuſes. Leur forme n'eſt pas toujours ovalaire, ſouvent elles ſont globuleuſes, quelquefois rondes, applaties, & même dans d'autres circonftances, elles font triangulaires. Elles font fréquemment réunies & amaffées en une feule maffe chez les quadrupèdes, de manière à reffembler affez bien à leur pancréas. Ce fut cette difpofition qui induifit Afelli en erreur, & qui lui fit prendre l'amas des glandes lymphatiques qui fe trouve à la racine du méfentère chez les chiens, pour un autre pancréas ; amas que les Anatomiftes appellèrent encore quelque temps après *pancreas* d'*Afelli*. On rencontre quelquefois ces maffes glanduleufes chez l'homme. Nous avons vu les lymphatiques des jambes, qui au lieu de fe terminer comme il eft ordinaire, par douze ou vingt troncs ainfi qu'on le peut voir dans la planche où tous les lymphatiques font exprimés, allaient au contraire fe rendre dans une feule & unique glande. La couleur des glandes lymphatiques, eft différente dans les différentes parties du corps, & felon les diverfes circonftances. Chez les jeunes animaux, même fur le méfentère, elles ont une couleur plus rouge, & elles deviennent plus pâles avec l'âge. Celles qui font immédiatement fous la peau, font plus rouges que celles qui font renfermées dans le bas-ventre, ou la poitrine ; & de même que les mufcles extérieurs, elles font auffi plus folides. Les glandes de la cuiffe ou du bras, foutiendront une forte colonne de mercure fans fe rompre, pendant que les glandes du méſentère où les lombaires, ſe rompront aiſément. A cet égard, ces dernières reſſemblent aux viſcères de l'abdomen ou de la poitrine, dont la texture eſt beaucoup plus délicate & plus tendre que celle des muſcles extérieurs. Les glandes ſituées à la racine des poumons, ſont communément d'une couleur bleue : quelques-uns ont ſuppoſé que cette couleur provenait de la ſubſtance des poumons, qui eſt très-ſouvent bleue ; cette ſubſtance ſe renouvellant ſelon eux continuellement, & les abſorbans l'emportant à meſure qu'elle ſe ſépare, ils ont dit qu'en paſſant dans ces glandes, elle leur donnaient la couleur qu'elles ont. Nous ne ferons aucune objection à cette ſuppoſition du changement perpétuel de la ſubſtance des poumons, & à cette abſorption prétendue par les vaiſſeaux lymphatiques, ainſi qu'au paſſage des parties abſorbées à travers les glandes. Mais même en l'admettant, nous concevons ce changement comme ne pouvant avoir lieu que bien lentement, & ſur des parties bien petites, qui d'ailleurs, étant en même temps comme noyées dans une ſi grande quantité de lymphe claire & non-colorée, ne ſauraient communiquer leur couleur à ces organes d'une manière aſſez ſenſible pour qu'on ne doive point en reconnaître d'autres cauſes. Les glandes dont nous parlons, ſont encore plus fréquemment noires ; & pour rendre raiſon de cette noirceur, on a pa-

reillement formé une autre conjecture. Ces glandes, a-t-on dit, rendent souvent un fluide coloré comme de l'encre, lorfqu'on les coupe en
travers ; & c'eft ce que nous avons eu occafion d'obferver plus d'une fois. On a cru que ce phénomène était dû à des particules de fuye, qui flot-
tant dans l'atmofphère des grandes villes, &
étant abforbées par les lymphatiques des poumons,
paffaient à travers leurs glandes, s'y arrêtaient
d'une manière ou d'autre, y formaient obftruction, & en convertiffant l'état naturel de ces
glandes en un état de diffolution & de flaccidité,
devenaient ainfi caufe de leur noirceur. Mais une
pareille explication, nous paraît portée fur des fondemens bien ruineux. Les glandes ne font que rarement noires, même chez ceux qui ont vécu
jufqu'à un âge fort avancé dans les grandes villes,
& nous ne doutons point qu'on ne les trouve de la
même couleur chez ceux qui ont paffé toute leur
vie fur les montagnes. La couleur de ces glandes,
d'après notre manière de voir, n'eft pas plus à confidérer dans ces cas, que la couleur des poumons
eux-mêmes, qui font quelquefois rouges, d'autrefois gris, & fouvent bleus. La couleur de ces glandes peut varier à raifon de celle des fluides qui
paffent à travers leur fubftance ; ainfi lors de
l'abforption du chyle, les glandes du méfentère
font plus blanches que dans tout autre temps ; elles

K iv

ſont ſouvent même auſſi blanches que le lait. Quand le chyle ne paſſe plus à travers leur ſubſtance ou qu'il n'y ſéjourne pas , elles ſont plus pâles ; mais elles ne ſont jamais auſſi rouges que celles qui ſont immédiatement ſous la peau , ou à l'extérieur du tronc. Dans la jauniſſe , les glandes abſorbantes qui ſont aux environs du foie , ſont fréquemment jaunâtres à raiſon de l'abſorption de la bile que les lymphatiques ont pris du ſyſtême biliaire. Nous croirions volontiers qu'elles ſont auſſi plus rouges , quand le ſang extravaſé eſt repompé des cavités , & qu'il paſſe à travers leur ſubſtance , quoique nous ne puiſſions rapporter aucun exemple en preuve de notre opinion. Dans les inflammations ſcrophuleuſes des glandes lymphatiques qui ſont ſous la peau , non-ſeulement les tégumens , mais encore les glandes elles-mêmes ont fréquemment une couleur bleue ou pourpre , qui eſt due à la lenteur du mouvement du ſang dans les artères comme dans les veines, ou peut-être même à la ſtagnation particulière à ce genre d'inflammation. Nous avons vu le ſang coagulé colorer en bleu les artères ombilicales d'un enfant qui mourut ſix ſemaines après être né ; ce ſang était reſté en nature dans ces vaiſſeaux, pendant tout le temps que nous venons de rapporter.

On a dit que les glandes diſparaiſſaient dans la vieilleſſe. Morgagni , Ruiſch , & autres Anatomiftes célèbres, ont enfeigné que ces glandes non-feulement augmentaient chez les jeunes animaux, dans une proportion donnée, en raifon de la croif-fance de leur corps, mais aufli qu'après l'âge mitoyen de la vie elles diminuaient graduellement, & qu'à la fin elles s'évanouiffaient entièrement. Cette opinion eft également celle de Haller : » les glandes du » méfentère, dit-il, fe rapportent avec les lym- » phatiques, à l'égard du fuc qu'elles renfer- » ment, car il manque avec l'âge, & alors les » filamens de la toile celluleufe devenus plus foli- » des, attirent les vaiffeaux des glandes méfentéri- » ques, les refferrent, enforte qu'elles ne font » plus permeables à leurs humeurs, ni aux li- » queurs qu'on tenterait d'y pouffer. Elles font » alors fèches, applaties, & elles s'évanouiffent » confondues avec le tiffu cellulaire. Il y a déjà » long-temps que Ruifch difait qu'on pourrait » vivre fans l'intermède des vaiffeaux lactés «. Les glandes du méfentère diminuent, fans contre-dit, chez les vieillards ; mais qu'elles s'évanouiffent entièrement, où qu'il arrive un temps où les lac-tés ceffent d'abforber pendant la vie & en fanté, comme Ruifch l'a foutenu ; c'eft ce qui eft bien im-probable. Nous n'avons jamais vu de méfentères, même chez les perfonnes âgées que nous avons ou-vertes, où les glandes quoique petites, ne fuffent pas également aufli nombreufes que chez les jeunes ſujets. Les glandes des aiſſelles, de l'aîne, du col ne me parurent jamais manquer chez les perſonnes âgées que j'ai eues occaſion d'ouvrir, & l'on ne ſaurait apporter aucune bonne raiſon, touchant la diſparition de ces glandes ſur le méſentère, & non ailleurs.

Les glandes ont extérieurement une ſurface unie & brillante qu'elles doivent à une tunique externe, non fibreuſe, & qu'il n'eſt pas facile de ſéparer de leur texture. Le D. Hunter penſe que cette tunique n'eſt rien autre qu'une membrane cellulaire & condenſée, ſemblable à celle qu'on trouve chez les femmes entre les mamelles & le muſcle grand pectoral, & qui a été priſe & décrite par quelques Anatomiſtes, comme la capſule des mamelles. Cette tunique eſt pour les glandes un moyen de liaiſon, à l'aide duquel elles communiquent avec la membrane cellulaire, ou adipeuſe voiſine, de manière à être mobiles juſqu'à un certain point, enſorte qu'à l'aine & au creux de l'aiſſelle, elles peuvent être tirées en bas, pouſſées en haut, & portées de côté & d'autre. En conſéquence de cette mobilité, elles éludent, de même que les teſticules dans le ſcrotum, tout effort qu'on leur appliquerait, & ainſi elles deviennent moins faciles à être bleſſées. Quand elles adhèrent fermement à la peau, ou aux parties ſubjacentes, c'eſt toujours à la ſuite de quelques maladies. Haller dit que cette tunique des glandes est unique & duriufcule, elle nous l'a toujours également parue.

Malpighi a décrit une feconde tunique, formée de fibres mufculaires, & immédiatement deffous l'externe dont nous venons de parler, & dont l'u-fage, dit-il, eft de chaffer les fluides qui fans cela feraient fujets à ftâfer dans les cellules des glandes ; mais les Anatomiftes modernes les plus habiles, n'ont jamais pu trouver de pareilles fibres. Nuck a donné une defcription à-peu-près femblable des tuniques de ces glandes ; nos obfervations fur ce fujet, répondent parfaitement à celles de Haller. En effet, » quoique de grands hommes, dit-il,
» admettent des fibres charnues, pour répondre à
» leurs idées & favorifer des vues phyfiologiques,
» je ne les ai cependant jamais pu obferver, ni à
» la vue, ni par la propriété irritable que j'ai
» cherché à y découvrir, en forte que je refte
» convaincu que les fibres de Malpighi, citées par
» ce grand homme comme charnues, réticulai-
» res, & couchées fous la membrane externe,
» doivent être rapportées les unes aux vaiffeaux
» des enveloppes, & d'autres à la toile celluleufe.
» Je ne trouve pas plus cette double enveloppe,
» ou cette membrane extérieure, fibreufe & ten-
» dineufe ; & l'intérieure tendineufe, à laquelle
» les fibres intérieures font inférées, & qui me

» paraissent avoir été décrites par Nuck, d'une ma-
» nière un peu poétique «. Cette tunique adhère à
la substance de la glande par une membrane cellulaire, qui sert à unir les différens vaisseaux & les
cellules particulières les unes aux autres. Cette
membrane cellulaire est permeable à un fluide
particulier, que Haller appelle le *suc propre des
glandes.* On trouve particulièrement ce suc chez
les jeunes animaux ; il diminue à mesure qu'ils
avancent en âge, & enfin, il disparaît totalement.
Sa couleur varie ; mais le plus souvent il est blanc :
» *succum*, dit Haller, *glandulis conglobatis inesse
» album, serosum, lacte tenuiorem, in juniore ani-
» mali potissimùm compicuum, id quidem certum
» est* » ; il est d'une couleur bleue, ou noire dans
les glandes des poumons, mais cet effet provient
de maladie. Ce fluide vu au microscope, paraît
contenir des corpuscules globuleux en tout semblables à ceux qu'on découvre par le même moyen,
dans le lait. Il est très-probable que ce fluide est
séparé ici par les artères, & qu'il est absolument
d'une nature différente de celle des fluides absorbés, ou de ceux qui passent à travers les propres cellules de ces glandes. Si l'on ne le trouvait
que dans les glandes du mésentère, nous aurions
soupçonné, d'après sa couleur & ses globules, qu'il
n'était que du chyle ; mais on le rencontre dans

toutes les autres glandes, même dans celles qui font fort éloignées du méfentère & hors des routes du chyle. M. Hewſon a foupçonné que ces globules ſe convertiſſaient enſuite en particules rouges du ſang, & il fut entraîné dans cette opinion, non-ſeulement d'après la forme globuleuſe de ce fluide, mais par la raiſon qu'on le trouve en plus grande quantité chez les jeunes animaux où il y a une moindre quantité de ſang, & qu'il diſparaît dans la vieilleſſe, où il y en a davantage, où il ne ſe forme plus de nouvelles parties, & où les fecré-tions ſont par-tout diminuées. Le réſultat de toutes ces obſervations, eſt que nous ne connaiſſons pas l'uſage de ce fluide.

Les artères des glandes forment quelquefois un tronc commun, qui entre par une de leurs extrémi-tés & qui ſe ramifie enſuite dans toute leur éten-due, ce qui cependant eſt aſſez rare, les artères étant communément plus nombreuſes, & venant aux glandes de toutes les parties des environs. Les ramifications ſont ſi nombreuſes, qu'après une in-jection heureuſe de cire colorée en rouge, la glande paraît comme une maſſe ovale de vermil-lon. Nous n'avons point découvert les *acini* que Ruiſch décrit dans ces glandes, & il paraît auſſi que Haller ne les a pas vus, car en parlant de cette découverte, il dit, *& neſcio quos acinos prætereà.* Mais comme Ruiſch ne les a pas vu dans aucune

de ses premières injections , pendant nombre
d'années employées aux préparations anatomiques;
comme d'ailleurs il a représenté les glandes où il
les a vus , & qu'il envoya la préparation qui avait
servi à en faire le dessin , au grand Boërhaave ,
& que Boërhaave a décrit tout ce qu'il a observé
dans ces glandes avec le microscope , nous rapporterons ici son passage en entier. Cet Auteur dit
donc : » 1°. que les artères mésentèriques envoyent
» des rameaux de divers endroits vers chacune de
» ces glandes , en sorte qu'il n'y a pas qu'un
» seul rameau destiné à une glande , mais plusieurs
» qui de différens lieux & par des routes & des
» directions opposées , gagnent chaque glande:
» 2°. que ces artères ainsi envoyées de différens
» endroits après avoir abordé au corps de la
» glande , s'unissent entre elles , quoiqu'elles res-
» tent toujours vasculaires , & cela par-tout & dans
» toutes les parties de la glande : 3°. qu'étant
» devenues infiniment capillaires , elles se con-
» fondent si fort entre elles , & sont tellement
» mêlées dans leurs différens points par leurs con-
» tours innombrables , qu'on ne peut les comparer
» qu'à un peloton de différens filets entrelacés
» d'une manière indéfinissable; en sorte qu'on
» peut dire ici, avec quelqu'apparence de réalité ,
» que l'on ne peut voir ces canaux disposés sur
» une membrane , & selon l'ordre qui leur est

» le plus naturel : 4°. qu'entre ces vaisseaux si
» mêlés & si délicats, il y a nombre de petits
» acini aussi sensiblement distincts que ceux
» qu'on découvre dans le foie ; 5°. enfin, autant
» que l'œil aidé du microscope peut les découvrir,
» que ces petits acini paraissent de nouveau for-
» més de la sommité des artères qui, infiniment
» petites & pulpeuses, se terminent ainsi d'une
» manière isolée ; & qu'on ne peut découvrir si
» ces acini sont renfermés dans une membrane
» particulière «. Ruisch disait à ce sujet, » quand
» il m'arrivait de voir parfaitement & clairement
» ces merveilles, je ne pouvais m'empêcher de
» tressaillir de joie «. Les veines des glandes du
mésentère sont aussi faciles à injecter par leurs artères, à cause qu'elles n'ont point de valvules ; elles
abordent de différens côtés aux glandes, comme
les artères, elles sont plus volumineuses & presqu'en aussi grand nombre. Aux extrémités où les
veines ont des valvules, on les voit fréquemment
gonflées de sang dans les glandes lymphatiques,
de manière qu'alors elles deviennent aussi visibles que si elles avaient été injectées avec un
fluide coloré. Il y a une espèce d'entortillement ou
d'entrelacement dans les plus petites branches des
veines, de manière que comme l'observe le Professeur Meckel, » en voyant cet amas de vaisseaux
» artériels & veineux, Ruisch crut que les con-

» duits excrétoires n'étaient que des conduits des
» vaisseaux lymphatiques «.

La facilité avec laquelle ces glandes s'enflamment , démontre aussi leur nature vasculaire. Nous avons dit que les tuniques des glandes n'étaient pas fibreuses , ni musculeuses , qu'elles n'offraient nulle marque d'irritabilité , quand on les touchait avec l'huile de vitriol ou autre stimulant ; mais d'une autre part , elles sont bien irritables , ou on les excite facilement à l'action , car M. Hunter a vu la piqûre d'une épingle dont on ne s'était jamais servi , ni qui avait touché aucune substance irritante ou infecte , exciter une inflammation dans les lymphatiques du bras , & les faire paraître sous la forme de lignes rouges qui se portaient vers l'aisselle , phénomènes qui ne tardèrent point à être accompagnés de l'intuméfaction & de l'inflammation des glandes de cet endroit , avec frisson & malaise , & cela en peu de minutes ; nous avons vu aussi des cas de cette espèce. Les glandes lymphatiques , indépendamment des vaisseaux sanguins qui forment leur tunique interne , sont en général , couvertes extérieurement d'un réseau délicat de vaisseaux lymphatiques. Boërhaave & d'autres ont dit que ces glandes étaient excessivement sensibles , & conséquemment qu'elles étaient fournies d'un grand nombre de nerfs. Sans doute que la douleur qui accompagne le

bubon

bubon vénérien, les porta à tirer cette conclusion, car il ne paraît pas qu'ils aient disséqué les nerfs de ces glandes ; la seule preuve anatomique qu'ils allèguent est le grand nombre de nerfs qui accompagnent l'artère méfentérique supérieure. Boërhaave disait, » que le méfentère n'avait que peu de fen- » fibilité, qu'il n'était pas musculaire. Comme » les nerfs ne paraiffent pas ici répondre aux vues » ordinaires de produire une fenfation, ou de » fervir au mouvement musculaire, ne ferait-il » pas probable qu'ils n'exiftent que relativement » aux glandes méfentériques », dans lefquelles il foupçonne qu'ils verfent un fluide propre à donner au chyle une nouvelle qualité, néceffaire à la nutrition.

Depuis Boërhaave, Haller & d'autres ont fait nombre d'expériences qui rendent l'autorité du Médecin de Leyde, & l'opinion de fon temps d'une valeur bien peu confidérable ; elles conftatent toutes que nombre de parties qu'on fuppofait jouir alors d'une grande fenfibilité, n'en ont réellement qu'une bien petite : fi l'on bleffe le méfentère dans les endroits où l'on trouve des nerfs, l'animal crie autant que fi on le bleffait à la peau. Mais de plus, les nerfs paraiffent fe diftribuer ici pour deux raifons bien importantes, l'une, pour former des réfeaux fur les troncs artériels, qui puiffent régler le cours du ſang vers les inteſtins , & l'autre , pour répondre à la ſenſation qui doit avoir lieu dans les inteſtins mêmes , ſenſation qui quelquefois eſt exceſſive , comme on l'obſerve dans la colique. D'une autre part , Haller prétend d'après le peu de ſenſibilité des glandes dans la ſuppuration ſcrophuleuſe , ainſi que d'après la diſſection des nerfs qui paraiſſent ſe diſtribuer aux glandes , que ces organes n'ont point de nerfs, ou preſqu'aucuns. » Les nerfs, » dit-il , qui vont à ces glandes, même les plus » volumineuſes , ſont en bien petit nombre , & » à peine peut-on les démontrer. Ainſi, il n'eſt pas » facile de faire voir un ſeul nerf dans les glandes » nombreuſes du médiaſtin , non-plus que dans » le thymus , qui eſt une glande conſidérable, & » qui, plus molle à meſure que ſon ſuc manque , & » que ſon volume décroît dans l'adulte , reſ- » ſemble alors aſſez bien aux glandes lymphati- » ques. De-là , le ſentiment obtus qu'on éprouve » dans ces glandes , toutes les fois qu'elles ſe tu- » méfient & ſuppurent, comme dans les écrouel- » les ». Nous ſommes entièrement de l'opinion de Haller , que dans l'état naturel des glandes, il eſt à peine poſſible d'y démontrer des nerfs. Nous igno- rons ſi ces nerfs augmentent , quand les glandes de- viennent ſchirreuſes ; mais ce dont nous nous reſſou- venons , c'eſt d'avoir trouvé les nerfs ſingulière- ment volumineux dans un teſticule ſchirreux. Le peu de douleur que les malades éprouvent dans les suppurations scrophuleuses , est néanmoins une preuve qu'elles ne jouissent pas d'un bien grand sentiment. Pour qu'une inflammation puisse donner de la douleur, il faut que son progrès suive la proportion de notre sensation ordinaire. Si une balle de fusil passe à travers le corps avec beaucoup de rapidité, il ne survient aucune douleur , parce que la rapidité du mouvement est plus grande que celle que nous avons été accoutumé d'apprécier. De-là , la raison pourquoi un soldat frappé dans un champ de bataille , tombe souvent sans savoir, dans le moment même, s'il est blessé ou non ; d'une autre part , aussi la simple pression d'un corps dur suffit pour produire un ulcère à la peau , qui cependant n'occasionnera point de douleur à moins que l'ulcération ne succède , parce que l'effet a lieu lentement, & qu'il prend un long espace de temps pour paraître. C'est par cette même raison , que la suppuration scrophuleuse des glandes occasionne si peu de douleur.

Les Anatomistes nomment *vaisseau déférent*, tout vaisseau lymphatique qui provient d'une surface , soit de la peau , des intestins , ou de toute autre superficie , pour se terminer dans une glande. A peine un vaisseau lacté dans le mésentère , a-t-il parcouru un petit espace de chemin, qu'il traverse aussi-tôt une glande. Cet espace dans les inteftins grèles , ne s'étend pas à plus de deux ou trois pouces , & quelquefois à pas un demi-pouce dans les gros ; mais aux extrémités , le vaiffeau déferent , parcourt fouvent deux ou trois pieds avant d'arriver à la glande à laquelle il appartient. Souvent une glande reçoit un grand nombre de vaiffeaux déferens : nous avons vu non-feulement ceux qui font fous la peau , accompagner la veine faphène ; mais encore ceux qui rampent plus bas , fuivre l'artère , & entrer dans la même glande.

Les glandes , avons-nous dit , ont une forme ovale , dans leur état le plus ordinaire , une extrémité de l'ovale eft tournée vers le conduit thorachique , & l'autre lui eft oppofée. Les vaiffeaux déferens pénètrent la glande par la portion de l'ovale , qui eft la plus éloignée du canal thorachique ; quand le vaiffeau déferent vient à toucher la glande , il fe partage ou fe reffout lui-même en branches radiées , femblables à celles d'où il a pris naiffance. Celles-ci , comme autant de doigts , faififfent la glande , & fe plongent dans fa fubftance.

M. Hewfon a penfé qu'il y avait des lymphatiques qui parvenaient au canal thorachique , fans avoir paffé par aucune glande , & que l'on pourrait injecter ce canal par les vaiffeaux du gros orteil , fans qu'aucune glande dans tout le cours du vaisseau, fût remplie. Nous avons injecté le conduit thorachique par les lymphatiques du dos, sans injecter aucune glande ; mais nous ne croyons pas qu'on puisse réussir par-tout ailleurs. Nous avons injecté par le gros orteil, les vaisseaux lymphatiques qui parcourent l'extrémité inférieure, & passent sous le ligament de Poupart ; & nous ne les avons point vus passer dans les glandes : mais si avant ils n'avaient point pénétré ces organes, ils y entraient toujours à cet endroit, ou bien il passaient par les glandes qui occupent le voisinage des vaisseaux iliaques ; & s'il arrivait qu'ils oubliassent ces glandes, ils entraient toujours dans les lombaires, avant de parvenir au canal thorachique. La même chose a lieu à l'égard des lymphatiques du bras ; on peut injecter ces vaisseaux par le pouce, & alors on les voit courir tout le long de l'extrémité, sans entrer dans aucune glande, jusqu'à ce qu'ils soient parvenus à la clavicule ; mais jamais on ne découvre qu'ils aillent s'ouvrir dans le conduit thorachique, ou dans le tronc droit des lymphatiques, sans avoir auparavant passé par les glandes.

M. Hewson en soutenant son opinion, croit que le corps pourrait éprouver les effets fâcheux du virus vénérien absorbé par les lymphatiques, sans qu'on en soit d'abord averti par la naissance d'un bubon. Il faut l'avouer, beaucoup de personnes ont ainsi gagné la maladie vénérienne, sans s'être apperçues du moindre changement dans l'organisation de ces glandes ; mais quand de pareilles circonstances ont lieu, elle ne prouvent point que les lymphatiques ont charrié le virus dans le canal thorachique, sans avoir auparavant passé par aucune glande ; car quoique l'on sache que le virus vénérien doit passer du bubon inguinal, dans les glandes qui sont à l'extérieur du ligament de Poupart, cependant à peine y a-t-il un exemple de l'inflammation & de la suppuration de ces glandes. Pourquoi les glandes dans la cavité de l'abdomen, ne s'enflamment ni ne suppurent-elles pas en pareils cas ? c'est sur quoi nous reconnoissons notre profonde ignorance, & en même temps l'heureuse disposition de notre organisation ; car si ces glandes étaient sujettes à de pareilles dégénérescences, & qu'elles s'ouvrissent dans la cavité abdominale, la propagation de la suppuration pourrait en être le résultat, & c'en serait sûrement fait du malade. Les vaisseaux déférens rampent souvent dessus, ou près d'autres glandes, avant de se perdre dans leurs glandes propres, sans néanmoins avoir la moindre communication avec ces glandes.

Les vaisseaux correspondans aux vaisseaux déférens, & qui sortent de la glande par le côté opposé, sont distingués par les Anatomistes sous

le nom de *vaisseaux efferens* , parce qu'ils emportent les fluides que la glande a reçus des déferens.
Les vaisseaux déferens font prefque toujours plus
nombreux que les vaisseaux efferens qui fortent de
la glande. Nous avons injecté fur la cuiffe , quatorze vaiffeaux déferens , qui appartenaient à la
même glande, & nous ne doutons point qu'il n'y
en ait quatre fois davantage pour cette même
glande, & qui cependant n'ont pu être injectés. Cependant à tous ces vaiffeaux correfpondait un
feul vaiffeau efferent, qui fortait de la glande à
l'extrémité oppofée. Le vaiffeau efferent s'élève
de la glande , de la même manière que le vaiffeau déferent y entre ; c'eft-à-dire , par des racines extrêmement tenues & radiées. En général ,
les vaiffeaux efferens font plus volumineux que
les vaiffeaux déferens ; nous avons vû quelques-
uns d'eux , auffi fpacieux que le canal thorachique
lui-même. Ils fe terminent communement bientôt
à d'autres glandes , à l'égard defquelles ils doivent
être regardés comme des vaiffeaux déferens. A en
croire les Anatomiftes , il femble que le même
vaiffeau lymphatique pourrait paffer à travers
un grand nombre de glandes , avant de fe terminer dans le tronc des lymphatiques ; Haller dit
avoir pourfuivi le même tronc lacté jufqu'à la
cinquème glande. Quoique le vaiffeau efferent
correfponde au vaiffeau déferent , il n'en eft pas

moins un vaisseau parfaitement distinct, & les glandes sont ainsi liées & enchaînées les unes aux autres, par différens vaisseaux. Il ne faut d'autres preuves de ceci, que celles que nous avons déjà données d'un vaisseau efférent, qui correspondait à quatorze, seize, & même à un plus grand nombre de vaisseaux déférens. Plus on approche du canal thorachique, plus aussi les vaisseaux efférens sont volumineux : c'est sur cette disposition qu'est établie la distinction des lactés, en premier & en second genre : ces derniers étant cinq ou six fois plus gros que les premiers. Les vaisseaux efférens ne sont pas toujours plus gros que les déférens, & les vaisseaux de même volume, unissent très-souvent différentes glandes les unes aux autres.

Les opinions des Anatomistes ont encore été partagées sur la structure interne de la glande avec laquelle les lymphatiques sont immédiatement en contact. Les uns pensent que les glandes sont principalement formées par la circonvolution des vaisseaux déférens, pendant que d'autres affirment fermement qu'elles ne sont qu'un amas de cellules totalement distinctes des vaisseaux lymphatiques. On a apporté de part & d'autre, des preuves qu'on a puisées dans la Physiologie, dans l'état pathologique de ces glandes, aussi bien que dans l'Anatomie même. Ceux qui soutenaient l'entrelacement vasculaire des lymphatiques, prétendaient que si les fluides absorbés étaient une fois versés dans les cellulosités, il n'y aurait aucune force qui puisse les en retirer. Albinus avait déjà dit que le mercure ne s'épanchait point dans les espaces de la fabrique glanduleuse, car s'il survenait une effusion des fluides, en petite masse ou en goutelete, jamais les vaisseaux efférens ne pourraient les reprendre ; mais un pareil argument pris de ce qu'on observe sur le cadavre, peut-il sérieusement être applicable à ce qui se passe pendant la vie ? S'il prouve quelque chose, c'est que Albinus n'était pas bien habile dans l'art d'injecter les glandes lymphatiques. Haller fait à-peu-près le même aveu, car il dit : » quelque effort que j'aie » fait, je n'ai jamais pu faire parvenir le mer- » cure, des vaisseaux lactés dans tout leur système, » & dans le canal thorachique ; & je ne vois pas que » l'illustre Albinus ait été plus heureux que moi, » quand il a tenté l'expérience ». Nous éprouvons actuellement une bien petite difficulté à faire ce que Haller dit que ces Anatomistes faisaient avec tant de peine. Mais d'ailleurs, les fluides versés dans les cellules, ne pourraient-ils pas être poussés en avant par le *vis à tergo*, aussi bien que le sang artériel est poussé des cellules du placenta dans les orifices des veines ; ou bien les fluides ne pourraient-ils pas être absorbés des cellules de la glande par les orifices des vaisseaux effèrens, aussi facilement qu'ils l'ont été d'abord par les orifices des vaisseaux défèrens. Les argumens pris des dégénérescences maladives ne sont pas plus satisfaisans, quoiqu'ils soient cités pour prouver le contraire des premiers. On a avancé que les glandes devaient être celluleuses, & l'uniformité de leur apparence dans les maladies, montre bien cette stucture. Elles dégénèrent quelquefois en hydatides, ou en vésicules globuleuses, dont on peut aisément expliquer l'origine, en supposant que les cellules de la glande sont obstruées & élargies. On y trouve quelquefois des concrétions pierreuses, & ces concrétions sont presque toujours d'une forme globuleuse. On y rencontre pareillement des ossifications, & ces ossifications sont toujours noueuses & tuberculées à l'extérieur; preuve, dit-on, qu'elles commencent dans les cellules des glandes, & qu'elles en retiennent la forme à mesure qu'elles augmentent. On observe dans la suppuration scrophuleuses des glandes, que le pus est fromageux, comme solide, & renfermé en général dans des espaces ronds & séparés, ce qu'on regarde comme une dernière preuve confirmative des cellules & de la formation de la matière dans des espaces séparés. Nous avons à la vérité observé toutes ces apparences, les premières cependant moins fréquemment qu'aucune autre ; mais cet argument , originairement celui de Malpighi, n'en eſt pas pour cela meilleur. On obſerve les mêmes effets dans les maladies des autres parties, où les Anatomiſtes n'ont jamais penſé qu'il exiſtât des cellules régulières & uniformes. On les voit ſurvenir dans le corps de la peau , dans la membrane celluleuſe parmi les muſcles , dans les teſticules , & dans nombre d'autres parties. Les injections des glandes avec le mercure , & ce qu'on découvre dans leur intérieur avec le microſcope, quand elles ont été ainſi préliminairement préparées , fourniſſent encore de nouveaux argumens. Les glandes ſèchées dans cet état & rendues tranſparentes , ont été conſidérées au microſcope , & certains Anatomiſtes n'ont vu ou ſuppoſés voir qu'un amas de vaiſſeaux reployés ſur eux-mêmes , pendant que d'autres n'y ont découvert que des cellules. Comme de part & d'autre ces argumens ſont préſentés par des hommes qui font autorité , nous rapporterons ici les principaux , avant de dire ce que nous avons vu à ce ſujet.

Nous avons déjà dit qu'Albinus était un des grands fauteurs de la doctrine, qui ſuppoſe les glandes un compoſé de vaiſſeaux entrelacés d'une manière merveilleuſe. Cependant il admettait la préſence des acini; mais il les regardait comme autant de vaiſſeaux qui n'avaient pu être injectés; c'était ſelon lui, autant de petites maſſes vaſculai-

res, qui avaient refusé le passage à l'injection.
De-là, disait-il, la raison pourquoi l'on observe
beaucoup de ces grains quand tous les vaisseaux
ne sont point remplis, & pourquoi l'on en trouve
si peu quand l'injection a été heureuse. Albinus
en soutenant cette opinion, s'appuyait sur le témoignage des premiers Anatomistes de son temps.
Haller dit à ce sujet, » que les Anatomistes les
» plus exacts, Hunter, Albinus & Meckel, re-
» gardent les glandes conglobées comme un vé-
» ritable lacis de vaisseaux lymphatiques ou lac-
» tés ». M. Hewson fut aussi de ce sentiment,
ainsi que le D. Hunter, particulièrement dans les
premiers temps de sa vie, car avant de mourir il
pensait autrement. Le Professeur Meckel, en parlant des glandes lymphatiques, dit que » les
» glandes de ce genre vues au microscope, ne
» paraissent rien autre qu'un lacis de vaisseaux,
» qui proviennent d'un vaisseau lymphatique pri-
» mitif ».

M. Hewson, dans l'Ouvrage qu'il a publié sur
le système absorbant, promet de donner par la
suite un détail des glandes lymphatiques & du thymus. Comme la mort lui a ôté les moyens de
remplir sa promesse, nous chercherons ici qu'elle
a pu être son opinion sur cette matière, d'après
un passage de ses *Expérimental Inquiries*, & d'a-
près ses préparations injectées qui sont encore au

nombre de celles que renferme la collection de Windmill Street, & où il nous fit obferver il y a quelques années, qu'on ne pouvait y découvrir aucunes cellules. Dans le paffage qui a trait au fujet actuel, il fait voir qu'il eft du même fentiment que le Profeffeur Meckel, car il dit : (1) » la » fuppofition que les veines fanguines s'ouvrent » dans une glande lymphatique, paraît peu pro- » bable d'après une obfervation fur la ftructure » des glandes, que nous devons au D. Meckel, » favoir qu'elles ne font formées que par l'entortil- » lement d'un vaiffeau replié fur lui-même ». Bien plus, cet Anatomifte porta fi loin fes idées fur la fimplicité des glandes lymphatiques, qu'il lui fuf- fifait qu'un vaiffeau abforbant fe partageât en deux & fe réunît auffi-tôt, pour qu'il en fît une glande.

Quoique ces autorités foient recommandables par elles-mêmes, cependant on ne cite pas moins contre, le témoignage des plus fameux Anatomif- tes. Malpighi a foutenu que les glandes lympha- tiques étaient toutes celluleufes ; mais à la manière des autres glandes, c'eft-à-dire qu'elles étaient formées d'acini. Haller dit à ce fujet, » que Mal- » pighi a décrit des grains ronds, caves intérieure- » ment, placés dans le réfeau des fibres, (la toile » celluleufe) & pleins d'une liqueur pellucide,

____

(1) Page 154.

cendrée , & comme tartareuse dans les maladies ; & qu'il soutint leur existence contre Nuck qui refusait de les admettre » : & ensuite ; » cet Auteur » prétend que la lymphe est versée dans ces pe- » tites cavités , & pour le prouver , il a recours » à l'expérience : il dit , que l'encre injectée s'est » arrêtée dans les espaces des glandes du foie qui » n'était pas saines ». Morgagni défend pareille- ment cette opinion de Malpighi ; Haller dans sa vie , dit à ce sujet , » que sa troisième Lettre roule » en général presque toute sur les glandes seba- » cées , & sur les glandes en général ; il s'y étudie » à confirmer contre Ruisch , la structure vésicu- » culaire des viscères & à défendre l'opinion de » Malpighi ». Quoique Nuck n'admit point les acini de Malpighi , il n'en soutint pas moins que les glandes étaient cellulaires ; mais dans un autre sens , c'est-à-dire , qu'elles semblaient contenir comme de la mousse , ou une substance semblable à la membrane celluleuse. Le Professeur Meckel , en parlant de cette opinion , dit : » que Nuck » donnait à ces glandes , une substance mouf- » seuse , & singulièrement spongieuse ». Ruisch , comme nous l'avons déjà dit , admettait des grains dans la structure des glandes lymphatiques ; mais ces grains appartenaient aux artères & non point aux vaisseaux lymphatiques. En outre, ces grains n'étaient point creux comme ceux de Malpighi ;

mais une division globuleufe des artères en branches plus déliées. Haller dit que Ruifch a repréfenté quelques grains comme étant en tout
femblables à de petites maffes, mais qu'il a toujours nié qu'ils fuffent creux ou qu'ils continffent
une liqueur.

Haller décrit les glandes lymphatiques dans un
endroit de fes Ouvrages, comme étant celluleufes, & abfolument de la même manière que
Nuck les a confidérées ; il admet leur texture
fpongieufe, & c'eft avec raifon, continue-t-il, que
Nuck a enfeigné qu'elles n'étaient point formées
de fibres creufes. Il parle de la ftructure de ces
glandes comme fi elle était on ne peut plus facile à
découvrir. » Leur compofition, dit-il, m'a tou-
» jours parue aifée à voir, quoique divers Au-
» teurs les plus diftingués fe foient plus à la compli-
» quer & à la rendre difficile à concevoir ».

Ainfi donc en parlant des glandes lymphatiques du méfentère & du mefocolon, il continue
en difant que, » les vaiffeaux lymphatiques fe com-
» portent avec leurs glandes de la même manière
» que les lactés envers les glandes méfentériques.
» Quand donc ils font parvenus aux glandes de
» l'un & de l'autre méfentère, par un feul tronc,
» ou plutôt par plufieurs, ils fe divifent pareille-
» ment en rameaux, & ils abandonnent tant &
» tant de rameaux dans la texture celluleufe de la

» glande, que toute la glande semble être une
» ampoule pleine de lait, & qu'il n'est pas facile
» d'y porter la pointe d'un aiguille, notamment
» chez la chèvre, sans que la piqûre ne rende
» beaucoup de lait ». Tout paraît ici, clair &
facile à saisir; mais dans la même page, il continue
en disant qu' » il est difficile d'assurer si les vais-
» seaux lactés restent toujours dans une pareille
» glande, ou si plutôt le chyle s'épanche dans la
» membrane celluleuse, & s'il en est de nouveau
» resorbé par des conduits efférens ; ce sur quoi
» l'Anatomie ne fournit aucune lumière ». Dans
un autre volume de ses Ouvrages, il continue à
dire sur le même sujet, qu' » il est fort difficile
» de statuer si la lymphe des vaisseaux déférens
» passe entièrement dans les vaisseaux efférens,
» ou si elle s'épanche avant, dans quelques
» cavités des glandes d'où elle est reprise par les
» conduits efférens » : & ayant enfin cité les autorités qu'on peut apporter de chaque côté, sur le
pour & le contre, il s'efforce ensuite de concilier
les opinions différentes ». Il n'est pas possible,
» continue-t-il, que ces opinions puissent s'ac-
» corder; car comme on trouve dans toutes les
» glandes conglobées, ainsi que dans celles du
» méfentère des jeunes animaux, un suc séreux
» ou lacté, mais tenu, il peut se faire que les
» premiers lactés soient continus aux seconds, &
que

» que du reste, les artères versent cette espèce
» de crême dans les espaces celluleux des glan-
» des, & que de petites veines resorbantes le
» reprennent pour le reporter dans les lactés du
» second genre, ou dans les troncs effèrens ».

Il résulte de tout ce que nous avons dit, que
ce n'est point une chose aisée, de pénétrer dans
la structure des glandes lymphatiques. Nous rapporterons néanmoins fidellement, ce que nous
avons eu occasion de découvrir dans les nombreuses injections de ces glandes que nous avons faites
avec le mercure. Si une glande est complettement
injectée de ce fluide, & qu'ensuite on la soumette
au microscope, il est bien vrai, comme le Professeur Meckel l'a observé, qu'on ne voit rien
autre dans bien des circonstances, sinon un entrelacement merveilleux de vaisseaux lymphatiques ; mais il est vrai aussi qu'après l'injection la
plus heureuse de ces glandes, on a vu les cellules parfaitement distinctes. Nous avons injecté
nombre de glandes, où il n'y avait pas la moindre apparence d'entrelacement vasculaire, & où
l'on ne trouvait que les branches radiées des vaisseaux déférens & effèrens, avec leurs cellules
intermédiaires seules. Mais nous n'avons jamais injecté une glande lymphatique où nous
n'ayons vu quelques cellules, particulièrement
lorsque nous faisions attention au mercure qui

M

entrait dans la glande : une des meilleurs méthodes que nous connaissions pour faire voir ces cellules, est d'arrêter l'injection lorsque la glande est
à moitié remplie : alors les cellules se présentent
d'une manière bien évidente. Mais si l'on continue
l'injection, les cellules paraissent bientôt toutes couvertes des ramifications des vaisseaux les plus délicats qui entrent dans ces cellules, & qui sont
injectés d'une manière contraire aux valvules.
Nous avons injecté ces ramifications, même jusque sur la membrane cellulaire environnante,
dans les cadavres. Il est assez aisé chez les quadrupèdes, de démontrer cette structure celluleuse ; mais elle paraît plus distincte dans les glandes du mésentère de l'âne & du cheval, comme
on le peut voir dans les figures que nous en
donnons. Chez l'âne, les cellules sont distinctes, elles paraissent sans autre préparation ou dis-
section des glandes, que la simple injection ; mais
chez le cheval, il est nécessaire de les dessécher
& de les ouvrir ensuite. Les cellules paraissent
alors comme autant d'alréoles de ruches à miel,
& l'on peut passer des soies de porc d'une rangée
à une autre, en les perforant latéralement comme
on peut le voir dans la 3e. planche. Quand il n'y a
qu'un vaisseau déférent & un efférent, il n'y a
qu'une seule rangée de cellules ; mais quand il y
en a plusieurs, chacune paraît avoir ses cellules

propres, & ces cellules ne peuveut être injectées par les autres cellules ; mais feulement par les vaiffeaux qui leur apportent.

Quelques-uns ont dit que l'apparence celluleufe qu'une glande lymphatique ouverte préfentait, n'était point une preuve que réellement elle fût celluleufe. Les véficules féminales de cette manière, paraiffent toutes celluleufes, & cependant Haller affure qu'en difféquant la membrane cellulaire feulement, ou en faifant macérer ces organes, on peut les étendre, & leur donner la forme de petits inteftins, ou de tubes très-étroits, & que ce n'était que l'entrelacement de ces tubes, & leur adhérence à la membrane cellulaire qui leur donnaient l'apparence celluleufe. Préfentement, dit-on, les glandes lymphatiques ne pourraient-elles pas paraître celluleufes, & cependant n'être réellement qu'un entrelacement de vaiffeaux ? Mais d'abord en fuppofant cet entrelacement, il ne ferait pas poffible de faire fur lui ce que Haller a fait fur les véficules féminales. En fecond lieu, quoique nous admettions même, dans les glandes lymphatiques du cheval que nous avons repréfentées dans nos planches, quelqu'apparence d'entrelacement de vaiffeaux à l'extérieur ; cependant on ne pourra jamais fuppofer avec raifon, que cet entrelacement foit dû au vaiffeau défèrent, dont le diametre eft quinze

M ij

fois celui des extrémités radiées. Mais de plus, on ne doit point compter pour cet entrelacement vaſculaire, les communications latérales de quelques cellules ; il n'y en a aucune, pas même de connexions entre elles.

CHAPITRE XV.

Des ramifications & anaſtomoſes, du nombre & du volume des vaiſſeaux lymphatiques & lactés.

L'APPARENCE ſous laquelle les artères & les veines ſe préſentent le plus communémenr, eſt celle d'un arbre qui envoye au loin ſes branches ; auſſi les Anatomiſtes pour exprimer cette diſpoſition, ont-ils emprunté de l'Économie végétale le terme de *ramification*, qui en donne l'idée la plus juſte. Les vaiſſeaux lymphatiques donnent auſſi leurs branches dans les différentes parties du corps, d'une manière bien ſemblable à celle des artères & des veines, avec cette différence cependant, que dans quelques endroits, ces branches ſont ſingulièrement plus nombreuſes & ſe touchent de plus près que celles des vaiſſeaux ſanguins ; c'eſt ce qu'on peut voir ſouvent ſur la ſurface extérieure du foie. Ils parcourent leur route ſur les extrémités, ſous la forme des tubes parallèles, ſans donner aucune ramification apparente ; mais en les examinant de plus près, on découvre que cette apparence eſt trompeuſe, & qu'ils ſe ramifient quoique d'une manière moins variée que ſur le foie. La raiſon pourquoi ils ne paraiſſent point se ramifier, est qu'il y a une paire de valvules presque toujours placée au commencement de chaque branche, qui empêche l'injection de passer outre. Nous avons fait observer, ci-devant, que cette disposition se rencontrait jusque dans le conduit thorachique, le tronc même du systême lymphatique. Néanmoins les vaisseaux lymphatiques, souvent parcourent un long espace sans se ramifier aucunement ; cet espace va quelquefois jusqu'à deux ou trois pieds & plus, ce qui est bien différent de la manière dont les artères & les veines se comportent ordinairement. Les carotides font quelquefois cinq ou six pouces de chemin, & les iliaques à-peu-près autant sans se ramifier ; mais excepté les artères & les veines du cordon ombilical, il n'y a pas d'exemple de vaisseaux sanguins qui aillent si loin sans donner de branches. Les vaisseaux lactés forment deux plans, un profond, & l'autre superficiel ; ces derniers font singulièrement irréguliers dans leur cours, & rarement ils paraissent se ramifier : quant aux premiers, ils n'ont rien qui les distingue des artères & des veines, dans leur manière de se ramifier, ils marchent absolument dans une direction parallèle avec ces vaisseaux. Les gros vaisseaux lymphatiques des poumons présentent quelque chose de particulier dans leur manière d'être ; & en général, ils ressemblent assez bien à un filet de pêcheur. Les aréoles de cette efpèce de filet, font occupées par un réfeau délicat & fingulièrement entremêlé de vaiffeaux lymphatiques, plus petits, enforte que dans une injection heureufe, on peut voir toute la furface des poumons couverte de vaiffeaux lymphatiques. En général, on injecte feulement les réfeaux les plus groffiers, les aréoles qu'ils renferment, placées dans les efpaces inter-lobulaires du poumon, font communément d'une forme quadrangulaire. Ce réfeau a été connu de Haller, qui en a exprimé l'apparence en les nommant *vafa concatenata reticulum facientia.* Les vaiffeaux lymphatiques forment un pareil réfeau fur le poumon de la tortue, mais fur celui de nombre de quadrupèdes, ils fe ramifient à la manière accoutumée des artères & des veines, fans former aucun réfeau qui reffemble à celui que nous venons de décrire. On découvre auffi fur les inteftins de la tortue, un très-beau réfeau de vaiffeaux parallèles, fitué entre les tuniques mufculaires & villeufes. Quand on l'a injecté avec du mercure, & que les inteftins font bien foufflés & féchés, le mercure paraît comme extravafé dans la membrane cellulaire, quoique d'une manière plus régulière & plus uniforme. Mais fi après avoir ainfi injecté ce réfeau, on gonfle l'inteftin feulement au tiers de fon diamètre, les vaiffeaux cylindriques qui forment le réfeau, & qui font

M iv

par-tout du même diamètre, deviennent alors singulièrement sensibles. Nous croyons que ces vaisseaux communiquent les uns avec les autres, soit par des branches singulièrement courtes, ou par des orifices latéraux, car ce réseau se remplit immédiatement & uniformément, dès qu'une fois le mercure y est parvenu. On rencontre également un semblable réseau sur la rate des veaux.

Les branches des artères dans le corps humain, s'unissent tellement les unes avec les autres, qu'on peut injecter les artères de presque tout le corps, par l'une de ces branches. Cette communication des branches artérielles, entre elles, est nommée *anastomose*. Les branches des vaisseaux lymphatiques & lactés ont aussi leurs anastomoses, en sorte que si les valvules n'empêchaient point le mouvement rétrograde, ce qu'on affirme à l'égard des artères, pourrait également l'être d'eux ; savoir que si l'on poussait l'injection par une des branches, on pourrait injecter la plus grande partie de leur système. Cette anastomose a lieu, non-seulement entre les plus petites branches, mais encore entre les grands troncs, & même entre les glandes. De-là, la raison pourquoi on peut remplir par un seul lacté sur les intestins, plusieurs vaisseaux de ce genre, les glandes, & même le canal thorachique. On peut pareillement en se fixant à un seul lymphatique du dos du pied, remplir de la

même manière, un très-grand nombre de lymphatiques fur la jambe, la cuiffe, ainfi qu'un
grand nombre de glandes qui fe trouvent à l'aine,
fur le bord du baffin, fur les vertèbes des lombes, & même encore le canal thorachique. On injecte également des centaines de vaiffeaux fur
la furface extérieure du foie, & même un grand
nombre de ceux qui font le plus profondément
fitués, quand on ne pouffe la matière que dans
un feul vaiffeau abforbant. Il eft quelquefois arrivé que près de la moitié des abforbans du poumon, a été injectée de la même manière par
une feule ouverture faite à un des vaiffeaux lymphatiques qui rampaient fur leur furface. Il y a
quelques années que nous découvrîmes une anaftomofe entre les lactés qui venaient du méfentère,
& les lymphatiques du foie & du diaphragme; &
en conféquence de cette communication, nous
pûmes démontrer dans nos Leçons, les lymphatiques qui rampaient fur la furface du diaphragme,
gonflés d'un vrai chyle blanc. Si fur les inteftins de
tortue, on peut une fois faire entrer le mercure
dans le réfeau vafculaire, on pourra injecter par
lui, tout le fyftême lymphatique des inteftins & du
méfentère. Nous avons également injecté fur le
poumon, tous les lymphatiques d'un lobe, par un
feul vaiffeau. L'intention de la Nature, en formant ces anaftomofes, eft évidemment de con-

ferver libres nombre de routes par lesquelles ces fluides importans, le chyle & la lymphe, puiffent être charriés dans la maffe du fang. Dans l'exemple que nous avons rapporté de l'anaftomofe des lactés & des lymphatiques du foie, avec ceux du diaphragme, il eft évident que le chyle pourrait parvenir dans la maffe du fang, quand même le canal thorachique ferait oblitéré; car les lymphatiques du diaphragme paffent fous le fternum & les cartilages des côtés, aux angles entre les jugulaires & les fous-clavières de chaque côté.

Afelli a repréfenté les lactés chez les quadrupèdes, en auffi grand nombre que les artères & les veines du méfentère; & en général, les Anatomiftes fe font accordés à reconnaître comme vrai, le deffin qu'il en a donné. Chez l'homme, ceux que nous avons dit être profondément fitués, font exactement doubles en nombre aux artères & aux veines, car chaque artère eft accompagnée d'une veine, & de deux vaiffeaux lactés, un de chaque côté. Si l'on y comprend le réfeau dans les inteftins de la tortue, le nombre des vaiffeaux lactés proportionnellement aux artères & aux veines, eft beaucoup plus grand, & tellement que nous ferions tentés de croire qu'ils rempliffent d'autres fonctions que celles d'abforber le chyle ou la lymphe. Quoique tout le monde s'accorde à reconnaître la multitude innombrable de vaiffeaux lactés chez divers animaux , les Anatomiftes cependant n'ont point encore été portés à croire que les vaiffeaux lymphatiques des autres parties fuffent, proportion gardée, auffi nombreux. Nous avons déjà rapporté le fentiment de Haller fur ce fujet, en difant que les lymphatiques n'étaient nullement comparables quant au nombre , aux artères , aux veines , ou aux nerfs ; & que cet Anatomifte les confidérait comme des dépendances peu importantes des veines fanguines. Nos recherches à cet égard, nous font porter un jugement bien différent ; la diffection , en effet, nous a toujours fait voir qu'il y avait plus de lymphatiques que d'artères dans les parties du corps où les injections avaient bien réuffi , & nous n'avons aucunes raifons , qui puiffent nous faire douter qu'elles foient moins nombreufes par-tout ailleurs.

Les vaiffeaux lymphatiques fuperficiels fur les extrémités du corps , font fingulièrement plus nombreux que les veines cutanées ; il y a fouvent quatorze troncs qui accompagnent une veine cutanée , & les lymphatiques profonds font au moins du double des artères qu'ils accompagnent, chaque artère étant communément avec deux veines fanguines & deux vaiffeaux lymphatiques. Sur l'épiploon de la tortue, les lymphatiques font plus nombreux que les artères , & cela dans la proportion de quatre à un , & supérieurs aux veines dans la proportion de quatre à deux , leur rapport étant constamment tel que l'artère est au milieu entre deux lymphatiques , & qu'il y a deux veines de chaque côté de ces dernières , & deux lymphatiques sur le dehors des veines. Nous avons une fois injecté les lymphatiques de la peau , mais ce fut par un pur accident, car le mercure rétrograda d'une manière contraire à la disposition des valvules. La portion de peau ainsi injectée , était très-petite , mais les lymphatiques furent proportionnellement bien nombreux , & d'après ce que nous avons vu , nous ne douterions nullement que les lymphatiques ne fussent aussi nombreux sur la surface de la peau qu'ils le paraissent être sur les intestins.

Il y a une proportion gardée dans le système artériel , entre le tronc & les branches émergentes , & chacune de ces dernières est toujours plus petite que le tronc, ensorte que les branches , en général, diminuent graduellement de volume en se divisant de nouveau à mesure qu'elles s'éloignent du tronc primitif. On trouve encore une pareille disposition dans le système veineux , quoiqu'elle ne soit pas si régulière dans toute son étendue : la jugulaire droite , par exemple , étant communément deux fois plus volumineuse que la veine cave supérieure ; son tronc , & la jugulaire gauche sont

souvent auſſi deux fois plus volumineux que la
ſous-clavière gauche. Mais dans le ſyſtême abſorbant, la diſproportion entre le tronc & les branches relativement au volume, eſt ſingulièrement
remarquable. Nous avons vu un des vaiſſeaux défèrens, qui partait d'une glande de l'aîne, être
plus volumineux qu'aucun endroit du canal thorachique, excepté ſon commencement & ſa terminaiſon, où en général, il eſt plus large : nous
avons vu le tronc des lactés être également volumineux. Un des troncs des lymphatiques du poumon, que nous avions injecté avec du mercure,
était deux fois plus gros que le canal thorachique,
tel qu'il eſt derrière la racine des poumons ſur le
corps des vertèbres. Deux troncs d'abſorbans, ſur les
poumons d'une tortue extraordinairement volumi-
neuſe, étaient chacun d'un diamètre, auſſi grand
que la veine cave ſupérieure chez l'homme, &
dix fois le volume du conduit thorachique auquel ils appartenaient, ſi l'on en excepte le réſervoir du chyle.

Les branches préſentent encore une diſpoſition
particulière, concurremment avec leur volume ;
cette diſpoſition ſe rencontre quelquefois dans
les veines ſanguines, mais c'eſt toujours à la ſuite
des maladies, & l'on dit alors qu'elles ſont va-
riqueuſes. Cette diſpoſition eſt naturelle aux vaiſſeaux lymphatiques, particulièrement en certains

endroits du corps , & chez certains animaux. Les vaiſſeaux lymphatiques des jambes , du foie , du diaphragme chez l'homme , ſe préſentent ſouvent ſous cet aſpect ; on les trouve preſque toujours tels , & ſouvent à un point conſidérable ſur la rate du jeune bœuf. Les vaiſſeaux paraiſſent très-larges à un endroit , auſſi-tôt ils ſe reſſèrent au quart de leur volume , & bientôt après ils ſe dilatent de nouveau ; & ainſi , ils forment alternativement comme une chaîne de veſicules jointes par de petits anneaux.

CHAPITRE XVI.

De la manière dont les vaisseaux lactés & lymphatiques se terminent.

Ce que nous allons dire dans ce chapitre, a particulièrement trait à ce qui a lieu dans le corps humain : quelques faits pourraient également s'appliquer aux quadrupèdes & à d'autres classes d'animaux ; mais comme notre principal objet, dès le commencement de cet Ouvrage, a été d'examiner les vaisseaux absorbans sur le corps humain, & qu'actuellement nous avons porté ces vaisseaux à leur point de terminaison, nous nous fixerons plus particulièrement à ce dernier & principal objet. Quand les Anatomistes parlent de la terminaison des vaisseaux lymphatiques & lactés, on doit recevoir ce qu'ils disent sous trois acceptions différentes. 1°. Que les lymphatiques & les lactés se perdent dans les glandes ; 2°. qu'ils se terminent dans le canal thorachique, ou dans le second tronc des absorbans situé sur la veine sous-clavière droite ; 3°. qu'ils s'ouvrent dans les veines sous-clavières & jugulaires. Nous avons déjà décrit minutieusement les glandes en parlant des lymphatiques, parce que leur histoire nous a paru plus liée

avec les généralités de ces vaisseaux. Nous conti-
nuerons donc ici à donner quelques connoissances
sur les deux gros troncs des absorbans, nous en
réservant la description particulière pour la seconde Partie de ce Traité ; comme aussi de rechercher la raison pourquoi ces troncs se terminent
enfin dans les veines, & spécialement, dans cet endroit du systême veineux, où ils aboutissent d'une
manière si uniforme dans tous les animaux, chez
qui on les a découverts, & particulièrement chez
l'homme. Quelques-unes des raisons qu'on a données
relativement à cette disposition, sont seulement
applicables à l'homme dans l'état de station ; mais
les Anatomistes qui les ont rapportées, ont oublié
que la moitié de notre vie ou au moins le tiers,
se passe dans une position horisontale. Peut-être,
un des usages du sommeil, & de la situation horisontale, pendant qu'on en goûte les douceurs,
est-il de faciliter le dégorgement du chyle & de
la lymphe dans le sang. Cependant comme le
corps humain est plus souvent dans une position
droite, nous considérerons sous ce point de vue,
les raisons pourquoi le systême lymphatique se
termine de cette manière. Nous avons déjà rapporté tout ce que nous avons cru nécessaire relativement à la terminaison des vaisseaux lactés &
lymphatiques dans les glandes. Les terminaisons
de ces vaisseaux dans le réservoir du chyle, telles

qu'elles

quelles font repréfentées dans les Ouvrages des plus célèbres Anatomiftes, font abfolument imaginaires. Le fait eft, que le conduit thorachique n'a point encore été bien exprimé par aucun d'eux; qu'ils paraiffent n'avoir pas bien connu toute fon étendue, & qu'avant M. Hewfon, on favait peu de chofe fur fon fecond tronc.

Le canal thorachique chez l'homme, eft formé principalement de trois gros vaiffeaux, dont l'un correfpond à la jambe droite, l'autre à la gauche, & un troifième aux vaiffeaux lactés des inteftins grêles. Ce conduit eft fréquemment d'un quart de pouce de diamètre à fon commencement, il eft quelquefois environ la moitié de ce diamètre près fa terminaifon, & fouvent pas plus d'un dixième de pouce vers fon milieu; d'autrefois il eft double ou triple de ce volume au même endroit. Il commence environ la troifième vertèbre des lombes, en comptant de haut en bas; là, il eft couché fur le côté gauche de l'épine, fous l'aorte; enfuite, il fe porte au côté droit de la première vertèbre des lombes, & à droite de toutes celles du dos, excepté la quatrième fupérieurement, près de laquelle il paffe au côté gauche, après quoi il fort de la cavité de la poitrine, & fe continuant environ un pouce ou plus au-deffus de fa deftination, il forme une arcade & fe porte en en bas, pour entrer dans la veine à l'angle, entre la jugulaire & la ſous-clavière du côté droit. On rencontre un plus ou moins grand nombre de valvules dans toute ſon étendue ; il y en a particulièrement une paire à ſa terminaiſon dans l'angle dont nous venons de parler. Le canal thorachique chez l'homme, peut avoir ſeize, dix-huit à vingt pouces de longeur. Le ſecond tronc de abſorbans ou celui qui s'ouvre dans la jugulaire & la ſous-clavière du côté droit, n'a ſouvent pas plus d'un quart de pouce de longueur. Il eſt couché ſur la ſurface ſupérieure de la ſous-clavière droite , & ſe termine dans l'angle entre cette veine & la jugulaire du même côté ; ſon diamètre n'eſt pas moindre de celui du canal thorachique au même endroit , vers le côté oppoſé.

Pourquoi les vaiſſeaux lymphatiques & lactés ſe portent-ils d'abord dans les glandes? Cette queſtion nous paraît être du nombre de celles auxquelles il n'eſt pas facile de répondre. Pourquoi ſe terminent-ils enſuite en deux gros troncs? La raiſon d'une pareille terminaiſon paraît aſſez vraiſemblable. D'abord, plus les troncs ſont gros , plus les fibres muſculaires ſont fortes & plus auſſi le volume des fluides à mouvoir eſt conſidérable ; en conſéquence de ces deux circonſtances , mieux auſſi les fluides ſurmonteront la réſiſtance que le ſang préſente à leur entrée dans la veine ſous-clavière. La raiſon pourquoi ils ſe terminent enfin dans les veines jugulaires & fous-clavières , eft auffi bien évidente ; car le mouvement du fang , dans les veines , eft plus lent , & la réfiftance conféquemment moindre qu'elle ne l'aurait été dans les artères. On fe rend encore raifon , pourquoi ils fe terminent dans les angles entre les veines fous-clavières & jugulaires ; la réfiftance que le fang offre à tout fluide qui entre dans les veines , doit être moindre à mefure que le fang arrive près du cœur. Enfin , il eft encore facile de concevoir pourquoi cette entrée a lieu dans l'angle. En effet , les colonnes du fang dans les jugulaires , s'oppofant à celles des fous-clavières avec une force à-peu-près, égale ; le fang vénal en cet endroit , doit couler dans une diagonale dont le commencement eft à l'infertion de ces deux veines , & conféquemment les fluides abforbés fuivront la même direction que le courant du fang dans cet endroit. La courbe que fait le conduit thorachique en defcendant vers fa terminaifon , paraîtrait faite pour donner à fon fluide l'avantage de la gravité , moyennant laquelle il puiffe plus aifément furmonter la réfiftance qu'offre à fon entrée le fang vénal ; mais ce fluide femblerait plutôt perdre de fa force par le changement qui furviendrait dans fa direction , qu'il ne gagnerait par cette addition de gravité. Les fluides abforbés ne fe portent point dans d'autres veines que la fous-clavière , par une raifon affez évidente ; car par leur accumulation dans le conduit thorachique , ils aquièrent une augmentation de force qui les dispose à surmonter plus aisément la résistance du sang vénal. On voit encore pourquoi le canal thorachique ne se termine pas plus près du cœur dans la veine cave supérieure ; car alors, chaque fois que l'oreillette droite se serait contractée , le reflux du sang dans les veines aurait offert plus de résistance à l'entrée des fluides absorbés. En effet , non-seulement il y a toujours plus ou moins de retardement dans le mouvement du sang de la veine cave supérieure, chaque fois que l'oreillette droite se contracte ; mais il y a encore un mouvement rétrograde qui est plus grand en proportion que le sang approche plus près de l'oreillette. Ainsi le canal thorachique & le second tronc des lymphatiques , sont tous deux insérés avec les plus grands avantages possibles. Ce dernier argument aussi bien que celui que nous avons donné pour la terminaison des lymphatiques dans l'angle entre les jugulaires & les sous-clavières , sont ceux que le D. Fordyce apporte. La raison aussi pourquoi le conduit thorachique est inféré dans la sous-clavière gauche de préférence à la droite , ne paraît pas être seulement parce que la première de ces veines est plus près du conduit, mais parce que les fluides qui viennent de la sous-clavière gauche , ne font pas une ligne si directe avec la veine cave supérieure, que ceux qui viennent de la sous-clavière droite; conséquemment le mouvement rétrograde du sang, lors de la contraction de l'oreillette, pourra moins l'affecter. La partie de la sous-clavière gauche, qui est sous le sternum, prend peu-à-peu une direction oblique vers son insertion dans la veine cave supérieure, en sorte que les fluides absorbés peuvent, d'après cette disposition, descendre dans les cavités du cœur par leur propre gravité, soit quand l'on est de bout ou couché horisontalement. Morgagni a recours à ce même argument pour rendre raison de la terminaison du conduit thorachique, telle que nous l'avons donnée, & pour faire voir les inconvéniens de toute autre disposition. Par exemple, si les vaisseaux lymphatiques se fussent insérés dans la veine cave inférieure, ils auraient augmenté le volume des fluides, qui dans cette veine montrent contre leur propre gravité. Cet argument, dit-il, lui a d'abord été suggéré par le raisonnement de Cowper, sur les motifs qui ont déterminé la Nature à former la veine azygos, motifs qui selon lui, n'ont été que de diminuer la quantité du sang qui aurait dû monter par la veine cave. Tels sont les termes de Morgagni : *Quam quidèm sententiam, cùm mihi ea primò cognita est, non parùm fateor placuisse, sive quòd reverà habeat cur*

N iij

placere debeat , sivè quòd similes ob causas ipse olim conjecissem thoracicum quoque ductum non in proximam venam cavam inferiorem , sed in ramum superioris influere. Haller non - seulement admet les raisons de la terminaison des lymphatiques , telles que nous les avons données ; mais il combat encore la doctrine des Anatomistes , qui soutiennent l'insertion des lymphatiques dans les veines sanguines. Le Professeur Meckel en particulier , est un ardent défenseur de ces terminaisons , comme on le peut voir dans le passage suivant. » Il m'est arrivé assez souvent , dit - il , qu'en » remplissant de mercure les vaisseaux lympha- » tiques, ce demi-métal a passé sans s'extravaser , » des vaisseaux lymphatiques dans les veines san- » guines : aussi , ai-je trouvé la veine cave infé- » rieure remplie de mercure après une pareille » injection. — J'avais observé un vaisseau lym- » phatique inséré dans un rameau gastrique de » la veine porte ; insertion dont j'avais fait men- » tion bien des années avant dans ma Lettre sur » les vaisseaux lymphatiques. J'attribuais à une » pareille cause, la réplétion de la veine cave , » par un vaisseau lymphatique qui m'était in- » connu ». Le sentiment de Haller sur ce sujet , est si vrai que nous le transcrirons mot pour mot de son Ouvrage. » Je n'ai refusé d'écouter aucune » raison , & je ne suis pas ébra nlé par l'opinion de

» hommes célèbres; mais il est des faits, & assez im-
» portans, qui me rendent suspect ce commerce en-
» tre les veines lymphatiques & les veines sangui-
» nes. J'ai réfléchi combien étaient proche l'une de
» l'autres les veines sanguines & les vaisseaux
» lymphatiques dans le bassin & le testicule, en-
» suite combien était éloigné l'orifice du canal
» thorachique dans la veine sous-clavière gauche,
» & j'ai cru que la Nature aurait eu des motifs
» sans doute admirables pour conduire la lymphe
» en haut, à travers un trajet si considérable,
» s'il n'eût point été contraire à sa coutume &
» à ses loix, de faire dégorger les lymphatiques
» dans les veines sanguines. Mais d'un autre côté,
» il est certain que les vaisseaux lymphatiques
» très-nombreux du foie, ne se portent point ni
» à la veine cave, ni à la veine porte. La con-
» fluence des rameaux lymphatiques de toutes
» les parties du corps en des troncs insensible-
» ment plus volumineux, & leur terminaison
» pour former le canal thorachique, établissent
» un rapport manifeste entre ce conduit & la
» veine cave. On sera convaincu de ce rapport en
» réfléchissant à l'analogie constante de la Na-
» ture, qui jamais ne conduit de petites veines
» sanguines dans de gros troncs ; mais qui les
» rassemble dans des veines sensiblement plus
» grandes, jusqu'à ce qu'elles égalent par leurs

» lumières celles des troncs où ils se terminent. —
» En outre le canal thorachique dépasse manifeste-
» ment la veine cave dans le bas-ventre, & va
» gagner plus loin la sous-clavière, probablement
» pour approcher de plus près de la tête, du col
» & des extrémités supérieures, & recevoir les
» vaisseaux lymphatiques de ces parties. Qu'il me
» soit permis d'ajouter, que jamais je n'ai trouvé
» un seul vaisseau, qui véritablement se termi-
» nât dans une veine sanguine, & que consé-
» quemment éloigné de l'opinion de certains Ana-
» tomistes célèbres, je rejette cette terminaison
» des vaisseaux lymphatiques. Or, tout bien con-
» sidéré, il me paraît probable que toute la lym-
» phe qui revient des diverses parties du corps,
» passe dans le canal thorachique avant de par-
» venir à la masse générale des humeurs, &
» qu'ainsi, elle aborde plus facilement dans le
» torrent du sang ». Une grande partie du raisonnement employé à expliquer la cause de l'insertion du conduit thorachique à la sous-clavière, est
aussi applicable à celle de l'insertion du second
tronc des lymphatiques, quoiqu'elle fût moins
connue du temps où Morgagni, & Haller écri-
vaient sur ce sujet. Nous n'ajouterons rien à leur
doctrine, sinon que nous n'avons jamais vu un
vaisseau lymphatique inséré à d'autres veines,
qu'aux sous-clavières & aux jugulaires.

CHAPITRE XVII.

Conclusion de la première partie.

Ayant considéré la structure & les propriétés des vaisseaux lactés & lymphatiques , nous terminerons par une récapitulation de leurs diverses fonctions ; cet examen servira à donner une connaissance plus ample de l'importance de cet ordre de vaisseaux dans l'économie animale. Le Lecteur nous aura sans doute déjà devancé sur beaucoup d'articles par l'attention qu'il aura portée à ce qui a précédé ; mais nous desirons ici le ramener à un ensemble qui n'aurait pas été bien saisi , si nous le lui eussions présenté plutôt.

Nous avons dit que ces vaisseaux charriaient des fluides dans les vaisseaux sanguins , & qu'il n'y avait pas des fluide dans le corps qu'ils ne puissent prendre occasionnellement ; mais que ceux dont ils se chargeaient plus volontiers , étaient le chyle & la lymphe. On s'attend que nous dirons quelque chose sur les propriétés de ces fluides , & de quelle importance il est à la machine animale , qu'ils soient absorbés & portés au-dedans des vaisseaux sanguins.

Le chyle est le fluide qui est extrait de nos alimens dans l'estomac, le duodénum , le jéjunum ,

& même l'iléum , & qui ensuite est absorbé
par les vaisseaux lactés , d'où il est porté dans
les sanguins. L'importance de ce fluide est bien
évidente ; car il est de toute notoriété , que si les
alimens ne peuvent parvenir dans l'estomac , il ne
se forme point de chyle ; l'absorption conséquemment ne s'en opère point , le corps se dessèche , &
l'animal meurt bientôt. Au contraire , quand l'estomac reçoit & digère convenablement les substances alimentaires , que le chyle se forme , & que
rien n'empêche les vaisseaux de le pomper , le
corps se soutient & se répare convenablement.
Nous sommes persuadés que ce fluide ne saurait se
former ailleurs que dans l'estomac , le duodénum & les intestins grêles , & qu'il est la seule
substance qui puisse soutenir la vie chez l'homme ,
les quadrupèdes & les oiseaux. Les lavemens de
lait , de bouillons , ou de toute autre substance
nutritive , portés & détenus dans le rectum , peuvent bien , étant absorbés , soutenir le corps pendant quelque temps , dans les cas où l'on ne
pourrait donner des alimens par la bouche , comme
dans les rétrécissemens du pharynx , dans les paralysies de l'œsophage , dans les exostoses des vertèbres situées derrière le pharynx , & dans le trisme ;
mais nous ne connaissons aucun malade qui ait
pu être ainsi conservé plus de trois semaines par
des lavemens seuls , excepté dans un cas dont

nous parlerons ci - après. Peut-être des bains de bouillons ou d'autres fluides dont les qualités nutritives font connues, foutiendraient-ils auffi le corps pendant quelque temps. On dit que Paracelfe a nourri des hommes pendant plufieurs jours par cette feule méthode : mais la raifon pourquoi ces lavemens nutritifs ne reftaurent point pendant un certain efpace de temps, c'est que le rectum ne faurait convertir ces fluides en chyle ; on ne trouve pas plus à la furface du corps, quelque puiffance qui puiffe produire cet effet.

Le chyle chez l'homme, & chez les quadrupèdes, est d'une couleur blanche ; il est tranfparent & reffemble a de l'eau chez les oifeaux & les poiffons ; celui des quadrupèdes est communément falé, & n'a aucune odeur fenfible. Haller dit qu'il est d'une nature acide, & que par cette qualité il corrige la tendance que le fang a vers la putréfaction : tels font fes termes. » L'utilité pro-
» chaine du chyle, est d'adoucir la Nature putref-
» cente du fang, par l'acidité de fes parties ; car
» fans le chyle, comme il est démontré, tous
» les fucs du corps humain pafferaient à une acri-
» monie exceffive, & il s'allumerait une fièvre à la-
» quelle il ne faut que quelques jours pour deve-
» nir funefte ». Nous n'avons jamais pu appercevoir aucune marque d'acidité dans le chyle, & quoi qu'il en foit, les effets que ce Phyfiologifte

attribue au manque d'acidité de ce fluide, paraiſſent plus explicables par la débilité que le manque
de nourriture produit dans le corps. La fièvre des
priſons, par exemple, attaque les perſonnes les
plus robuſtes, & occaſionne dès ſa première in-
vaſion, une débilité univerſelle, qui eſt bientôt
ſuivie des plus violens ſymptômes de la putréfaction dans les fluides.

Vu au microſcope, le chyle paraît contenir des
globules qui ſont tous du même volume, ils ſont
beaucoup plus petits que ceux du ſang, & reſſemblent aſſez aux plus petits globules qu'on trouve
dans le lait de vache. Si l'animal dont on a pris le
chyle eſt en pleine vigueur, le chyle ſe coagule
entièrement dans le vaiſſeau où on l'a reçu. Si l'on
tue un animal vigoureux pendant que le chyle
paſſe des inteſtins dans les lactés, à l'ouverture
du cadavre, on trouvera le chyle bien coagulé dans
les lactés. Il ſe coagule pareillement dans les lactés
chez l'homme; c'eſt à l'aide d'une pareille coagulation que nous avons pu repréſenter dans une
des planches de cet Ouvrage, les lactés de
l'homme ainſi que leurs orifices. Le chyle chez
les animaux plus délicats, ſe coagule ſeulement
en partie, ſoit qu'on le conſidère encore contenu
dans les lactés du cadavre, ou après l'avoir reçu
dans une cuillère, en ouvrant un animal vivant.
Dans ce dernier cas, nous avons vu le caillot

flotter fur la furface de la partie non-coagulée, circonftance qui alors le fait reffembler entièrement au fang. Nous avons confervé le chyle pendant plufieurs heures, & même pendant deux jours au milieu de l'été, fans que pour cela, ce fluide devint putride. Haller s'exprime de la manière fuivante fur la nature du chyle. » Cette hu-
» meur, dit-il, tient beaucoup de la nature du
» lait, la couleur eft certainement la même, il a
» égalemenr une faveur agréable & un peu falée.
» Il eft léger, d'une nature huileufe, mélée à
» une partie aqueufe, il furnage le fang & même
» la férofité. Il eft plus fluide que ces humeurs,
» néanmoins il eft furmonté d'une crême, & comme
» le lait, il eft fufceptible de fe coaguler. — On
» trouve beaucoup d'eau dans le chyle, & beau-
» coup de matière graffe, & comme butyreufe;
» fes molécules tiennent de la forme globuleufe.
» Le caractère acide domine beaucoup dans le
» chyle, en forte que laiffé à lui-même, ce fluide
» tourne fpontanément à l'aigre; ce goût acide
» fe manifefte quelquefois, même chez les ani-
» maux; cependant, cette acidité eft fuffifamment
» enveloppée de parties graffes, pour que la cou-
» leur de l'infufion du tournefol n'en éprouve
» aucun changement. Le chyle mis fur le feu, de-
» vient rouge; mais nous n'avons jamais vu qu'en
» y verfant de l'efprit de vin, il prît une teinte

» rouge ou jaune. Il ne noircit point quand on le
» mêle à une infusion de noix de galles, même
» quand on a pris du sel de mars, il paraît dans les
» intestins dans l'espace de deux, trois, quatre, cinq
» ou six heures ». Ce fluide est pris de la cavité
des intestins grêles, par les extrémités radiées des
vaisseaux lactés ; il est porté en avant à travers
les lactés par la force contractile de leur tunique
musculaire ; après quoi, il est déposé de nouveau
par une autre classe de vaisseaux radiés dans la
cavité des glandes. C'est de-là, qu'il est resorbé
par les sommités radiées d'autres lactés, & ainsi
successivement jusqu'à ce qu'ayant passé par un
nombre infini de petits tubes & de cellules, il
soit enfin conduit dans le canal thorachique, qui
à son tour le verse dans les veines où il se mêle
avec le sang.

Outre le chyle qui est contenu dans une classe
particulière de lymphatiques, on rencontre encore dans les vaisseaux lymphatiques, un suc
aqueux qui a été découvert par ceux qui les apperçû-
rent les premiers ; suc qu'ils n'observèrent point dans
les lactés, ce qui leur donna lieu d'établir deux classes de ces vaisseaux. Mais à dire vrai, les lactés transmettent le chyle quand ce fluide existe dans les
intestins, & dans toutes autres circonstances, ils
ne transmettent que de la lymphe, ou ils sont vides & ne transmettent rien. Les lymphatiques

charrient communément la lymphe dans le sang; mais quelques-uns d'eux , peuvent auffi convoyer occafionnellement le chyle , comme nous l'avons obfervé fur les lymphatiques du diaphragme. La lymphe & le chyle ne font point alors des fluides uniformes ; ils font fujets à nombre de variations , & ne font abforbés que dans certains temps. Haller le plus exact des Anatomiftes , dit que » d'a-
» bord , le chyle fe meut dans les vaiffeaux lactés
» avec une vélocité fuffifante. C'eft en effet un
» phénomène affez ordinaire , & dont nous avons
» déjà parlé , que le chyle fenfible dans les vaif-
» feaux lactés d'un animal vivant , difparaiffe peu-
» à-peu , quelque temps après , de manière que
» la lymphe lui fuccède , ou qu'il ne refte que
» des vaiffeaux vides. J'ai même vu des vaiffeaux
» lactés colorés en bleu par un chyle de même
» couleur , fuir ainfi ; & alternativement lorfqu'il
» y avait de la lymphe dans le réfervoir , elle
» fut remplacée par un fluide commé laiteux ,
» qui parvint jufque dans le canal thorachique »,
& après en continuant , il ajoute , » j'ai vu les
» mêmes phénomènes dans le canal thorachique ,
» où le chyle difparaiffait pour faire place à la
» lymphe qui lui fuccédait , ou qui paraiffait rem-
» plir le canal qui était comme vide «.

La lymphe prife dans l'état le plus pur qu'on puiffe fe la procurer , offre les propriétés fuivantes. Elle reffemble à l'eau par fa fluidité, elle eft tranfparente, quelquefois d'une couleur paillée, & même brune. Elle fe coagule auffi, foit entièrement lorfqu'elle s'extravafe, ou en partie, felon que l'animal qui l'a fournie, était plus fort ou plus faible. La même chofe arriva chez un cadavre où elle fe coagula par le repos, ou à la fuite de la mort. M. Hewfon dit qu'il l'a vue fe coaguler autour des lèvres d'une plaie des tégumens du milieu du tibia, chez un fujet où les lymphatiques cutanés fitués fur cette région, avaient été divifés accidentellement, & verfaient leur lymphe au dehors. Haller rapporte de pareilles bleffures des lymphatiques à la fuite de la faignée du bras, & dont la lymphe fortait en fi grande abondance qu'on ne put l'arrêter par l'application d'une grande quantité de vitriol; mais il ne dit pas que cette lymphe fe coagulât à la furface de la peau.

Diemerbroeck dit que » lors des expériences » faites fur la lymphe chez les animaux vivans, » ce fluide pris des vaiffeaux lymphatiques qui » avoifinent le foie & autres vifcères, & reçu dans » une cuillère, fe coagula à l'air froid, & tantôt » prit une couleur jaunâtre, & tantôt une autre, » ce qu'il obferva plufieurs fois ». Nous ne pûmes jamais appercevoir fur la lymphe prife des quadrupèdes, aucun goût ou odeur, ni aucune apparence

parence de putréfaction, quoique nous en ayons conſervé une certaine quantité pendant vingt-quatre heures au milieu du mois de juin. La lymphe eſt le fluide qu'on ſuppoſe communément être abſorbé des cavités & des ſurfaces ; mais avant de montrer l'importance de ſon abſorption, nous penſons qu'il eſt néceſſaire de dire quelque choſe de la ſtructure de ces cavités & de ces ſurfaces.

Les Anatomiſtes employent le terme de *cavité*, dans une acception différente de celle du vulgaire. Ils parlent de la cavité du crâne, de la cavité du thorax, & de la cavité de l'abdomen, comme ſi ces eſpaces contenaient de l'air ou une quantité conſidérable de fluides. A la vérité, ces eſpaces ſont toujours pleins, leur ſurface étant appliquée l'une à l'autre, également pendant la vie comme après la mort. Le terme de *ſurface interne*, leur aurait mieux convenu que celui de cavité ; mais ceci mis en avant par forme d'explication, & ne voulant point changer le langage des Anatomiſtes, nous donnerons quelques apperçues géné-rales ſur ces cavités. Laiſſant de côté les eſpaces du ſyſtême vaſculaire, les cavités du corps peuvent être diviſées en celles qui contiennent les viſcères, & en celles que forment les viſcères creux, les articulations, les cellules des glandes & les cellules de la membrane adipeuſe.

Il eſt encore d'autres cellules mais nous les

O

considérons comme autant de dépendances du système vasculaire ; nous n'entendons point parler ici des cellules des os. Quant à ce qui regarde les cavités qui contiennent les viscères, comme celles du crâne, du thorax & de l'abdomen, leurs surfaces, aussi bien que celles des viscères qu'ils renferment, sont étendues, & permettent une très-grande extension de mouvement les unes sur les autres, & particulièrement dans la poitrine & le bas-ventre. Ces cavités n'ont aucune communication avec la surface du corps, & elles sont fermées de toute part, excepté les ouvertures propres aux orifices des vaisseaux exhalans & inhalans. Les cavités des viscères creux, au contraire, s'ouvrent sur la surface du corps, ainsi qu'on l'observe à l'égard de l'estomac, des intestins, de la vessie urinaire, de la matrice & du vagin chez les femmes ; aussi ces surfaces sont-elles continuellement mobiles les unes sur les autres. Les surfaces des cavités articulaires éprouvent un frottement beaucoup plus grand qu'aucune de celles que nous venons de considérer. Il n'y a pas de mouvement ni de frottement bien considérable dans les cellules des glandes ; mais cependant il y en a certainement un, & les cellules membraneuses qui en quelques endroits sont formées de lames très-larges & excessivement petites en d'autres, admettent nécessairement une grande variété de mouvement. Les furfaces font toutes humectées ; & quoique nous ayons dit , que ftrictement parlant , le terme de *cavité* ne devait point être employé , cependant pour juftifier les Anatomiftes qui s'en fervent , on peut dire que quoique les furfaces de ces cavités foient généralement appliquées l'une à l'autre , elles font cependant dilatables , & fufceptibles de contenir occafionnellement une plus ou moins grande quantité de fluides. Les artères , ou peut-être un autre ordre de vaiffeaux qu'elles donnent , communément connus fous le nom d'*exhalans* , verfent continuellement un fluide dans toutes ces cavités du corps ; ce fluide en conferve les furfaces humides , & en rend le mouvement aifé , en permettant aux parties de gliffer les unes fur les autres. Ce fluide , quand il s'accumule en affez grande quantité , pourrait produire l'hydropifie des cavités où il s'épanche , fi les lymphatiques ne l'abforbaient conftamment. Comme cette exhalation & inhalation eft une des plus importantes fonctions , & que même elle eft abfolument néceffaire au bien-être de la machine , nous foupçonnons que la lymphe eft un fluide dont l'utilité a plus d'étendue qu'on ne lui en accorde ordinairement , & que l'Auteur de la Nature a eu . en formant ainfi les vaiffeaux lymphatiques , quelqu'autre deffein en vue que celui de l'abforption. Nous foupçonnons que le fluide qu'on trouve dans les lymphatiques, est en grande partie, la lymphe coagulable du sang. Le fluide des surfaces ne nous a jamais paru avoir cette propriété que la lymphe possède, de se coaguler en s'extravasant, soit par le repos, ou après la mort. Les expériences qui ont fait voir à M. Hewson que le fluide des surfaces & le fluide des vaisseaux lymphatiques étaient les mêmes, ne nous ont jamais réussi. Cet Observateur avait coutume de ratisser avec une cuillère, la surface du péritoine ou de la plèvre, jusqu'à ce qu'il ait ramassé une assez grande quantité de fluide ; en le laissant reposer, il trouva que bientôt après ce fluide se coagulait. Il regardait le fait suivant comme une forte preuve que les lymphatiques absorbaient des surfaces ; le chyle, disait-il, est blanc & se coagule dans les intestins, il a la même couleur & la même propriété coagulable dans les lactés, c'est donc une preuve que ces vaisseaux l'ont pris des intestins. Mais cette expérience n'est pas sans offrir un côté à l'erreur : en ratissant les surfaces rapportées, on peut déchirer les vaisseaux qui contiennent la lymphe coagulable ; & alors on peut fort bien avoir un fluide qui ne soit point celui des surfaces. D'ailleurs la liqueur du péricarde, celles des ventricules du cerveau & de la tunique vaginale des testicules, qui toutes sont d'une nature analogue, ne se sont jamais coagulées dans aucune de nos expé-

tiences à une moindre chaleur que celle de 140°,
ou 160° du thermomètre de Farenheit. En outre,
la quantité de la lymphe dans les vaisseaux lymphatiques, est beaucoup plus grande qu'on la sup-
poserait, si elle ne contenait que le fluide des surfaces. Mais les absorbans prennent-ils cette lymphe des cavités, ou lumières des vaisseaux sanguins, comme des grandes surfaces en général,
ou la reçoivent-ils des artères par une continuité
réciproque de tube, comme Bartholin l'a assuré?
c'est sur quoi nous sommes incertains. Cependant nous serions assez disposés à croire que les
lymphatiques des *vasa vasorum* peuvent prendre
la lymphe coagulable des cavités sanguines, pour
remplir des vues qui ne sont point encore connues.

Nous sommes encore portés à croire que le *vis à
tergo* dans les lactés primitifs & dans les lymphatiques, chasse le fluide déposé dans les cellules des glandes; car les sommités des vaisseaux
efférens sont unies seulement avec les extrémités des glandes qui sont opposées aux inférens;
en sorte que les fluides qui abordent, doivent
venir en contact avec les orifices absorbans des
vaisseaux efférens, en conséquence des vuides
qu'ils forment en écartant les fluides en contact avec ces orifices, ou de quelque *vis à tergo*
qui doit les chasser. Un des plus grands Physiolo-

giſtes de Londres, panche à croire que le *vis à tergo* eſt perdu à chaſſer les fluides abſorbés dans les cellules des glandes, & que pour que le *vis à tergo* puiſſe avoir une force expulſive ſur les fluides à travers ces cellules, il ſerait néceſſaire qu'elles ſoient tendues, ce qui n'a pas lieu ſelon lui. Il peut cependant en être autrement. Si cela n'eſt point, il paraît qu'il y a une grande perte de force, & alors les abſorbans des glandes ſont obligés de commencer à abſorber des cellules mêmes, de la manière que les abſorbans primitifs l'ont fait des ſurfaces, ſans tirer aucun avantage du *vis à tergo* des fluides contenus dans les vaiſſeaux inférens. Mais l'abſorption qui a lieu dans les cellules des glandes, peut s'opérer d'une manière auſſi facile, que des ſurfaces premières, & la Nature peut bien ſe paſſer de cette perte apparente de force. Ou bien, il peut ſe faire, comme Bartholin l'a ſoupçonné, que les lymphatiques naiſſent auſſi des extrémités des artères, & que la force perdue à pouſſer les fluides abſorbés dans les cellules des glandes, puiſſe être compenſée par quelqu'impulſion donnée par le fluide des artères, au chyle & à la lymphe dans les lactés & les lymphatiques ; quoique nous ſoupçonnions que cela ne ſoit point.

Outre le fluide qui humecte les cavités des viſcères creux, & qui eſt commun à toutes les autres, il y a encore une grande quantité d'autres fluides versés dans leur intérieur. La boisson qu'on avale en vingt-quatre heures, peut monter à deux livres, la salive qui tombe dans l'estomac dans le même espace de temps, peut aller à une livre, le suc gastrique & pancreatique vont chacun à-peu-près à la même quantité. Haller estime à vingt onces, la bile versée dans les intestins, outre le fluide séparé de toute la surface interne de ce canal. Les urines gardent une proportion avec nos alimens ; mais nos excrémens sont en bien petit rapport avec nos alimens, & avec ces fluides. Boërhaave suppose que tous les fluides séparés, excepté ceux des reins & de la peau, reviennent au sang par les absorbans. Sans doute une bien grande partie y revient, mais elle est changée en lymphe. Le D. Fordyce croit que le corps, pendant la vie, a le pouvoir de détruire les matières animales & végétales, & de les convertir en eau d'une manière qui n'est point encore connue ; la perspiration peut bien alors l'emporter : — mais la discussion de cette matière demanderait un volume.

On ne saurait douter que les lymphatiques absorbent des surfaces du corps, & des surfaces analogues, à l'intérieur de la trachée artère des cellules aériennes des poumons. Erasistrate enseigna que les artères absorbaient l'air, & Galien dit que les

veines l'absorbent également ; ὐκ ὀλίγαν μοῖραν περιεχό-
μενος ἅμας ἀέρι, & il ajoute, que c'était ce que Hippocrate entendait dire en partie, quand disait ἐκπνοον
καὶ εἰσπνοον ἴλον τὸ σῶμα. Le D. Haller en distillant le
sang, trouve qu'un trente-troisième de ce fluide,
n'était que de l'air. Haller ayant ces expériences
sous les yeux, disait : *utique ferè trigesima tertia
pars totius sanguinis verus est aër.* Quelque produit
que puisse donner la distillation du sang hors du
corps, nous n'en sommes pas moins persuadés
qu'il n'y a point de molécules d'air qui flottent
librement dans le sang. Nous avons lié les troncs
des artères & des veines quand elles étaient encore pleines de sang chez les animaux vivans ; en
ouvrant ces vaisseaux sous l'eau, il ne s'en est pas
échappé la moindre particule d'air. Nous avons
même lié la veine cave supérieure & inférieure
vers le diaphragme, & en les enlevant ensuite du
cœur & des poumons en totalité, nous les pla-
çâmes sous les récipient d'une machine pneumatique dont nous tirâmes l'air ; mais ni ces veines, ni l'oreillette droite du ventricule, se gon-
flèrent & ne donnèrent pas le plus petit signe
qu'ils continssent de l'air. Le Chevalier Roza, en
Italie, s'est efforcé de confirmer l'opinion d'Erasistrate, par des expériences, en liant les troncs
des artères lorsqu'elles paraissaient pleines de
sang ; en ouvrant ces artères, une vapeur élas-

tique; dit-il, s'en échappa; & elles ne contenaient plus qu'une petite quantité réelle de fang. Nous n'avons rien vu de femblable qui puiffe favorifer le fentiment de cet Italien. Haller, en parlant de l'air contenu dans le fang, dit qu'il y eft tellement diffous qu'il n'en paraît aucune bulle. Les expériences qu'on a faites fur le fang, dans la machine pneumatique., confirment tout ce que nous avons dit. L'urine & la liqueur de l'amnios, deviennent écumeufes dans le vide ; on trouve beaucoup d'air dans le blanc d'œuf, mais fi l'on s'en rapporte à Muffchembroeck, on en retire bien difficilement du fang.

Quant à l'opinion d'Hippocrate & de Galien, que les veines abforbent l'air de l'atmofphère ; nous avons déjà dit & prouvé qu'elles n'abforbaient rien. Cependant fi l'on s'en rapporte au changement de couleur que le fang éprouve en traverfant les poumons lors de la refpiration, il paraît affez probable que l'air pénètre dans les vaiffeaux fanguins des poumons, & qu'il fe combine avec le fang : jufqu'à quel point cette combinaifon à-t-elle lieu ; c'eft fur quoi nous fommes dans la plus profonde ignorance. Il eft également probable que les lymphatiques de la peau prennent quelque chofe de l'atmofphère. Le Profeffeur Home s'eft trouvé plus léger le matin, qu'il n'était avant qu'il fe mît au lit le foir précédent, quoiqu'il eût transpiré toute la nuit , & qu'il n'eût pris aucune nourriture quelconque. M. l'Abbé Fontana nous a communiqué qu'en se promenant quelques heures en plein air , & dans un temps humide , immédiatement après l'opération d'un purgatif, de retour chez lui , il se trouva à la balance, plus lourd de quelques onces , qu'il ne l'était auparavant ; fait qu'on ne saurait guère expliquer autrement , qu'en supposant une absorption de l'atmosphère. Le célèbre de Haën voyant que l'intuméfaction arrivait aussi promptement chez les hydropiques , soit qu'il leur permît de boire ou non , n'hésita point d'assurer qu'il fallait qu'ils absorbassent quelque chose de l'atmosphère. Quant à cette absorption de fluides de la surface de la peau , lorsque toutefois ils sont en contact avec elle , nous n'avons pas sur elle le moindre doute. Un malade qui avait une constriction de l'œsophage, telle qu'aucune substance fluide ou solide ne pouvait parvenir dans l'estomac , ne prit aucune nourriture pendant deux mois. Il était tourmenté de la soif , & ne rendait aucune urine ; nous lui ordonnâmes un bain chaud , soir & matin , pendant une heure durant l'espace d'un mois ; sa soif se dissipa, il urina comme s'il eût bu à sa manière accoutumée & que sa boisson fut descendue aisément dans l'estomac.

Non-seulement les fluides sont absorbés par le

genre de vaisseaux que nous considérons ; mais nous avons encore de fortes raisons de croire que même les parties solides du corps, sont aussi prises par eux, dans nombre de circonstances ; opinion que le D. Hunter a soutenu le premier. Que les solides soient absorbés, c'est ce qui paraît évident d'après les faits suivans. La cavité des os cylindriques chez les jeunes animaux, augmente en étendue à mesure que l'os lui-même prend de nouveaux accroissemens, en sorte que cette cavité, qui d'abord n'était pas plus large que celle d'une plume d'oye, devient par la suite assez étendue pour recevoir le bout du doigt, notamment chez les quadrupèdes ; or, ceci ne pourrait point avoir lieu s'il n'y avait une puissance qui prenne de l'intérieur à proportion que l'addition se fait à l'extérieur. Le même effet s'observe, par rapport à la cavité du crâne qui s'étend à mesure que le cerveau devient plus volumineux. Mais ce n'est pas seulement sur les personnes qui croissent, que l'on observe cette absorption des solides, on la voit même dans la vieillesse ; tout le corps tombe & se détruit, les processus articulaires, disparaissent ; — le nés par cette raison s'approche plus près du menton, les lèvres s'avancent en avant, & la langue sort de la bouche, en conséquence de la diminution de cette cavité, & la parole devient confuse consécutivement à tous ces changemens.

Il est encore d'autres preuves de l'absorption des solides chez les vieillards, preuves qui sont dans la sphère de l'observation journalière. Les os dans ces cas, ont perdu un quart au moins de leur premier poid, aussi doit-il y avoir eu une grande partie de leur substance d'absorbée. On sait que les substances solides qui se forment par maladie, disparaissent souvent par les remèdes ; un nodus vénérien par exemple, formé sur le tibia, parvient à un volume considérable, & disparaît ensuite entièrement par l'usage du mercure. Un testicule, une mamelle augmentent du double, ou du quadruple du volume naturel, ils continuent des années en cet état, & ensuite ils reviennent à leur volume naturel. Un ulcère ronge la mamelle d'une femme, & en s'étendant il l'a détruit entièrement, & c'est ainsi que presque toutes les parties peuvent être absorbées.

Actuellement, si les vaisseaux lymphatiques & lactés absorbent les fluides, il est singulièrement probable qu'ils prennent aussi les solides, & que non-seulement ils apportent au corps la matière nutritive, mais qu'ils ont une égale part avec les artères pour la disposer en dernier ressort, en sorte qu'ils coopèrent avec les artères à figurer le corps pendant qu'il croît. Ils contribuent aussi à affaisser en quelque manière le corps dans sa vieillesse, comme ils sont les principaux agens dans la guérifon & dans l'abforption des parties folides , dans l'état de maladie. Mais comment ces vaiffeaux opèrent-ils pour prendre les folides ? c'eft fur quoi il n'eft pas aifé de prononcer. Nous oferons cependant , à travers les obfcurités où fe cache la Nature , hafarder les conjectures fuivantes. Le fluide qui doit être abforbé , affecte l'orifice du vaiffeau abforbant , & le détermine à l'admettre ou à le refufer ; s'il lui donne admiffion , la première portion du lymphatique l'abforbe peut être par fon action comme tube capillaire , ainfi qu'on l'a fuppofé. Ce fluide étant entré , & ayant rempli la première portion du vaiffeau abforbant , il en ftimule les parois intérieures , qui en fe contractant chaffent ce fluide en avant , vers les troncs de ce fyftême , car les valvules ne lui permettent pas de retomber dans la cavité d'où il a été abforbé. Ayant chaffé ce fluide récemment abforbé , l'orifice du vaiffeau fe relâche de nouveau ; il eft vide & prêt à prendre une nouvelle quantité de fluide , auffi fouvent que le fluide fe préfente lui-même. Nous ne fommes pas affurés que l'abforption des fluides ne commence pas aux extrémités des vaiffeaux par une autre puiffance que celle des tubes capillaires feulement. Cette opinion était celle d'Aggiunti ; mais en examinant bien le fait , on va voir dans cette opération quelque chofe qui indique une puiffance élective ; c'eft une inconstance ou une variation dans l'absorption qui n'indique point une attraction réellement capillaire. Si l'on plonge l'extrémité d'un tube capillaire dans un fluide, ce fluide le pénètre, s'il ne trouve aucune obstruction dans le tube. Mais les orifices des lactés, sont souvent plongés dans le chyle, sans en rien prendre, comme nous l'avons vu à l'égard des lactés des intestins ; car quelques-unes des villosités étaient chargées de chyle, pendant que d'autres, presqu'en contact avec elles, étaient entièrement vides. Boërhaave dit que les fluides absorbés par les lymphatiques & les lactés, coulent dans leurs cavités, parce que le canal thorachique, en se contractant sur ce qu'il contient, forme constamment un vide, & que la vélocité avec laquelle l'air se porte dans le récipient vide d'une machine pneumatique, est deux fois celle du vent le plus violent, & qu'il parcourt quarante-quatre pieds dans une seconde, ainsi qu'il l'a prouvé ; mais quelque plausible que paraisse cette opinion, nous doutons de sa vérité.

Si l'absorption des fluides est si difficile à expliquer, à bien plus forte raison celle des solides le sera-t-elle encore plus. M. Hunter suppose que les absorbans prennent les solides par une espèce d'action contraire à celle des artères qui les forment, sans prétendre cependant jusqu'à quel point cela se fait. Mais il n'est pas plus difficile de concevoir comment les absorbans emportent les parties élémentaires d'un os, que de concevoir comment les artères le forment ; ce que, dit-il, certainement elles font. Il suppose qu'elles peuvent avoir une force pareille à celle d'une chenille qui ronge la feuille d'un arbre, & il croit que les absorbans s'allongent ou se racourcissent d'eux-mêmes, selon que l'objet qu'ils doivent prendre s'approche ou s'éloigne. Il croit même que les vaisseaux absorbans d'une partie vivante & voisine, sont capables de s'allonger & d'absorber les élémens d'un os mort, comme on l'a observé quelquefois à l'égard de quelques-uns qui ont été partiellement ou totalement absorbés. On sait que les lymphatiques prennent certainement les molécules solides ; on ne peut douter qu'ils n'ayent absorbés la poudre de calomelas de la surface du corps & qu'ils ne l'aient charriée dans les vaisseaux sanguins. Les globules du mercure dans l'onguent mercuriel le mieux préparé, ne sont jamais assez petits, pour qu'on ne puisse les découvrir distincte-ment au microscope ; & cependant il est de science certaine qu'ils sont absorbés.

Il est possible que les parties d'un solide soient converties en un fluide avant d'être absorbées. Il est un menstrue dans le corps, qui est bien capable de changer un solide en fluide ; c'est le suc

gaſtrique qui convertit des matières ſolides d'une
nature très-variée , en un fluide conſtant & uniforme , qui eſt le chyle. Les artères peuvent ſéparer ſur les ſurfaces des os , un fluide qui en certaines circonſtances peut produire le même effet ;
ou bien il peut y avoir en certain cas , une fermentation particulière aux ſolides d'un corps vivant , & propre à les décompoſer & à les convertir en fluides qui contiennent en eux toutes
les parties élémentaires des ſolides. M. Hunter
admet un principe décompoſant dans la ſubſtance
des dents , & en parlant de leur deſtruction à la
ſuite de la carie : il dit , que cet effet provient
de ce que la partie émaillée perd ſa forme régulière & cryſtalline , & que toute attraction de
cohéſion étant détruite , elle eſt réduite à l'état
pulvérulent. On a ſouvent eu occaſion d'obſerver
la fermentation principalement dans les ſubſtances
mortes ; elle eſt communément accompagnée d'é-
bullition & d'un développement d'air : mais la fermentation peut auſſi avoir lieu dans les ſubſtances
vivantes , & nous croyons que certainement elle
s'y opère. L'ébullition ou tout autre mouvement
évident , n'eſt pas néceſſaire pour conſtituer la
fermentation ; après que le vin a ſouffert ce qu'on
appelle la fermentation ouverte , il continue même
dans les bouteilles , à fermenter d'une manière ſe-
crète , & ſans aucun mouvement évident , & tout

le

le monde fait qu'il acquiert ainsi sa maturité. Pour que la fermenration s'opère , il faut que les particules élémentaires foient féparées & recombinées , en forte que la matière foit convertie en une autre différente de ce qu'elle était avant. Il eft des faits qui nous difpofent à croire que le premier pas vers l'abforption des folides , n'eft nullement dû à l'action des lymphatiques ou des lactés. Nous avons obfervé dans les exfoliations internes des os cylindriques , où une grande portion de l'ancien os était mort entièrement , que la fubftance réticulaire était détruite , & que l'os avait été aminci autant à l'intérieur qu'à l'extérieur. Prefque toute la longueur du tibia avait été réduite de cette manière à un tube , dont les parois n'étaient pas plus épaiffes qu'une gaufre. Elle reffemblait aux portions d'os cylindriques , qui chez le léopard ont féjourné pendant quelque temps dans l'eftomac, expofées à l'action du fuc gaftrique , & dont nous avons confervé quelques-unes dans l'état que nous décrivons. Comme prefque tout l'os mourut en même temps , ce qui était évident par les lignes de féparation aux deux extrémités , fans qu'il ne fe manifeftât aucune ligne femblable au milieu , ce que nous avons toujours obfervé en pareil cas ; tel changement qui ait pu furvenir après dans le centre & à la partie intérieure , il ne peut être rapporté à l'action des vaiffeaux. On pourra objecter qu'il eſt impoſſible de découvrir ce qui eſt arrivé dans un os malade, ſi ce n'eſt en le ſciant, en le faiſant macérer dans l'eau, en le ſéchant, &c, & qu'alors on ne peut diſtinguer ce qui eſt l'effet de ces opérations, de ce qui eſt ſurvenu à l'os pendant qu'il faiſait encore partie du corps vivant. Mais cette allégation eſt fauſſe : il eſt des moyens de voir ce qui arrive à un os malade, ſans recourir à aucun de ces procédés. Nous avons vu des effets pareils à ceux que nous venons de décrire, avoir lieu dans le corps humain pendant la vie, après l'opération du trépan, ou dans d'autres circonſtances où la ſéparation de tout un parietal mort avait été laiſſé au pouvoir de la Nature.

Nous avons ſouvent obſervé des dents de cheval rongées l'eſpace d'un pouce ou deux en longueur, après que leur connexion avec leurs propres vaiſſeaux avait été détruite. Cette carie avait eu lieu quoique les dents ayent été pendant tout ce temps appuyées ſur la ſurface ſupérieure des dents ſuivantes, endroit où l'on ſait qu'il n'y a point de vaiſſeaux. Dans l'opération de l'exfoliation, quand l'os vivant ſe ſépare du mort, c'eſt l'os vivant qui eſt abſorbé, là, où il eſt en contact avec l'os mort. Il ne ſurvient aucun changement quelconque dans l'os malade, mais il tombe comme ſi l'os vivant ſe fût écarté de lui. Cette fermentation , au moyen de laquelle un solide est converti en fluide , peut en grande partie dépendre du principe de la vie , & conséquemment elle peut avoir lieu plus promptement sur un os vivant , que sur un os mort ; ce qui est le contraire de la fermentation qui ordinairement détruit les matières animales mortes. Les substances animales & végétales mortes passent en général d'une manière très-prompte à ce genre de fermentation. Un os mort demande un long temps avant d'être décomposé , mais à la fin il se convertit en poudre. L'huile des cellules d'un os mort , semble souffrir une fermentation , moyennant laquelle elle paraît par la suite sous la forme d'une poudre blanchâtre , qui ne présente aucune marque de sa nature première , que quelques portions qui se liquefient encore quand on la met sur un fer rouge. Mais de quelque manière que les lactés & les lymphatiques emportent les solides , la chose n'en est pas moins , dans le point de vue que nous la considérons ici , de la plus grande importance à la constitution. Les solides du corps humain ne sont point ductiles comme on l'a imaginé , ils ne sont pas non - plus malleables comme quelques métaux ; ils reçoivent leur forme des artères qui déposent la matière sur un de leur côté , & des absorbans qui la reprennent de l'autre. Il est aussi de la plus grande conséquence à la machine animale , que les solides vivans soient séparés de ce qui est mort ; comme on l'observe dans la chûte d'une eschare, où les parties vivantes & molles, sont séparées des mortes ; & dans le travail de l'exfoliation, où pareillement l'on voit la partie vivante d'un os, se séparer de la morte. Il est une autre absorption des solides, mais comme elle est le produit d'une opération maladive, elle mérite ici par cette raison, une considération particulière.

Les lactés & les lymphatiques sont les voies par où les remèdes sont introduits dans les vaisseaux sanguins, & ainsi ils contribuent de leur côté à prévenir aussi bien qu'à guérir diverses espèces de maladies. Il est cependant quelques remèdes qui paraissent produire leur effet en agissant sur les nerfs de la peau ou de l'estomac, avant qu'ils ayent pu être absorbés & portés dans les vaisseaux sanguins. L'opium par exemple, soulage la douleur quelquefois, presque imtantanément ; & le vin comme l'alkali volatil, font souvent disparaître momentanément une foiblesse qui aurait pu devenir inquiétante. Le quinquina avalé pour guérir une fièvre intermittente, a été vomi en masse solide après avoir produit son effet. Il est encore d'autres remèdes qui opèrent par sympathie, d'une manière jusqu'ici inexplicable, & certains topiques ont des effets qui ne sont que le produit d'une contre-irritation. Ainsi un épispastique appliqué sur la tête ou entre les épaules, à la première attaque d'une fièvre, l'a aussi-tôt dissipée. Mais pour prévenir ou guérir une maladie, il est quelquefois absolument nécessaire que les remèdes soient introduits dans les vaisseaux sanguins. Le mercure appliqué sur la peau, ou passant sur la surface de l'estomac & des intestins sans être absorbé, ne guérirait jamais la maladie vénérienne, & les symptômes vénériens ne céderaient jamais si les signes de la présence du mercure dans la constitution, ne se manifestaient pas. On a dit, qu'on avait trouvé du mercure coulant dans les cellules des os mêmes ; Méad l'affirme sur l'autorité de Brassavole & de Boyle, mais nous ne l'avons jamais vu. La rhubarbe non-seulement affecte la surface interne des intestins, & purge ; mais elle est encore absorbée par les lactés, & portée dans les vaisseaux sanguins ; & pénètrant dans les reins avec la matière de l'urine, elle donne à ce fluide la couleur que chacun peut lui découvrir, quand il fait un long usage de cette racine. C'était en conséquence de cette observation, que Haller donnait la rhubarbe en petite dose dans le diabètes, dans la persuasion que son astringence déterminerait les artères des reins à se contracter, artères qu'il supposait être alors trop relâchées ou singulièrement dilatées.

Il est nombre de remèdes qui paraissent être absorbés & portés dans les vaisseaux sanguins, fans être altérés dans leurs facultés primitives ; ainfi les purgatifs & même les préparations mercurielles données aux nourrices, paraiffent avoir été abforbées, pour paffer dans les vaiffeaux fanguins, & de-là dans les artères des mamelles, où le lait fe fépare ; car fouvent de cette manière, on les a vu opérer fur les enfans qui tettaient, les mêmes effets que chez les nourrices. Les particules colorantes de la garance, remède qu’on donne fréquemment à préfent, & avec fuccès dans la fuppreffion des règles, non-feulement affectent quelques-unes des fécrétions, mais elles donnent une couleur rouge, aux os d’un animal qui eft dans fa croiffance : la thérébentine donnée par la bouche fe manifefte auffi quelque temps après par l’odeur que rend l’urine. On ne faurait expliquer l’inflammation qui furvient au col de la veffie, quand on a donné intérieurement la teinture de cantharides, inflammation qui fouvent produit la fuppreffion des urines, que par la doctrine de l’abforption que nous admettons ici, & enfuite par la dépofition du principe irritant des cantharides fur le lieu affecté. Dans ces cas, la teinture paffe fans aucune altération dans les vaiffeaux abforbans & fanguins, & s’échappant enfuite par les couloirs des reins, & portée avec les urines dans la veffie, elle irrite cet organe, & y excite les mêmes effets qu’elle produit fur la peau.

Les lactés & les lymphatiques, par leurs différens genres d'affections, deviennent caufe des maladies les plus graves qui puiffent attaquer le corps humain, ce qui rend ces vaiffeaux un objet de la plus importante confidération. Ces maladies peuvent fe divifer en plufieurs claffes ; 1°. en celles qui proviennent de ce que ces vaiffeaux n'abforbent point les fluides & les folides dans l'état fain & naturel ; 2°. en celles où une pareille abforption furpaffe les bornes ordinaires ; 3°. en celles qui proviennent d'une abforption de fluides morbifiques engendrés dans le corps ; 4°. en celles où l'abforption des parties folides malades a lieu ; 5°. enfin, en celles où il y a abforption de fubftances irritantes, qui n'ont point été engendrées dans le corps, telles que les miafmes des maladies contagieufes, les poifons des règne animal, végétal & minéral.

1°. Il eft poffible que les lactés ne puiffent pas toujours abforber le chyle, dès qu'il eft formé ; & alors néceffairement le malade doit périr par cette feule caufe. Nous avons déjà dit ce que nous penfions fur l'opinion de Ruifch, que l'on pouvait vivre dans un âge avancé, fans le fecours des lymphatiques, & qu'en général cette claffe de vaiffeaux pouvait être inutile chez les vieillards. Nous croyons la chofe impoffible, quoique Morgagni & le D. Hunter penchent vers cette opinion, du

moins quant à l'oblitération des glandes du méſentère. Jamais les la&és ne ſont oblitérés , & il
n'y a aucune autre route par où le chyle puiſſe
parvenir au ſang , que celle qu'ils préſentent,
quoique Haller ait dit qu'il pût y en avoir ; d'ailleurs les veines ſanguines des inteſtins n'abſorbent
rien.

Il eſt poſſible que des enfans & même des adultes, ſoient quelquefois morts à la ſuite de la phthiſie méſentérique , qui eſt une maladie dans laquelle les glandes des vaiſſeaux ſont totalement
obſtruées & imperméables au chyle : mais on aurait dû trouver dans ces gonflemens glanduleux ,
s'ils ont jamais eu lieu, une ſtagnation de chyle
dans le premier ordre des la&és ; or , c'eſt ce que
nous n'avons jamais eu occaſion d'obſerver dans
quelque circonſtance que ce ſoit. Mais comme l'on
dit avoir vu une ſtagnation de lymphe, à la ſuite
de l'obſtru&ion des glandes lymphatiques d'autres
parties, il peut ſe faire que de pareilles cauſes
puiſſent avoir empêché quelquefois le chyle de
parvenir dans les vaiſſeaux ſanguins. Les lymphatiques ont ſouvent leurs orifices plongés dans des
fluides, ſans en prendre la plus petite portion ;
peut-être les la&és peuvent - ils quelquefois être
dans la même poſition.

Quand la lymphe n'eſt point abſorbée des cavités , ou qu'elle ne l'eſt pas en raiſon de ce que

les artères la déposent , l'hydropisie de ces cavités doit en être la suite inévitable , par la raison qu'il n'y a point de transudation dans le corps vivant , & qu'il n'y a aucune autre ouverture , sinon les orifices des lymphatiques & ceux des artères exhalantes, qui puissent absorber. En considérant tous les phénomènes des hydropisies , nous croyons devoir en distinguer trois espèces. Dans la première , on observe une débilité générale dans le corps. Cette débilité se fait plus ressentir aux extrémités inférieures , ou aux jambes ; les terminaisons des artères sont si relâchées qu'elles permettent aux parties les plus fluides de s'échapper dans les espaces de la membrane celluleuse , & alors les vaisseaux lymphatiques ayant perdu leur ton , ils ne peuvent plus prendre ces fluides. On rencontre souvent des cas de cette espèce chez les jeunes sujets , à la suite d'une faiblesse momentanée , sur-tout quand ils ont éprouvé quelques maladies longues & dangereuses , comme après les fièvres. On revient toujours de ces maladies ; mais c'est un bien mauvais symptôme dans la vieillesse , quand elles sont accompagnées de l'asthme ; car il est probable que l'hydropisie visible des jambes est alors accompagnée d'une invisible à l'intérieur , ou d'un épanchement d'eau dans la poitrine. Les femmes supportent fréquemment ce gonflement de jambes beaucoup plus long-temps que les

hommes , & même pendant des années, ſans aucun danger. Il eſt des hommes qui lui ont réſiſté
près de douze ans , ſans que leurs forces générales
en reçuſſent la moindre atteinte. Nous avons vu
les tégumens du coup-de-pied deſcendre ſur les
ſouliers pendant des mois , & cependant les malades ſe rétablirent parfaitement.

Dans la ſeconde eſpèce d'hydropiſie , l'eau s'accumule conſécutivement à l'inflammation antécé-
dente d'une cavité , & elle peut avoir lieu dans
toute l'habitude du corps. Quand une inflammation occupe ainſi une cavité , elle peut ſe terminer
de différentes manière , une deſquelles eſt l'augmentation de ſecrétion du fluide des ſurfaces.

Un homme reçoit un coup ſur le teſticule, l'inflammation ſurvient , & bientôt la maladie eſt
remplacée par un hydrocèle , ou une hydropiſie
de la tunique vaginale. Le cerveau d'un enfant s'enflamme , & cette inflammation ſe termine enfin
par une hydrocéphale , ou une collection d'eau
dans le crâne. La pleuréſie eſt ſouvent ſuivie de
l'hydrothorax , ou d'une collection d'eau dans la
poitrine. Nous avons ſouvent retiré du bas-ventre,
quarante ou ſoixante pintes d'eau , qui s'y étaient
accumulé pendant le peu de jours qu'avait duré
l'inflammation du péritoine qui accompagne la
fièvre puerpérale. Ces effets doivent être regardés
comme le produit d'une cauſe qui ſubſtitue une

maladie moins dangereuſe à une autre qui l'eſt plus. L'inflammation du péritoine tue ſouvent en trois jours, mais l'aſcite peut durer vingt ans.

Quand une fois les artères d'une partie ont pris l'habitude d'augmenter leur ſecrétion, elles continuent communément pendant long-temps. Les lymphatiques peuvent en quelque circonſtance, abſorber la quantité ordinaire des fluides de la ſurface ; mais comme ſouvent le fluide ſéparé par les artères, excède de beaucoup la quantité qu'ils abſorbent, l'hydropiſie continue d'avoir lieu : les lymphatiques d'ailleurs, peuvent être ſi altérés par l'inflammation, qu'ils n'abſorbent point une ſuffiſante quantité de l'humeur qu'ils doivent prendre.

La troiſième eſpèce d'hydropiſie eſt celle qui reconnaît pour cauſe quelqu'obſtacle au retour du ſang vénal au cœur. Cet obſtacle peut venir d'une ſchirroſité du foie, qui empêche le ſang de la veine porte de revenir au cœur, de manière que l'aſcite ou l'hydropiſie du bas-ventre en devienne la ſuite. Elle peut ſurvenir à la ſuite des adhérences inflammatoires de la ſubſtance des poumons, leſquelles retardent le paſſage du ſang de l'artère pulmonaire à travers ce viſcère. Dans chacun de ces cas, le ſang veineux eſt empêché dans ſon cours vers le cœur ; les artères trouvent une plus grande réſiſtance à pouſſer leur ſang dans les veines, & obligées de ſe ſoulager d'elles-mêmes, elles fourniſſent à la ſecrétion augmentée qui s'o-père par les exhalans ; & ainſi ſe produit pro-bablement l'hydropiſie dans les cavités où elle a lieu, car quand l'obſtruction eſt diſſipée, la mala-die diſparaît auſſi-tôt. Nous nous rappellerons d'un cas que nous eûmes lieu d'obſerver il y a quelques années ; un malade avait les jambes enflées, il avait en même temps un enrouement qui dura pendant deux ans : un matin, en ſe baiſſant pour boucler ſes ſouliers, un vaiſſeau du poumon ſe rompit & par cet accident, il perdit environ deux livres de ſang ; mais dès-lors, l'enrouement & le gonflement des jambes ſe diſſipa graduellement, & la perſonne continua à ſe bien porter pendant deux ans après.

Les hydropiſies peuvent occaſionner la mort de différentes manières. La terreur de l'ame peut ſe combiner avec la débilité du corps, dans la pre-mière eſpèce d'hydropiſie, & le malade peut périr par cette cauſe. La cuticule dans l'œdème des jam-bes, ſe rompt ſouvent à la fin, & l'inflammation de la peau qui eſt au-deſſous, en eſt communé-ment la ſuite. Soit que l'inflammation provienne de cette cauſe, ou qu'elle ne ſoit que la ſuite des ſcarifications, une mortification communément fa-tale n'en ſurvient pas moins ; ou bien l'inflamma-tion ſans aucune mortification, eſt dans cette habitude du corps, accompagnée d'une irritation suffisante pour faire périr. L'hydrocéphale fait mourir par la pression excessive qu'il détermine sur le cerveau, & l'hydrotorax en comprimant la substance des poumons, de manière à empêcher enfin la respiration. Si l'ascite ne fait point mourir en augmentant la foiblesse générale du corps, en empêchant le sommeil, la digestion des alimens, l'exercice, & en grande partie l'action des poumons, l'opération qu'on fait pour soulager le malade, amène enfin cette suite funeste en déterminant une inflammation du péritoine.

Le point capital & fâcheux dans ces maladies, est que les lymphatiques n'absorbent point les fluides accumulés, ce qui vient souvent de quelques défauts dans l'action de ces vaisseaux. On le peut présumer, en faisant attention que les remèdes les stimulent quelquefois à l'absorption, & qu'alors les fluides accumulés sont repris entièrement, & que dans d'autres circonstances où l'on n'avait donné aucun remède, toute l'eau d'un ascite a été absorbée en trois jours, vraisemblablement en conséquence d'une irritation survenue dans ces vaisseaux par une cause générale.

On observe quelquefois une oblitération dans la substance spongieuse & dans la cavité des os, ensorte que l'os contient plus de matière solide, & est beaucoup plus pesant qu'il ne l'est naturellement. Un pareil phénomène nous paraît devoir être attribué à un vice des lymphatiques, qui dans leur fonction ne contrebalancent point suffisamment les artères toujours occupées à déposer une certaine quantité de matière ; mais aussi le plus souvent il est l'effet de l'inflammation des os.

2°. Il peut survenir des maladies, quand les lactés & les lymphatiques prennent une trop grande quantité de fluides ou de solides, qui en apparence sont dans l'état le plus sain. Les absorbans sont toujours occupés à pomper les parties les plus fluides de la bile ; mais dans des cas particuliers, comme lorsqu'une pierre biliaire ferme le conduit commun, & empêche la bile de couler dans les intestins ; la vésicule & les pores biliaires deviennent singulièrement distendus par la bile, & les lymphatiques, pour diminuer cette distension, absorbent la bile stagnante, & l'emportent dans les vaisseaux sanguins, où elle produit la jaunisse.

Lorsqu'une femme est accouchée depuis quelques jours, elle est quelquefois prise de tremblemens & d'autres symptômes fébriles ; son lait disparaît, la fièvre survient & elle meurt. A l'ouverture du cadavre, on a trouvé la cavité de l'abdomen pleine d'un fluide séreux, rempli de couches d'une matière blanchâtre & colorée. Plusieurs ont, en pareil cas, attribué la fièvre à l'abforption du lait des mamelles où il fe féparait, dans les vaiffeaux fanguins où il était porté ; & croyant que les apparences qu'ils obfervaient dans l'abdomen, venaient du lait dépofé, ils lui donnèrent le nom de *dépôt laiteux.* Nous ne prétendons pas dire dans ces cas que le lait n'eft pas abforbé ; mais nous croyons que le lait ne ferait pas grand mal alors, en fuppofant fa préfence dans les vaiffeaux fanguins. Les effets qui ont lieu dans l'abdomen, font propres à l'inflammation du péritoine, & ils auraient également eu lieu chez l'homme dont les mamelles n'opèrent aucune filtration. Le fluide épanché qui eft comme du petit lait, eft le réfultat d'une augmentation de quantité dans l'humeur que les furfaces laiffent échapper, & la matière épaiffe, puriforme & caillée, eft la lymphe coagulable qu'on trouve conftamment fur les furfaces enflammées.

Il eft un autre fluide que les lymphatiques abforbent auffi en certaines occafions, pour le porter dans la maffe du fang ; c'eft l'urine Nous fommes perfuadés de cette abforption, d'après ce qui nous eft arrivé dans nombre de circonftances. Nous avons eu plufieurs fois les plus fortes envies d'uriner, lorfque la veffie était pleine ; mais comme alors il ne nous était pas poffible de fortir pour répondre à ce befoin preffant, nous nous fommes alors apperçus que le befoin ceffait, & enfin difparaissait absolument. Une heure ou deux après, cher-chant à uriner , nous ne rendîmes qu'une petite quantité d'urine & même point du tout ; d'après cela , nous n'eûmes aucun doute que ce fluide n'eût été abforbé , & reporté dans la maffe du fang. Comment les lymphatiques peuvent-ils fou-vent emporter l'urine de la veffie , ou pourquoi ne l'abforbent-ils pas toujours dans les fuppref-fion d'urine , c'eft ce dont nous ne pouvons rendre raifon ; peut-être une extenfion extraordinaire de la veffie comprime-t-elle les orifices des lympha-tiques de ce réfervoir , de manière à rendre l'ab-forption impoffible.

Le ramolliffement des os eft vraifemblable-ment dû en grande partie , à l'action des lymphati-ques qui prennent des os, une plus grande quan-tité de terre qu'il ne convient. Nous avons vu de grandes portions d'os qui font féparés de l'os principal, à la fuite de la preffion de quelques tumeurs fur leurs furfaces , lefquelles néanmoins étaient très-faines. On a vu ainfi une grande par-tie du crâne même , fe féparer de cette manière.

3°. Il peut furvenir des maladies, à raifon de ce que les lactés & les lymphatiques prennent les fluides morbifiques engendrés dans le corps. C'eft l'opinion d'un grand Phyfiologifte, M. Hunter, que quand la matière variolique eft inférée dans une plaie , comme dans l'inoculation , toute fon opé-ration

opération confiste à stimuler les parties environnantes, & les déterminer à séparer un fluide qui
inficié de son même caractère, & étant ensuite
abforbé, infecte bientôt toute la conftitution ; en
forte que le malade reçoit réellement la maladie
d'une matière variolique, engendrée dans fon propre
corps. Le gonflement des glandes axillaires, qui
eft un des fymptômes de l'abforption de la matière
inoculée, ne paraît jamais que la puftule ne foit bien
formée dans la partie opérée ; & les fymptômes propres à la petite vérole, n'ont jamais lieu
que lorfque cet effet a précédé. Il eft poffible
que le virus vénérien & le virus de la rage
étoient abforbés de la même manière, car en général, ils reftent long-temps fur la partie où ils
ont été primitivement appliqués, & la matière eft
communément formée fur la furface, avant que les
fymptômes propres à ces maladies ayent paru. Il eft
un virus qui eft certainement engendré dans le
corps, mais qui doit être abforbé, avant de pouvoir infecter la conftitution, c'eft le virus cancé-
reux. Il eft encore un autre fluide dont on a dit
que l'abforption pouvait produire des effets bien
fâcheux dans la conftitution, c'eft le pus. Ainfi la
fièvre hectique & la confomption pulmonaire, font
furvenues à de longues fuppurations ; mais ces
maladies doivent-elles être attribuées au pûs, qui
abforbé ferait porté dans les vaiffeaux fanguins,

ou ne doit-on pas plutôt les regarder comme provenant de la faibleſſe ſurvenue en conſéquence de l'irritation long-temps continuée des ulcères ? c'eſt ſur quoi l'on peut avoir des doutes aſſez bien fondés. La vélocité du pouls dans la fièvre heĉtique, paraît ſouvent être uniquement un ſymptôme de l'irritation; auſſi, voit-on quelquefois le pouls devenir lent & naturel, quand un membre ulcéré qui entretenait l'irritation a été amputé; l'on a vu d'ailleurs une fièvre heĉtique avoir lieu, lorſqu'il n'y avait aucun indice de pus qui puiſſe être abſorbé. Si la fièvre heĉtique accompagnait toujours la formation du pus, on pourrait avec bien de la raiſon, ſoupçonner l'abſorption de ce fluide, comme en étant la cauſe ; mais on a vu des abcès conſidérables ſe fermer ſans elle.

4°. Les laĉtés & les lymphatiques contribuent à l'augmentation de certaines maladies des ſolides, s'ils ne les produiſent pas entièrement. Les poumons ſont ſouvent affeĉtés d'une inflammation ſcrophuleuſe ; pourrait-on raiſonnablement en rechercher la cauſe dans un vice des lymphatiques ? c'eſt ce que nous ignorons abſolument. Le D. Hunter croyait d'après le gonflement univerſel des glandes, qui ſont immédiatement ſous la peau chez les ſcrophuleux, que les lymphatiques abſorbaient quelques miaſmes nuiſibles de l'atmoſphère. Mais ſoit que les lymphatiques ſoient la cauſe de l'inflammation ou non , ils ne coopèrent pas moins à augmenter la maladie, & à la rendre plus promptement fatale ; car ils font enfin compris dans l'érofion des vaiffeaux fanguins de ce vifcère, accident qui donne lieu à des hémorrhagies fouvent mortelles. La fubftance des poumons eft infenfiblement emportée , & la facilité de refpirer l'air atmofphèrique diminue en proportion de cette perte de fubftance, la faibleffe augmente & le malade meurt. Ainfi l'on voit quelquefois tout un lobe du poumon d'un côté, difparaître par une pareille caufe. On a vu en d'autres endroits du corps, une partie des tuniques des artères être auffi emportée occafionnellement , & des hémorrhagies mortelles s'en fuivre à la fuite de pareilles féparations. Une partie des tuniques des inteftins , a été pareillement détruite, & les matières fécales en s'échappant dans le bas-ventre , ont occafionné une inflammation du péritoine qui fit périr le malade en peu de jours. Une jeune Dame pour laquelle nous fûmes appellés , mourut après deux ou trois jours de maladie ; elle avait été toujours bien portante auparavant , enforte qu'il était affez difficile de rendre raifon de fa mort. A l'ouverture du bas-ventre , nous trouvâmes les matières qui doivent être dans l'eftomac , épanchées dans cette dernière cavité ; ce qui avait produit l'inflammation du péritoine , qui avait été funefte à la malade.

Q ij

En examinant l'eftomac , nous apperçûmes un trou affez large pour admettre le bout du doigt ; ce trou avait été formé par l'abforption d'une partie de l'eftomac ; les bords avaient adhéré par l'inflammation , à la furface inférieure du petit lobe du foie , enforte que les matières contenues dans l'eftomac, antecédemment au vomiffement qui termina fa vie , par le déchirement de la portion adhérante au foie, n'avaient pu ainfi s'échapper dans la cavité de l'abdomen. Nous avons vu encore jufqu'à une portion du cerveau, qui elle-même a été ainfi abforbée ; & il eft à peine une partie folide du corps , que nous n'ayons vue en une circonftance ou en d'autres , fouffrir une pareille perte de fubftance.

5°. Les lymphatiques & les lactés abforbent les fubftances irritantes qui n'ont point été engendrées dans le corps , comme les miafmes morbifiques, & les poifons tirés de trois règnes. Boërhaave penfait que les orifices des lactés ne prenaient aucun fluide que ceux dont les. élémens étaient de forme parfaitement globuleufe , & d'une nature très-douce , & il regardait cette efpèce de choix, comme utile à la conftitution & propre à préferver l'animal de bien des caufes de maladies ; mais l'expérience journalière prouve le contraire, en forte que les lactés comme les lymphatiques, abforbent les fubftances les plus irritantes & les

plus ſtimulantes. Nous avons déjà dit, qu'ils prenaient l'eſprit de thérébentine, la ſolution de cantharides, celle de ſublimé corroſif. L'arſenic lui-
même, peut être abſorbé, & les Praticiens ſont
ſouvent obligés de ſe déſiſter de ſon uſage comme
topique, à raiſon de la douleur qu'il produit toujours dans les os, après une certaine eſpace de
temps. Un Médecin qui a demeuré long-temps à
Conſtantinople, nous a dit que la peſte ne ſe com-
muniquait que par le contact, & qu'il ne venait
de bubons que ſur les membres que la matière infecte avait touchés. Y a-t-il poiſons qui tuent inſtan-
tanément ; ſoit qu'ils ſoient abſorbés ou qu'ils
agiſſent ſur l'extrémité des nerfs ſeulement, & par
leur moyen, ſur tout le ſyſtême nerveux ? nous
ignorons qu'elle réponſe l'on doit faire à cette
queſtion. Non-ſeulement les extrémités radiées des
lactés & des lymphatiques prennent les ſubſtances les plus irritantes ; mais même encore après
que ces extrémités radiées ont été détruites, leurs
troncs paraiſſent abſorber mieux que leurs orifices
primitifs. La matière vénérienne qui a déjà produit une ulcération, eſt ainſi preſqu'auſſi-tôt abſorbée, pendant que ſi cette même matière eût
été appliquée aux orifices primitifs, elle n'aurait
nullement été priſe, ou elle ne l'aurait été qu'a-
près un temps conſidérable. Ainſi ces vaiſſeaux,
outre les maladies qu'ils peuvent produire par le

vice de leur organiſation même, introduiſent encore dans leur ſyſtême nombre de cauſes morbifiques. Cependant on peut ſouvent, en lavant les
ſurfaces, fermer toute entrée à ces déletères, avant
qu'ils ayent eu le temps d'être abſorbés. Tous
les jours l'on a recours à une décoction de ſavon,
dont on ſe lave, pour prévenir l'abſorption du virus
vénérien; les principes ſavoneux ſe combinent alors
avec le mucus, où ſe trouve le virus, & ainſi
l'un & l'autre ſont entraînés au dehors. C'eſt ainſi
que ceux qui donnent leurs ſoins aux malades, dans
les lazarets, évitent l'infection de la peſte, en ſe
lavant tout le corps avec du ſavon mou, qui eſt
un ſavon où une grande quantité d'alkali eſt
dans un état de non-combinaiſon avec l'huile.
Les ſurfaces ſur leſquelles les matières vénèneuſes
ont été appliquées, peuvent être ſéparées ou détruites par le cautère actuel, ou potentiel, même
quand le virus a commencé à faire ſon impreſ-
ſion ſur elles, en ſorte que par ce moyen l'on peut
prévenir toute abſorption. Ce remède peut ſouvent pénétrer les vaiſſeaux, lors même que le
virus eſt entré dans les vaiſſeaux abſorbans, enſorte qu'il eſt poſſible de cette manière, de prévenir ſes effets naturels ſur la conſtitution. Quelquefois ces vaiſſeaux prennent des virus qui produiſent des maladies incurables, comme on le
voit à l'égard de la matière cancereuſe, quand

elle affecte des parties qui font hors du reffort de la Chirurgie. Quelquefois, comme nous l'avons dit, ces virus détruifent une partie vitale, en forte que ces mêmes vaiffeaux qui font d'une fi grande utilité pour la confervation du corps dans un temps, font auffi fréquemment les inftrumens de fa deftruction. Ainfi il n'eft aucune loi générale, quelque bonne qu'elle foit en elle-même, qui ne foit la caufe de quelque mal ; c'eft par le moyen de cette faculté qui rend les abforbans propres à prendre les remèdes les plus puiffans, qu'ils abforbent auffi les matières vénèneufes. Il faut auffi fe rappeller que l'efpèce humaine n'a pas été faite pour toujours vivre : ainfi la Nature non-feulement a pourvu à notre exiftence & à notre durée pendant un certain période ; mais encore elle a eu auffi en vue notre diffolution.

Fin de la première Partie.

D

Co

ANATOMIE

DES VAISSEAUX ABSORBANS

DU CORPS HUMAIN.

SECONDE PARTIE,

Contenant la description , la situation , le nombre des glandes absorbantes , & la distribution particulière des vaisseaux absorbans du corps humain.

la
gu
qu
fyſ
mc
il
des
ver
à l
n'c
ou
tre
réu
réc
me
ay
ain
l'u

INTRODUCTION.

Les Auteurs ont en général décrit avec la plus grande exactitude les vaisseaux sanguins du corps humain ; les Anatomistes qui se sont occupés de certaines parties du système absorbant, ne sont pas également ni moins nombreux ni moins célèbres. Mais il faut l'avouer, la matière est réellement des plus difficiles à traiter , l'on s'est souvent mépris sur la voie qui pouvait conduire à la découverte, les sujets & les instrumens n'ont pas toujours favorisé les recherches; ou l'on n'a point été suffisamment maître de son temps , & ceux qui pouvaient réunir tous ces avantages, n'ont point assez vécu pour achever ce qu'ils avaient commencé , ou bien ils ont étalé aux yeux de l'avide public l'effervescence d'une imagination féconde , au lieu de la simplicité d'une bonne description.

Nous avons déjà cité dans la première

partie de cet Ouvrage, les premiers Anatomiftes qui écrivirent fur le fyftême abforbant ; & conféquemment l'on doit être
familiarifé avec les Afelli, les Velingius,
les Rudbeck & les Bartholin. Leurs travaux réunis fe bornèrent à la découverte
des lactés, de quelques lymphatiques du
foie, du tefticule & du canal thorachique ;
& perfonne long-temps après, ne paraît
avoir rien ajouté aux connaiffances qu'ils
nous avaient laiffées. Si nous difons par la
fuite que quelques parties du fyftême lymphatique fut connu, cependant comme
cette connaiffance ne fut pas générale,
mais qu'elle fut bornée à des fociétés ou
à quelques perfonnes ifolées, & qu'elle
forma ce que Haller appelle le Crépufcule
des lymphatiques, un pareil aveu n'infir-
mera point l'affertion générale que nous
établiffons. Haller n'ignorait point tous
ces faits, & cependant il dit : » après
» cette époque rien ne fut ajouté aux
» connaiffances déjà acquifes, enforte
» que l'hiftoire de ce fyftême eft encore

» bien éloignée de la perfection, elle n'est
» point complette comme celle que nous
» avons déjà sur les artères ; car il y a
» bien des parties du corps dans lesquelles
» personne n'a vu des vaisseaux lympha-
» tiques, & d'autres où l'on en a vu rare-
» ment, & pour ainsi dire d'une ma-
» nière douteuse : aussi les Anatomistes
» se laissant vaincre par les difficultés, ont
» ils dirigé leurs travaux sur d'autres objets ».

On dit, en effet, que Nuck avait tracé
les absorbans sur tout le corps, qu'il en
avoit fait graver tous les détours, &
qu'il étoit prêt à publier ses recherches,
quand une mort prématurée lui en ôta
les moyens. « Antoine Nuck, continue-t-
» il, nous avait beaucoup promis sur cette
» matière, & les espérances des Anato-
» mistes étaient bien établies sur l'industrie
» de cet homme célèbre. Il était en effet,
» parvenu a dessécher tout le système des
» vaisseaux lymphatiques qu'il avait rem-
» pli de mercure ; mais la mort est venue
» moissonner l'Observateur au milieu de son
» travail, & lorsqu'il était le plus appliqué

» à pourfuivre ces vaiffeaux fur les ani-
» maux de différentes efpèces. En ne con-
» fidérant que le cœur feulement, on voit
» que dans ce qu'il a donné fur cette ma-
» tière, il n'a eu recours qu'aux brutes ;
» mais il ne mérite pas pour cela l'accu-
» fation & la cenfure amère de J. Henri
» Schulz & d'Heifter, qui regardent les
» tables de cet Anatomifte comme ima-
» ginaires. En effet, le témoignage de
» Boerhaave eft entièrement en faveur de
» Nuck : il dit avoir vu les tables des
» vaiffeaux lymphatiques que cet Anato-
» mifte avait remplis de mercure & qu'il
» avait confervés dans un état d'exficca-
» tion ».

Quoique nous ferions fachés de nuire
à la réputation d'aucun Anatomifte ; cependant nous ne pouvons nous empêcher
d'avouer que les gravures de celui - ci,
font bien éloignées de repréfenter les
parties telles que nous les avons vues.
Il eft bien vrai que fes defcriptions font
quelquefois prifes des quadrupèdes, mais
il eft auffi évident, que fouvent fon imagi-

nation guide fa plume. Il ne s'écarte point de la vérité quand il décrit les glandes abforbantes comme celluleufes ; mais ni les gravures qu'il nous a laiffées de ces glandes, ni celles d'autres Anatomiftes que nous avons eues occafion de voir & qui leur reffemblent, ne s'accordent avec la nature. Haller dit avec raifon de lui, « qu'il mon- » trait avec autant de facilité les vaiffeaux » lymphatiques, que les autres les vaif- » feaux fanguins, & qu'il injectait ces der- » niers dans le vide, *Antliâ pneumaticâ* » *ad eum fcopum ufum fuiffe* ». Il nous dit auffi qu'il faifait ufage d'un amalgame de mercure ; mais cela ne fe rapporte ce- pendant pas avec ce qu'il dit après, favoir que Nuck coagulait le mercure avec quel- ques graiffes. Un pareil mélange ne paffe- rait certainement pas avec facilité dans les vaiffeaux abforbans, de la manière dont nous les injectons actuellement. Nous ne favons ce qui réfulterait fi l'on injectait les vaiffeaux dans le vide, mais nous avons beaucoup de doutes à cet égard.

Depuis Nuck, on a fait quelques tentatives, & MM. Meckel, Hewson & Haller, ont ajouté beaucoup à l'histoire des absorbans ; mais les descriptions de ces Anatomistes sont encore incomplettes, comme Haller lui-même l'avoue de la manière suivante. » Le célèbre Meckel a » ajouté quelques faits à leur histoire, » ainsi qu'Alexandre Monro, le fils, & » particulièrement Guillaume Hewson, » qui nous a donné beaucoup de planches » nouvelles, prises du corps humain, & » notamment des vaisseaux qui se trouvent » aux membres, & qui sont placés immédia- » tement sous la peau, ou plus profon- » dement, & dont on n'avait point en- » core fait mention avant lui. De même » aussi, pour nous citer, nous avons de » temps à autre, poursuivis & vus les vais- » seaux lymphatiques, & sur les cadavres » humains & sur les animaux que nous » avons consacrés à nos recherches. Beau- » coup manquent en bien des endroits, & » ces vaisseaux n'ont point encore été vus » d'une manière bien certaine, ni leurs » racines ou dernières terminaisons bien

» établies

» établies fur les membres, au dos, &
» dans l'intérieur de la tête ».

La defcription du fyftême abforbant que
nous allons faire, eft, à bien des égards, la
même que celle que nous avons déjà
donnée dans nos Leçons particulières, depuis douze ou treize ans, comme nous l'a-
vons déjà fait obferver ; particulièrement
celle des abforbans du foie, des poumons,
& du pancreas, lefquels n'étaient point connus des Anatomiftes, particulièrement du
D. Hunter, & de MM. Haller & Hewfon.
Chaque année nous avons ajouté les variétés que nous avons eues occafions d'obferver ; la plupart des Etudians en prirent
note dans notre amphithéâtre de Windmill Street, de forte que la copie de nos
defcriptions fe trouve actuellement dans
les mains d'un grand nombre de perfonnes.

Nous avons employé dans la première
partie de cet Ouvrage, les termes de Lactés
& de Lymphatiques au lieu d'Abforbans,
pour éviter toute ambiguité relativement
à ces vaiffeaux ; mais ayant prouvé qu'il
n'y avait pas d'abforption par les veines,

R

fanguines, il ne faurait dorénavant y avoir matière à erreur ; auffi employerons-nous le terme d'Abforbant pour fignifier les lactés & les lymphatiques, & nous nommerons fouvent Glandes des abforbans, les glandes lymphatiques. Nous remarquerons encore, avant d'entrer dans les détails, que les glandes des abforbans, auffi bien que leurs vaiffeaux, n'obfervent jamais un ordre auffi conftant dans leur fituation & leur diftribution, que les artères; en quoi ils ont beaucoup de rapport avec les veines. Nous les avons décrits ici, tels que nous les avons rencontrés le plus fouvent.

Une autre obfervation générale à laquelle nous defirons qu'on faffe attention, eft, qu'indépendamment des abforbans qui accompagnent les artères, & qui forment ordinairement un tronc de chaque côté, il y a aux extrémités une couche d'abforbans cutanés, qui accompagne les grands troncs veineux, comme la grande & la petite faphêne, fur les extrémités inférieures; les veines bafiliques & céphaliques, fur les extrémités fupérieures.

On découvre pareillement fur les vifcères, & affez communément, une couche
fuperficielle & une autre profonde ; la
premiere parcoure feule les furfaces des
vifcères, la feconde accompagne les
principaux vaiffeaux fanguins de ces vifcères, & fe ramifie de la même manière
qu'eux. Cette diftinction a même lieu, pour
les vaiffeaux abforbans des inteftins.

Avant de faire aucune defcription de ces
vaiffeaux, nous avons cru convenable de
confidérer le nombre & la fituation des
glandes des abforbans, notamment celles
qu'on peut plus facilement découvrir. De
cette manière nous donnerons une notion
générale de ce fyftême, ce qui nous rendra
enfuite plus facile la defcription des vaiffeaux eux-mêmes.

On peut découvrir fous les tégumens,
la plupart de ces glandes, le plus grand
nombre fe manifeftant aifément par leur
volume à l'œil, au toucher ; & quand elles
font gonflées ou endurcies, on les découvre encore plus facilement, & la diffection fur les cadavres, les dégage avec la

plus grande facilité de tous les endroits où elles se trouvent. Mais dans la description de ces glandes, comme dans celle de leurs vaisseaux, nous commencerons à la plus grande distance de la terminaison de leur système, qui est aux angles des veines jugulaires & sous-clavières, & nous suivrons le cours des fluides absorbés qui se meuvent dans leurs vaisseaux : conséquemment nous commencerons par l'extrémité inférieure. Nous avons souvent cité Haller, non-seulement parce que nous le considérons comme le meilleur Auteur que nous ayons en Anatomie ; mais encore parce que l'on trouve rassemblées dans ses Ouvrages, toutes les connaissances anatomiques qu'on avait avant lui. S'il ne paraît pas avoir beaucoup pénétré dans ce système, du moins on verra qu'il connaissait tout ce que ses Prédécesseurs & ses Contemporains avaient fait.

DE LA SITUATION

ET DU NOMBRE DES GLANDES

DES ABSORBANS.

Des glandes poplitées.

Nous n'avons jamais vu de glandes plus bas que le jarret, aux extrémités inférieures. Cette obſervation nous eſt commune avec Haller ; car il dit à ce ſujet, que ces glandes devenant de plus en plus rares vers le genou, elles ceſſent preſque toujours de paraître vers cet endroit, & que jamais il n'en a rencontrées vers le tibia, le péroné & le pied. M. Hewſon décrit & repréſente une très-petite glande un peu plus bas que le milieu du tibia, à la partie antérieure de cet os, entre lui & les tégumens ; mais nous ne l'avons jamais rencontrée, & conſéquemment il y a tout lieu de croire que cette glande n'était ſur ce ſujet, qu'un jeu de la Nature. Le D. Hunter a même vu manquer une fois les glandes du jarret ; mais nous n'avons ja-

R iij

mais eu occasion de faire cette remarque. A cet endroit, il y en a rarement plus de trois, qui sont rassemblées l'une près de l'autre sur l'artère poplitée, & quoique petites, elles n'en sont pas moins, pour parler le langage de Haller, *uti ultimæ conglobatarum, ita minimæ.* Il y en a beaucoup sur le méfocolon, & il y en a auffi en nombre d'autres endroits, de plus petites qu'elles ne le font sur cette membrane. Ces glandes se gonflent à la suite des ulcérations sur le dos comme sur la plante du pied, & même lorsque les tégumens du mollet font ulcérés. Le D. Hunter cite l'obfervation d'un malade qui fut mordu au mollet par un chien enragé ; l'ulcère se guérit d'abord, mais quelque femaines après, il s'ouvrit de nouveau. On appercevait des lignes rougeâtres qui s'élevaient de l'ulcère, & qui gagnaient la partie fupérieure de la jambe, concurremment avec la petite faphêne qui se perdait dans le genou avec elles ; ces lignes étaient des vaiffeaux lymphatiques enflammés qui allaient à ces glandes.

Des glandes inguinales.

Le nombre des glandes inguinales eft incertain, tantôt on en trouve huit, dix, douze, & d'autre fois vingt, & memê plus. Haller n'en compte que quatre ;
» les croyant en plus grand nombre, dit-il, je
» n'en ai cependant trouvé que quatre, quoique

» j'aye mis la plus grande exactitude dans mes
» recherches ». Wharton les portait jufqu'à neuf.
Ces glandes font principalement fituées fur le fafcia lata de la cuiffe. On en rencontre cependant
plufieurs au-deffous ; les dernières font placées fur
le mufcle iliaque interne , entre les triceps & le
couturier. Quelquefois plufieurs de ces glandes
font ramaffées pour en former une plus volumi-
neufe qui eft couchée fur la partie fupérieure de
l'artère inguinale. Celles qui font placées plus
près de la fymphyfe du pubis , appartiennent aux
abforbans des parties de la génération de l'un &
de l'autre fexe ; elles font le fiége des bubons dans
la maladie vénérienne. On a vu dans les ulcères
rebelles de ces glandes , les tuniques de l'artère
inguinale voifine être rongées, en forte que l'artère fe rompant à la fuite du moindre effort, le
malade expira inftantanément. Le D. Hunter a
rapporté l'hiftoire d'un pareil cas , arrivée à un
Soldat de la garde. Les glandes placées au dehors
de celles dont nous venons de parler, ont plus
de penchant à s'enflammer , & à fe tuméfier à
la fuite d'ulcères fcrophuleux , ou d'autre nature qui furviennent à l'intérieur ou fur le fommet du pied , ou qui paraiffent à l'extérieur du
genou , ou à tout autre endroit qui avoifine le
cours de la grande faphène. Elles peuvent auffi fe
gonfler , lorfqu'il y a quelques ulcérations fur

la partie intérieure ou antérieure de la jambe ou de la cuisse. Nous les avons vu se gonfler à la suite d'une playe à la fesse ; & même dans le cas d'hémorrhoïdes enflammées & fluentes, à la marge de l'anus. Nous avons vu encore les mêmes effets, être souvent produits à la suite de l'application des véficatoires, près l'épine de l'os ilium. Elles se gonflent & fuppurent également quelquefois par fympathie, lorfque l'un ou l'autre des tefticules eft enflammé, quoiqu'aucun vaiffeau lymphatique n'établiffe de connexion entre ces deux parties. Nuck & Haller prétendent que ces glandes s'étendent quelquefois jufqu'au milieu du mufcle couturier. Quelquefois, dit ce dernier, elles defcendent avec le tronc des gros vaiffeaux jufqu'au milieu du mufcle couturier, ce qui a déterminé Nuck a les nommer *fartoria*, & *crurales* quand elles approchent de l'artère de ce nom. Nous avons rarement vu des glandes entre les inguinales & les poplitées, ni aucune qui accompagnât les vaiffeaux lymphatiques cutanés, ou ceux qui font plus profondément fitués.

Des glandes iliaques internes.

Ces glandes varient également quant à leur nombre, qui s'étend depuis fix ou huit, jufqu'à dix & même plus. Elles font fituées également en avant & derrière les artères & les veines iliaques ;

elles fe portent vers les cuiffes en fuivant les gros vaiffeaux & les rameaux qui en partent. Quoique le virus vénérien doive paffer par ces glandes en gagnant la maffe du fang , nous n'avons point d'exemple qu'il s'y foit formé de bubon , & il eft heureux que cet accident n'arrive point ; car fi ces glandes s'enflammaient & fuppuraient comme les inguinales , on ne pourrait donner iffue à la matière , & conféquemment laiffées à elles-mêmes , elles s'ouvriraient , & le pus , en tombant dans la cavité du bas-ventre , pourrait enflammer le péritoine , & occafionner la perte du malade. Il eft bien difficile d'affigner à ce phénomène une raifon inconteftable , comme d'expliquer auffi pourquoi la matière cancereufe non-feulement n'affecte pas les premières glandes qu'elle pénètre , mais encore toutes les glandes qui fe trouvent entre l'ulcère & le conduit thorachique. Quelques-uns ont voulu affigner , pour caufe de cette difficulté du virus vénérien , à infecter les glandes fecondaires , l'état de diffolution que ce virus éprouve par fon mêlange avec la lymphe de ces premières glandes; mais cette explication eft loin d'être fatisfaifante , puifque ce virus , même après avoir été mêlé avec toute la maffe du fang , peut encore produire des ulcères à la gorge , des puftules fur toute la furface du corps , & même la carie dans les os.

Des glandes iliaques internes.

Haller a déjà fait mention de ces glandes, en parlant de celle de la première classe, ou des glandes iliaques internes : il dit que » du groupe » qu'elles font, il en descend un autre faisceau » dans le bassin, avec la veine hypogastrique & » son rameau oburateur ». Leur nombre est aussi incertain ; en général, cependant, elles sont plus nombreuses que les premières, elles ont beaucoup de propension à former de larges masses endurcies dans l'état de maladie, notamment vers le rectum, la matrice & la vessie, lesquelles en bien des circonstances sont devenues fatales. Le D. Hunter eut occasion d'observer un cas de cette espèce. Une femme était en travail, & elle ne pouvait être délivrée de la manière ordinaire, à cause d'une tumeur sur le côté du bassin, laquelle empêchait la tête de l'enfant de descendre. Quand elle fut épuisée, & que les douleurs furent passées, il fut obligé de terminer l'accouchement par les crochets ; l'enfant vint mort comme il s'y attendait, & la mère fut attaquée d'une fièvre dont elle mourut. Haller en parlant de ces mêmes glandes, dit qu'elles sont sujettes à des schirres toujours fâcheux.

Des glandes sacrées.

Haller réunit celles-ci avec celles de la première classe, elles sont à la vérité liées avec elles; mais comme elles sont plus cachées dans l'excavation du sacrum, & derrière le rectum, nous les avons considérées en particulier Quelques-unes d'elles sont une continuation des glandes du mesocolon, & appartiennent au rectum, d'autres au vagin, à la vessie & aux muscles fessiers. *In plevi ultimas mesentericarum quæ rectum intestinum posteriores comitantur, hæ sacræ iterùm attingunt.* Celles-ci, aussi-bien que les premières, sont sujettes aux affections schirreuses, & elles deviennent tellement volumineuses, qu'on les a quelquefois vues comprimer le rectum, de manière à fermer toute issue aux matières fécales, d'où s'est suivie la consomption & enfin la mort.

Des glandes lombaires.

Le corps des vertèbres lombaires, la partie inférieure de l'aorte & de la veine cave, sont couverts d'un plexus de glandes lymphatiques beaucoup plus nombreux qu'aucun des classes précécédentes. C'est de lui que le canal thorachique prend son origine; en sorte qu'on ne doit point être surpris de ce que Bartholin le regarde comme le véritable réſervoir du chyle , chez l'homme. Haller dit à ce ſujet, » que les glandes les plus » antérieures deſcendent avec la veine cave , ſur » les vertèbres des lombes, en prenant le nom » de Glandes lombaires , que ces glandes ſont » celles que Bartholin a rendues célèbres , les » ayant regardées , à cauſe du grand nombre de » vaiſſeaux lymphatiques dont elles ſont environ- » nées , comme le véritable réſervoir du chyle, » chez l'homme ». Ces glandes augmentent ſou- vent en volume , & ſuppurent dans les affections cancereuſes ou ſcrophuleuſes des teſticules & des ovaires. Nous avons trouvé ſur le cadavre d'un homme , dont le teſticule gauche avait été ci-devant extirpé pour une maladie cancereuſe, les glandes des lombes portées juſqu'au volume de la tête d'un enfant qui vient de naître ; elles ren- fermaient la veine cave & l'aorte inférieure , pen- dant un certain eſpace de chemin.

Des glandes méſentériques.

Le nombre de ces glandes , eſt depuis cent trente , juſqu'à cent quarante ou cent cinquante. Selon Ruiſch , elles ſont beaucoup plus nombreu- ſes ; il dit en avoir compté ſoixante & dix , dans une portion de méſentère qui ne paſſait pas en grandeur la paume de la main. Haller ne dit pas

combien il y a de glandes dans le méfentère ;
mais il fe fert de l'expreffion *plurimæ*, pour dire
qu'il y en a beaucoup. » On trouve dit-il, beau-
» coup de ces glandes dans la graiffe, vers les divi-
» fions des vaiffeaux : elles font ovales, applaties,
» molles, recouvertes d'une membrane délicate.
» On les rencontre patticulièrement dans le mé-
» fentère, on en voit auffi dans le méfocolon
» tranfverfe, & dans les autres méfocolons &
» même derrière l'inteftin rectum. Il eft ordi-
» naire à ces glandes comme au thymus, d'être
» gorgées chez le fétus d'un fuc laiteux, d'être
» parcourues par un très-grand nombre de vaif-
» feaux, & d'être remplies de fuc dans un âge
» plus avancé, & enfin de diminuer dans la
» vieilleffe & de s'évanouir prefque ». Ces variétés, dans le nombre, dépendent des circonftances. Le canal inteftinal eft, chez quelques fujets, plus long que chez d'autres, & tellement,
que quelquefois il eft fept ou huit fois de la
longueur de tout le corps ; d'autres fois il n'excède
pas trois fois fa longueur. Le nombre des glandes & l'étendue du méfentère, font prefque toujours en proportion de la longueur du tube inteftinal, & conféquemment au nombre des vaiffeaux
abforbans. Comme les abforbans font plus nombreux fur le jejunum, ou fur la partie fupérieure
du canal inteftinal, les glandes où ils vont abou-

tir , non-ſeulement ſont plus nombreuſes , mais encore elles ſont plus volumineuſes ſur la partie du méſentère qui correſpond à cet inteſtin. La plupart d'elles ſont ſituées ſur la convexité ou le côté gauche de l'artère méſentérique ſupérieure. Les glandes méſentériques chez un homme ſain , mêmes les plus volumineuſes chez l'adulte , excèdent rarement le volume d'une amande. Il eſt bien rare qu'elles approchent de plus près le bord des inteſtins , que d'un ou de deux pouces. Elles ſont communément répandues çà & là , à peu de diſtance l'une de l'autre , quelquefois elles ſont par paquet , ou accumulées ; & chez beaucoup de quadrupèdes , on ne les trouve que ſous cette forme , à la racine du méſentère. Aſelli les rencontra telles chez les chiens , & parce qu'elles ſuivaient une ligne d'une certaine étendue à cet endroit , ainſi que par rapport à d'autres circonſtances , il ſuppoſa qu'elles étaient un véritable pancreas. Quoique les Anatomiſtes qui lui ſuccédèrent , euſſent découvert ſon erreur , ils perſiſtèrent néanmoins encore à nommer cet amas de glandes lymphatiques chez ces animaux , le Pancreas d'Aſelli.

Nous avons dit que les glandes des abſorbans , à la partie inférieure du méſentère & vers le côté droit , étaient plus petites & moins nombreuſes que celles qui étaient vers la partie ſupérieure ,

& vers le côté gauche. Mais fi le chyle paffe d'a-
bord de la partie inférieure de l'iléon, par des
glandes en apparence moins nombreufes & plus
petites, il traverfe enfuite d'autres glandes dont
le nombre & le volume font plus confidérables,
& qui font à la racine du méfentère, de manière
que ce qui n'eft pas ftrictement vrai relativement
au vaiffeau, quoiqu'affirmé par Haller, l'eft certainement refpectivement au chyle abforbé de
l'iléon » Un vaiffeau lacté auquel je m'étais fixé,
» dit-il, a été conduit fur la furface du méfentère
» jufqu'à la cinquième glande ».

Ces glandes s'engorgent & s'endurciffent fouvent : cet engorgement provient affez fréquemment d'une dyffenterie ou d'une ulcération particulière aux inteftins ; les abforbans qui naiffent
des ulcères, portent aux glandes méfentériques
une caufe inflammatoire, qui ainfi détermine
leur engorgement. Les glandes du méfentère font
auffi fujettes à fe gorger par l'effet d'un levain
fcrophuleux, fans qu'aucune inflammation ou ulcération des inteftins ait précédée. Les enfans, dans
ces cas, tombent dans une émaciation complette,
& la mort ne tarde point à mettre fin à leurs
mifères. Ces fâcheux effets ont été attribués à
l'obftruction des glandes du méfentère, qui empêchait le chyle d'entrer dans la maffe du fang,
& l'on a nommée Phthifie méfentérique, comme

nous l'avons déjà dit, la maladie qui en résultait. » Haller dit qu'il n'y a pas d'endroit dans le » corps humain, où les schirres, les steatomes, » & même les concrétions pierreuses paraissent » plus fréquemment que dans ces glandes, en » sorte que depuis long-temps leur tumeur & » leur schirrosité ont été regardées comme une » cause particulière d'atrophie chez les enfans ». Il cite à ce sujet, une longue liste de malades chez qui ces glandes étaient endurcies & tuméfiées ; ici c'est un schirre énorme, pesant dix-huit livres, là, un méfentère tout pierreux dans une atrophie, ailleurs les glandes du méfentère très-gonflées & remplies en dedans d'un véritable tartre. Diemerbroeck paraît avoir confondu la suppuration scrophuleuse de ces glandes, avec la stagnation & la coagulation du chyle en elle, *in atrophiâ* dit-il, *glandulæ mesentericæ tumidæ, caseoso chylo plenæ*. De Haen cite un cas ou le méfentère pefait trente livres par l'induration des glandes qui s'y trouvaient : *tumor mesenterii*, dit-il, *cum hydatidibus, etiam cartilagineis partibus trigenta librarum pondere*.

Des glandes mefocoliques.

Les glandes mefocoliques ne font ni fi volumineuses ni fi nombreuses que celles du méfentère ;
elles

elles font rangées parmi les plus petites du corps, & leur nombre furpaffe rarement celui de vingt ou trente. Elles font fituées près le bord de l'inteftin colon, & font pareillement difperfées, non-feulement le long de ce qu'on appelle Mefocolon, mais encore à cette production fixe du péritoine qui appartient à la tête du colon, & auffi à la courbure figmoïde du colon : on les rencontre encore fur cette portion que Haller appelle Mefocolon inférieur, dans l'excavation du facrum, & fous la production que le D. Hunter avait coutume d'appeller Meforectum. Haller ne dit rien, ou du moins bien peu de chofe de ces glandes, *numerofiffimis illis mefenterii & mefocoli glandulis conjungitur*. Les glandes méfentériques, lors de l'abforption du chyle, font d'un blanc pur; mais nous n'avons jamais vu que les glandes du mefocolon ayent pris cette couleur. Winflow dit avoir démontré à l'Académie Royale des Sciences, le chyle dans les lactés des gros inteftins : nous avons ci-devant remarqué que nous n'avions jamais eu occafion de voir pareille chofe. On trouve le chyle principalement dans le jejunum; car à mefure que les matières s'avancent vers l'extrémité de l'ileum, elles approchent de plus en plus de la nature des excrémens. Nous n'avons jamais rien trouvé dans les gros inteftins que les matières fécales. Si les glandes font plus nombreufes dans le méfentère, dont

S

le chyle doit parcourir toute l'étendue , & si elles deviennent moins nombreuses & plus petites sur le mesocolon , à travers lequel il n'y a qu'une très-petite quantité de ce fluide qui passe , il y a tout lieu de croire que ces glandes ont été disposées pour produire quelques changemens sensibles sur le chyle même. Ces glandes ne sont point si exposées aux affections schirreuses que celles du méfentère ; mais cependant elles se tuméfient quelquefois à la suite des cancers & des schirrosités qui attaquent les gros inteftins.

Des glandes épiploïques & stomachiques.

On rencontre rarement aucune glande sur l'épiploon avant de parvenir près le grand arc de l'estomac , où elles font au nombre environ de trois ou quatre , & dans la direction de l'artère gastrique droite & gauche. Quoique ces glandes appartiennent auffi bien à l'épiploon qu'à l'eftomac , elles ont cependant été confidérées par quelques Anatomistes comme appartenantes feulement à l'eftomac , & ont été nommées Glandes inférieures du ventricule. Il y a encore quelques petites glandes fur le bord du petit épiploon , à l'endroit où cette membrane adhère à la petite courbure de l'eftomac ; ces glandes , vû leur fituation , ont été nommées Glandes fupérieures du ventricule.

Des glandes hépatiques, pancréatiques, & spléniques.

Le tronc de la veine porte, près son entrée dans le foie, est environné de glandes absorbantes. Nous avons vu ces glandes être portées à un volume prodigieux, & comprimer également les conduits choledoque commun & pancréatique à l'endroit de leur insertion au duodenum. Cet amas de glandes est uni avec d'autres qui suivent le cours de l'artère & de la veine spléniques, & qui appartiennent à l'estomac, au pancréas & à la rate.

Des glandes thorachiques.

De la cavité de l'abdomen, passons actuellement à celle de la poitrine. Les premières glandes que l'on trouve dans cette cavité, à la partie antérieure du péricarde, & sur la surface supérieure du diaphragme, sont au nombre de trois ou quatre. Elles sont d'un volume moyen, & appartiennent communément aux absorbans du foie, & quelquefois seulement au diaphragme. Il en est d'autres entre les lames du médiastin antérieur, au nombre de trois, quatre, ou cinq, que nous n'avons jamais eues occasion de voir en état de maladie. Au côté opposé du péricarde, entre les lames du médiastin postérieur, sont des glandes absorbantes couchées sur l'œsophage, & qui se continuent chez la plupart des sujets, dans toute l'étendue de ce canal, étant jettées çà & là sur la surface externe.

On trouve communément encore avec les artères mammaires internes, beaucoup de petites glandes sous les cartilages des vraies côtes ; leur nombre va de six ou huit, à dix. Quelquefois, mais rarement cependant, on rencontre de ces glandes même dans la substance des poumons ; mais on les rencontre constamment à la racine des poumons, devant comme derrière la bifurcation de la trachée artère en bronches. Haller dit qu'elles descendent avec la trachée artère, qu'elles en accompagnent chaque division, qu'elles entourent les grands vaisseaux du poumon, tant antérieurement que postérieurement. Ces glandes appartiennent aux absorbans des poumons & peuvent être nommées Glandes bronchiques des absorbans. Quelques-unes d'elles se réunissent souvent avec d'autres qui sont au-dessous de l'arc de l'aorte, assez souvent entre l'origine des carotides : celles-ci peuvent être nommées Glandes cardiaques. Les premières de ces glandes sont communément d'une couleur bleue, & quelquefois elles sont noires. Quand elles sont de cette dernière couleur, leur intérieur paraît comme détruit

ou diſſous, & quand on les ouvre, elles repré-
ſentent nombre de petites veſſies comme pleines
d'encre ; d'autrefois elles ſont remplies de petits
points d'oſſifications, qui par ulcération ſe ſont
fait jour dans la trachée artère, de manière que
les malades ont ainſi rejetté en touſſant, des
pièces d'os à leur grand étonnement & à celui
de leurs Médecins. Ces ſubſtances oſſeuſes peuvent néanmoins être rejettées par d'autres cauſes. Le D. Hunter avait coutume, dans ſes Leçons d'Anatomie, d'en rapporter un exemple, en
montrant la baſe du cartilage cricoïde, convertie
en os, qui à la ſuite d'une maladie locale, s'exfo-
lia, & fut enfin expulſée au dehors par la toux. Le
malade cracha le ſang & le pus pendant pluſieurs
mois, quoiqu'en petite quantité : on le jugea atta-
qué d'une phthiſie pulmonaire ; mais un accès de
toux ayant donné lieu à la ſéparation & à l'expulſion
d'un os, il ſe rétablit bientôt après. Il eſt encore
quelques glandes qui ſe continuent auſſi de celles-
ci à la partie antérieure de la trachée artère,
tout le long juſqu'au ſommet du ſternum. Nous
n'avons vu qu'un cas où ces glandes ſoient devenues ſchirreuſes : elles formaient une maſſe conſidérable, qui ne pouvant ſe porter en avant à
cauſe de la réſiſtance que le ſternum lui offrait, com-
primait de telle manière la trachée artère en arrière, que ſa cavité en avait été graduellement

oblitérée. Le malade ne pouvait faire le moindre mouvement pendant quelque temps, sans courir risque d'être suffoqué ; il mourut subitement un matin, comme il allait mettre ses habits.

On trouve sur les côtés des vertèbres du dos, une petite chaîne de glandes qui semblent se continuer des glandes lombaires , pour gagner le haut de la poitrine. On rencontre presque toujours ces glandes, & elles sont communément bien petites ; elles appartiennent aux absorbans des espaces intercostaux, & elles semblent être autant de gardes qui veillent à ce qu'aucun vaisseau absorbant n'entre dans le canal thorachique, sans auparavant avoir passé à travers leur substance.

Des glandes jugulaires.

Les glandes du col sont presqu'en aussi grand nombre que celles du méfentère ; elles sont principalement situées sur les côtés du col, quelques-unes d'elles sont immédiatement couchées sur la peau , & accompagnent la veine jugulaire externe, mais le plus grand nombre suivent les veines jugulaires internes & les artères carotides. Cette suite de glandes, dit Haller, se continue sur les côtés du pharynx, & à sa face postérieure selon le cours des veines jugulaires & des artères carotides ; mais le paquet de ces glandes du côté droit, fe porte avec la veine cave, & fe continue de chaque côté avec la trachée artère. Ces glandes fe gonflent fouvent chez les enfans, à la fuite de l'inflammation des gencives & des alveoles, qui accompagne quelquefois la dentition, & elles reviennent à leur état primitif après que tous les accidens fe font diffipés. Elles fe gonflent également dans les fuppurations, & les ulcérations des tégumens du fommet de la tête, & fouvent la feule difpofition fcrophuleufe fuffit pour produire cette dégénérefcence dans leur organifation. Nous les avons vues s'étendre à un volume énorme, & quoiqu'il y ait ordinairement peu de douleur dans ces cas, nous avons vu l'inflammation paffer de l'indolence à une grande activité, & alors la douleur & l'irritation des parties entraîner l'ame dans une communauté d'affection qui mina & fit périr le malade. Communément cependant, la dégénérefcence fcrophuleufe de ces glandes offufque plus ceux qui la confidèrent, & elle eft plus défagréable aux malades qu'elle n'eft réellement dangereufe. Comme ces glandes font placées dans des endroits qui ordinairement ne font point couverts, & qu'elles font expofées à la vue, elles font prefque toujours naître l'idée de fcrophules, & donnent à penfer que le fang eft infecté d'une maladie héréditaire qui peut fe tranfmettre aux enfans, fuppofé que la perfonne fe marie. L'inflammation de ces glandes se termine assez souvent par la suppuration ; elles s'ouvrent d'elles-mêmes, & continuent de rendre du pus des mois & des années, ou elles se guérissent & s'ouvrent de nouveau ainsi alternativement jusqu'à l'âge de quatorze ou seize ans. Quand la vigueur augmentée de la constitution, & le changement qui survient dans les organes de la génération, font cesser la maladie, il ne se manifeste plus aucun symptôme de scrophules pendant le reste de la vie, si ce n'est vers le declin, quand la vigueur du corps diminuée permet à la disposition maladive de paraître de nouveau. Les glandes jugulaires non-seulement se tuméfient dans les affections particulières des dents, des tégumens de la tête, mais encore à la suite de celles du cerveau même, & de ses enveloppes ; preuve non-seulement qu'il y a des absorbans jusque dans le cerveau, mais encore qu'on peut connaître la marche que ces vaisseaux suivent. Ces glandes se gonflent encore dans les ulcérations des tégumens de la nuque.

Des glandes axillaires.

Ces glandes sont entremêlées avec un autre plexus situé sous les clavicules & les aisselles. Elles ne sont point aussi nombreuses que celles du col, quoiqu'en général elles soyent plus volumineuses.

Elles ont rapport aux vaiffeaux abforbans des bras, de la poitrine, & des tégumens des épaules; elles font auffi fufceptibles d'augmenter & de s'enflammer dans les affections particulières de ces parties. Ces glandes fans doute, reçoivent encore les abforbans de la cavité de la poitrine; car nous les avons vu gorgeés à la fuite de la pleuréfie, de la péripneumonie & de la confomption pulmonaire. Un nerf provenant de la feconde paire dorfale perce les mufcles intercoftaux, & fe porte auffi à l'aiffelle au même endroit, conjointement avec ces abforbans. Ces glandes fe gonflent encore particulièrement dans les affections cancereufes des mamelles, chez les femmes. On peut quelquefois les extirper dans l'opération du cancer; mais ordinairement leur engorgement en pareille circonftance, eft une indice que la maladie eft incurable. Nous les avons vu former une maffe fchirreufe & entourer l'artère axillaire de telle manière, qu'il était impoffible de les enlever fans emporter auffi la portion d'artère qu'elles comprenaient. Dans la plupart des cas de cancer à la mamelle, où ces glandes ont été emportées lors de l'opération, la maladie revient, par la raifon qu'il eft prefque impoffible de rencontrer ou d'extirper toutes les glandes infectées; ou bien le bras quelque temps après devient œdémateux, parce que les troncs des vaisseaux absorbans auront été entièrement coupés , & ensuite compris dans la cicatrice.

Des glandes du bras.

Le nombre de ces glandes varie aussi quelquefois : on n'en rencontre que trois pour chaque bras , d'autrefois il y en a six , & même sept , lesquelles sont placées d'une manière incertaine. Elles occupent l'intérieur de l'aisselle , & s'étendent de-là , vers le condyle interne de l'humérus , où l'on trouve presque constamment une glande à chaque bras , à la surface antérieure de ce condyle. Ces glandes suivent principalement la marche de l'artère brachiale. Nous avons vu ces dernières glandes se dessécher & se détruire dans les affections scrophuleuses , sans un bien grand inconvénient.

Des glandes de la face.

On trouve sur cette région du corps, de petites glandes qui appartiennent aux absorbans des côtés du visage. Les plus élevées de celles-ci sont immédiatement sous les apophyses zigomatiques des os temporaux , d'autres sont couchées sur la surface extérieure des glandes parotides , aussi bien que dessus les muscles buccinateurs. Il peut

y en avoir quatre, cinq ou six, de chaque côté,
quelquefois il n'y en a aucune. Il y en a aussi plusieurs vers les angles de la machoire inférieure,
à sa base, & entre ces glandes, & la symphyse. Il
y en a toujours deux derrière, & sur les apophyses mastoïdes des temporaux ; mais on doit
plutôt considérer celles-ci comme les supérieures
des jugulaires, que comme appartenantes réellement à la tête.

*Endroits où l'on ne trouve aucune glandes lympha-
tiques.*

Ayant ainsi rapporté les différentes parties du
corps, où l'on rencontre principalement les glandes
lymphatiques, on demandera sans doute si les autres
parties où l'on n'en observe point, en sont entièrement privées. Nous répondrons à cette question
en disant qu'il peut se faire qu'on en découvre
ailleurs ; les Anatomistes peuvent en trouver là où
nous ne les avons point encore vues. Tous les jours
on observe de ces jeux de la Nature dans la distribution des artères, des veines & des nerfs, &
comme le systême absorbant est encore suscepti-
ble d'une plus grande variété, on peut découvrir d'autres glandes que celles que nous avons
décrites. Mais nous n'en avons vu aucune, différente
de celles que nous avons décrites, sur les pieds,
sur les jambes, au-dessous du jarret, entre les

tégumens de la cuisse, & les muscles qui en sont recouverts. D'autres ont vu celles qui, comme il le paraît, accompagnent quelquefois l'artère crurale au milieu de la cuisse. Nous n'en avons vu aucunes entre le jarret & l'aine, sous les tégumens ou entre les muscles fessiers, à la partie postérieure du tronc, qui ne soient semblables à celles que nous avons rapportées. Nous n'en avons également point vu à la partie antérieure, sinon quelques petites sur les mamelles des femmes, lesquelles étaient entre le mamelon & l'aisselle. Il n'y en a point à la main ; nous n'en avons jamais rencontré à l'avant-bras ; on n'en trouve pas davantage au dehors du crâne, à son intérieur, ni sur les enveloppes du cerveau, ou dans la propre substance de ce viscère. La glande pituitaire a quelque ressemblance aux glandes lymphatiques ; mais quand on l'incise, on voit évidemment qu'elle est composée de deux substances, en quoi elle ressemble aux capsules renales des quadrupèdes. L'une de ces substances, celle qui est à l'extérieur, peut être appellée Corticale, & l'autre intérieure, qui en la comparant à la substance du cerveau, peut être désignée sous le nom de Médullaire : rien d'une pareille disposition ne paraît avoir lieu dans les glandes lymphatiques du corps humain. Or, comme jamais on n'a pu conduire aucun vaisseau absorbant dans la subs-

tance de cette glande , nous ignorons encore par
cette raison , ſi cette glande appartient , ou non ,
au genre des vaiſſeaux abſorbans.

De la distribution particulière des vaisseaux absorbans dans les différentes parties du corps humain.

Des absorbans des extrémités inférieures.

Nous avons dit dans la première Partie de cet Ouvrage , que les troncs des absorbans font au moins au nombre de deux pour chacune des artères les plus volumineuses. Quelques-uns ont cru que cette supériorité de nombre ne s'étendait point jusqu'aux plus petites branches ; mais les gravures que nous avons mises à la fin de cette Partie, où nous avons représenté les vaisseaux lactés les plus profonds , démontreront que cette disposition est la même dans ces dernières divisions. Nous avons vu par hasard , immédiatement sous les tégumens communs du dos du pied , des ramifications innombrables d'absorbans, qui représentaient exactement la même apparence que les ramifications des artères elles-mêmes. Bartholin & Stenon paraissent avoir vu, avant aucun des Anatomistes, quelque chose de ces vaisseaux chez les quadrupèdes ; mais ce fut Van-Horne qui les vit le premier sur le corps humain ; & sur cela , nous nous referons à l'autorité de Haller, qui dit *ea*

verò in humano crure oſtendit Joannes Van-Horne.
Les abſorbans de l'extrémité inférieure forment
deux couches, dont l'une eſt ſuperficielle, &
l'autre profondément cachée. La couche ſuperficielle accompagne principalement les veines
cutanées, & la profonde les artères qui ſe diſtribuent à l'extrémité. Les veines cutanées de
l'extrémité inférieure forment deux principaux
troncs, dont l'un eſt nommé Grande ſaphêne &
l'autre Petite ſaphêne. Le plus grand nombre des
abſorbans cutanés accompagnent la grande ſaphêne ; nous les avons appellés il y a déjà long-
temps Lymphatiques compagnons de la grande
ſaphêne. Quelques abſorbans s'élèvent des côtés
du gros orteil, de la même manière que les
artères, deux à deux ; mais outre ceux-ci, on obſerve encore un réſeau d'abſorbans qui entoure
complétement l'orteil. Les deux abſorbans latéraux accompagnent les artères profondes ; le réſeau
qui eſt à l'extérieur, appartient à ceux qui ſuivent
les veines cutanées. Ces vaiſſeaux forment quatre
grandes diviſions, dont la première vient de l'eſpace,
entre le gros orteil & celui qui ſuit, à l'extérieur
où la grande ſaphêne commence. Là, elle eſt compoſée de ſix ou ſept vaiſſeaux qui ſe portent ſur
le ſommet du pied conjointement avec cette veine,
& s'avancent vers la partie antérieure de la malléole interne ; de-là ils continuent de ſe porter

avec la veine, vers la partie intérieure du genou, où ils font joints par d'autres, que nous allons décrire. La ſeconde diviſion que nous avons vue être formée quelquefois de huit ou dix vaiſſeaux, s'élève vers le milieu du grand bord du pied, paſſe derrière la malléole interne, & ſe continuant vers le bord interne du mollet, elle gagne celle que nous venons de décrire ſur le côté interne du genou. La troiſième diviſion eſt compoſée de cinq ou ſix vaiſſeaux qui naiſſent près du petit orteil, ſe continuent ſur le côté externe & ſupérieur du pied, dans la direction de la malléole externe. Quand ils ſont près de cette malléole, ils ſe partagent en deux lignes, dont l'une croiſe ſur la partie antérieure du tibia, & va pareillement vers ſe côté interne du genou, où elle joint les deux premières diviſions. Il nous arriva une fois en rempliſſant ce plexus de mercure, d'injecter une portion de la peau d'une manière merveilleuſe ; le mercure s'étant porté dans une direction contraire à la poſition des valvules, & ayant parcouru les diviſions infiniment ſubtiles des abſorbans. On voit dans la ſeconde planche (1), la portion de la peau qui fut ainſi injectée, auſſi bien que les vaiſſeaux par où elle le fut.

---

(1) Figure 4.

Le

La réunion de ces trois divisions forme un grand plexus composé de quatorze, seize, ou vingt troncs d'absorbans, qui continuent encore d'accompagner la grande saphene, c'est-à-dire, qu'ils vont obliquement de l'intérieur du genou au milieu de l'aine, & là, ils gagnent communément les différentes glandes inguinales déjà décrites. Mais dans les différentes injections de ces glandes, qui nous ont le plus réussi, ces vaisseaux se terminaient à une seule glande, comme on peut le voir dans la première planche. Il arrive souvent que deux ou trois de ces troncs passent par les glandes de l'aine, & ne pénètrent aucune glande avant d'avoir passé sous l'arcade crurale. Une partie de la dernière division, c'est-à-dire celle qui vient du petit orteil, joint l'autre qui s'élève du milieu du bord extérieur du pied, où la petite saphêne commence, & accompagnant cette veine, passe derrière la malléole externe, & de-là gagne l'extérieur du tendon d'Achille, pour de-là, monter ensuite entre les ventres des muscles gastrocnemiens, & se plongeant entre ses têtes près de l'endroit où elles sont insérées aux condyles du femur, elle se termine dans les glandes du jarret que nous avons déjà décrites. Nous avons distingué ceux-ci par le nom de Lymphatiques compagnons de la petite saphene:

T

ceux-ci ne sont pas plus d'un cinquième si nombreux que les premiers.

Les absorbans profonds viennent, comme nous l'avons dit, des côtés des orteils de concert avec les artères, deux de chaque côté, comme les veines profondes. Une partie de ceux-ci accompagnent l'artère tibiale antérieure sur le sommet du pied : nous les avons pareillement caractérisés il y a long-temps, par le nom Lymphatiques compagnons de l'artère tibiale antérieure. Ils accompagnent cette artère dans tout son cours, & comme elle, ils traversent le ligament interosseux de la jambe, & se terminent dans les glandes du jarret. Mais le plus grand nombre accompagne l'artère plantaire externe & interne, à la plante du pied, & ensuite l'artère tibiale postérieure dans tout son cours, & se termine aussi dans les glandes du jarret : nous avons nommé aussi ceux-ci les Lymphatiques compagnons de l'artère tibiale postérieure. Nous avons vu une fois ou deux aussi, les absorbans accompagner de la même manière l'artère peronière. Quoique nous ne les ayons point injectés de mercure, nous les avons soufflés, & nous n'avons aucun doute qu'ils ne se terminent dans les mêmes glandes. Deux grands troncs partent des glandes du jarret, comme vaisseaux effèrens, principalement pour les absorbans profonds que nous avons déjà décrits, ainsi que pour les absorbans cutanés qui accompagnent la petite faphene. Ceux-ci fe continuent le long de l'artère crurale , un de chaque côté : nous les avons toujours appellés les Lymphatiques compagnons de l'artère crurale. Ceux-ci, fouvent communiquent les uns avec les autres par des canaux arqués , & leurs branches forment quelquefois des cercles qui entourent complétement l'artère. Chez un fujet , ils fe terminaient tous deux dans la même glande où un grand nombre d'abforbans cutanés finiffaient ; mais le plus fouvent ils fe perdent dans trois ou quatre des glandes les plus volumineufes qui font fituées en avant ou en arrière de l'artère inguinale. Nous avons coutume de nommer ces glandes conjointement avec leurs vaiffeaux , Plexus inguinal lymphatique. De ces glandes s'élèvent plufieurs troncs : dans certains cas nous en avons vu deux , quelquefois quatre , & la dernière fois que nous les injeçtâmes , c'eft-à-dire , l'été dernier , nous les trouvâmes au nombre de fix ; nous avons coutume de nommer ceux-ci Effèrens de l'aine. Ce principal tronc eft couché fous le fafcia lata de la cuiffe , immédiatement en contaçt avec le côté antérieur de l'artère inguinale , & un peu avant qu'elle paffe fous l'arcade crurale , où il entre immédiatement dans les glandes qui font fur les côtés de l'artère iliaque externe , & étant joint par d'autres petits troncs de la cuiffe , il fe forme un plexus élégant de vaifſaux & de glandes, tout le long des vertèbres lombaires juſqu'à la dernière, plexus que nous diſtinguons ordinairement ſous le nom de Plexus lymphatique iliaque externe : quelquefois le principal tronc ſans entrer dans aucune glande, accompagne l'artère iliaque juſqu'à ce qu'il ſe perde dans les glandes lombaires. Nous l'avons quelquefois vu les accompagner ſans entrer dans l'intérieur d'aucune d'elles, & aller immédiatement ſe terminer dans le commencement du conduit thorachique où ſe joignant à un tronc ſemblable du côté oppoſé, on aurait pu dire qu'ils formaient enſemble comme les deux cuiſſes du canal thorachique ; quelques-uns des plus petits vaiſſeaux effèrens de l'aine ſont couchés ſous le faſcia lata de la cuiſſe, & avant qu'ils paſſent ſous l'arcade crurale, ils ſont obligés de percer le faſcia lata en pluſieurs endroits différens. Quand les abſorbans de la cuiſſe forment un gros tronc couché ſur la partie antérieure de l'artère inguinale, nous les nommons Grands effèrens de l'aine. Si en pareil cas l'on pratiquait l'opération de l'anevriſme à l'aine, ce tronc étant néceſſairement lié avec l'artère, la jambe devrait devenir œdemateuſe, & alors il y aurait une ſtagnation dans tous les vaiſſeaux abſorbans de l'extrémité inférieure. Il y a environ deux ans, que nous injeċtâmes les troncs qui accompagnent l'artère crurale ; ils ſe diviſaient en quatre branches

un peu au-deſſus du milieu de la cuiſſe, & celles-
ci en ſe ſubdiviſant, en formaient ſept à huit autres, dont quelques-unes ſe terminaient dans les
glandes ſur le côté de l'artère inguinale; mais le
principal allait avec elle ſous l'arcade crurale dans
la cavité du bas-ventre, & s'inſérait dans les glandes iliaques externes.

• *Des abſorbans de la verge.*

Ces abſorbans peuvent également être diviſés en
ceux du plan ſuperficiel, & en ceux du plan profond.
Les abſorbans ſuperficiels naiſſent du prépuce, par
trois diviſions, l'une au côté droit du frein, & l'autre au côté gauche, & la troiſième directement au
milieu, ſur le dos de la verge. Ceux de deſſous font
un tour demi-circulaire pour gagner la partie ſupérieure de la verge, pendant que ceux de la
partie ſupérieure du prépuce gagnent le milieu
du dos de la verge, exactement ſelon la direction de la ſymphyſe du pubis. A quelque diſtance
de cette ſymphyſe, les trois diviſions s'uniſſent
en un tronc commun, qui preſqu'immédiatement
ſe ſépare de nouveau en deux. Un de ces troncs
va à l'aine droite, il accompagne les veines qui
vont ſe dégorger dans la veine crurale, & il ſe
termine près d'elles dans les glandes inguinales
qui ſont le plus près de la ſymphyſe du pubis.

L'autre tronc va à l'aine gauche , & se termine exactement de la même manière que la première ; nous avons coutume de nommer celle-ci les Lymphatiques cutanés de la verge. C'est d'après cette distribution , que l'on voit quelquefois des lignes rougeâtres ramper sur le corps de la verge , & se terminer à l'aine , quand il y a eu absorption de matière à la suite de chancres au prépuce. Ces lignes ne sont autre chose que des vaisseaux absorbans qui se sont enflammés par l'impression du virus ; mais cette inflammation dure rarement plus d'un jour ou deux. D'autre fois ces vaisseaux sont plus apparens , & imitent assez bien de petites cordes qui seraient tendues ; mais ces phénomènes se dissipent aussi en peu de jours. Souvent ces vaisseaux non - seulement s'enflamment & donnent lieu à de pareilles indurations , mais encore ils suppurent à différens endroits , & forment ce qu'on appelle un Bubon de la verge.

Les absorbans profonds accompagnent les artères , & passent avec elles sur le côté interne des tubérosités ischiatiques ou sous l'angle du pubis. Si le virus vénérien forme un chancre sur le prépuce , un bubon dans une des glandes de l'aine en est souvent la suite ; mais si le chancre est situé sur le gland , il survient rarement un bubon dans l'aine , & cependant la constitution eft infectée auffi certainement que dans le premier cas. Les glandes inguinales s'enflamment quelquefois, & fuppurent feulement à raifon de leur fympathie avec l'urètre, quoiqu'aucune matière vénérienne n'ait paffé dans leur intérieur, c'eft ce qu'on obferve quelquefois dans les gonorrhées guéries fans mercure, & auxquelles ont enfuite fuccédé des fymptômes de la maladie vénérienne dans la conftitution. La même chofe arrive fouvent par l'effet des bougies qu'on introduit dans la vue de guérir un rétréciffement de l'urètre. Ces abforbans peuvent être appellés les Lymphatiques profonds de la verge.

Des abforbans répandus fur les parties externes de la génération des femmes.

Les abforbans du clitoris & du commencemant du vagin forment auffi deux divifions, l'une defquelles fe porte comme chez l'homme, vers les glandes inguinales de chaque côté ; l'autre gagne la partie fupérieure avec le ligament rond, en fe portant vers l'anneau du mufcle oblique externe du bas-ventre, & paffe ou dans les glandes qui font au-deffous de l'arcade crurale, ou fe mêlant aux abforbans de la matrice, elle fe termine probablement dans les glandes lombaires. Cette difpofition des vaiffeaux expliquera fans doute ce qu'on voit communément survenir aux chancres chez les femmes. Quand ils sont près du meat urinaire, l'on voit quelquefois des lignes rouges qui désignent les absorbans enflammés, s'étendre selon la direction des ligamens ronds, & il survient aussi assez souvent des suppurations semblables aux bubons de la verge chez l'homme. Mais si le chancre est placé en tout autre endroit près le périnée, on voit les lignes rouges se porter selon la direction de l'aine, & le bubon occupe le même lieu où il se rencontre ordinairement chez l'homme.

De quelques autres absorbans qui se terminent dans les glandes de l'aine.

Nous avons observé &rempli de mercure des absorbans qui s'élevaient des fesses & de la partie postérieure de la cuisse, & qui passant entre les tégumens & les muscles du dehors de la cuisse, s'inféraient à celles des glandes inguinales qui étaient les plus proches de l'épine de l'ileum. Les phénomènes suivans indiquent que les absorbans du contour de l'anus aussi bien que ceux de la partie latérale de l'abdomen, s'inférent dans les glandes de l'aine. Nous avons fréquemment vu, en effet, que quand les hémorrhoïdes étaient enflammées, & qu'elles suppuraient, les glandes inguinales se tuméfiaient aussi , & quand il survenait des ulcérations aux tégumens qui couvrent le bord postérieur de l'oblique externe , les glandes absorbantes de l'aine se gonflaient aussi.

• *Des absorbans du testicule.*

On peut diviser ceux-ci en quatre classes , ceux des tuniques , ceux du corps du testicule , ceux du réseau testiculaire , & ceuxde l'épididyme. Nous avons nommé les premiers Lymphatiques de la tunique vaginale ; les seconds les Lymphatiques profonds du testicule ; les troisièmes les Lymphatiques rétiformes du testicule , & le quatrièmes les Lymphatiques de l'épididyme. On découvre aisément les absorbans de la tunique vaginale ; ils sont couchés entre les replis de cette tunique & l'albuginée. Quoique nous les disions ainsi situés , nous n'ignorons pas cependant qu'ils appartiennent également au corps du testicule. Ils sont en grand nombre , & souvent nous les avons vu couvrir l'albuginée lorsqu'ils avaient été bien remplis de mercure ; peut-être n'y a-t-il aucune partie du corps humain où les absorbans soient plus volumineux & plus nombreux qu'ici. Ils quittent bientôt l'albuginée & se portent vers le cordon , où ils se joignent avec d'autres que nous allons présentement décrire. Mais la tunique vaginale a aussi d'autres absorbans sur la partie antérieure & latérale, qui n'ont point le moindre rapport avec le corps du testicule ni avec l'albuginée, & qui aussi se mêlent aux premiers sur le commencement du cordon.

Les absorbans qui viennent du réseau du testicule, sont singulièrement volumineux, & paraissent n'avoir aucune connexion avec les tuniques. Il y a environ une dixaine d'années que nous en avons fait une belle préparation dans le théâtre de Windmill-Street. Nous injectâmes le vaisseau déférens avec du mercure, & non-seulement nous découvrîmes les canaux de l'épididyme, mais encore les tubes même du testicule. Nous avions forcé le mercure le long de l'épididyme, & nous fûmes bien satisfaits de le voir parvenir dans le corps du testicule ; le mercure continua de descendre promptement par le tube à injecter ; bientôt nous vîmes qu'il ne coulait point dans les canaux du testicule, mais bien dans quelques vaisseaux qui montaient le long du cordon ; ceux-ci étaient des absorbans, comme nous l'apperçûmes aussi-tôt. Cette préparation fut séchée, & ensuite mise dans de l'huile de thérébentine ; on voit ces absorbans s'élever distinctement, & même naître du réseau propre du testicule. Nous les avons encore injectés par d'autres endroits de l'épididyme, par son extrémité supérieure, son milieu, & par ſa partie inférieure. Le *vaſculum aberrans* de Haller n'eſt point un vaiſſeau abſorbant, & ne ſaurait conſéquemment rapporter la ſemence dans la maſſe du ſang ; c'eſt un jeu de la Nature ; il forme ou un cul-de-ſac, ou, après pluſieurs circonvolutions, il revient de nouveau ſur lui-même, & ſe termine là où il avait commencé. Il monte quelquefois quatre pouces au-delà du teſticule ſur le cordon, & alors il ſe termine dans un eſpèce de cœcum ou de poche aveugle. Quelquefois il n'a pas un quart de pouce en longueur ; nous l'avons vu ſe replier ſur lui-même comme l'épididyme, dont il ne pouvait être diſtingué, ſinon quand la macération & la diſſection en avaient ôté la membrane cellulaire. On peut aſſez bien le comparer avec les appendices de l'ileum qu'on rencontre ſi ſouvent dans les inteſtins de l'homme.

Les abſorbans étant parvenus au cordon, forment depuis ſix, juſqu'à douze troncs & plus ; il en eſt qui ſont quelquefois plus volumineux qu'une plume de coq. Ils ne paraiſſent pas s'anaſtomoſer les uns avec les autres lorſqu'ils paſſent le long du cordon. Ils ſe portent en haut, d'abord d'une manière ſerrée dans la direction de l'anneau du muſcle oblique externe, après quoi ils ſe courbent les uns ſur les autres, & ſuivent pendant quelque temps la direction de l'épine de l'ileum, après quoi ils ſe courbent en quelque façon une ſeconde fois ſur eux-mêmes, & ſe continuent ſur la ſurface antérieure du muſcle pſoas, & enfin ſe terminent dans les glandes lombaires. On ſe rendra facilement raiſon de leur terminaiſon à un endroit ſi éloigné de leur origine, pour peu qu'on réfléchiſſe à la ſituation des teſticules, qui dans les premiers temps de la conception étaient vers cet endroit ; & qu'il était naturel pour eux de recevoir leurs vaiſſeaux ſanguins & leurs nerfs, des troncs les plus voiſins, & de fournir leurs abſorbans aux glandes les plus proches. Nous avons déjà dit que dans le ſchirre ou le cancer du teſticule, ces glandes étaient ſouvent affectées, & qu'elles étaient portées à un volume immenſe. Nuck ſemble avoir été le premier qui ait vu les vaiſſeaux lymphatiques du teſticule. Haller dit à ce ſujet : » Nuck autrefois avait » déjà gonflé ces vaiſſeaux en ſoufflant par les » veines ſpermatiques, & il avait dit qu'ils » naiſſaient au nombre de quarante, de la tu- » nique albuginée ; qu'ils ſe réuniſſaient en cinq » rameaux, & qu'ils dépoſaient leur lymphe dans » le réſervoir du chyle ; qu'il y avait un autre » vaiſſeau qui ſe portait vers l'uretère avec le » conduit déférent, lequel ſe terminait pareil- » lement dans le réſervoir du chyle, près les » reins. De Graaf, & ſon maître Sylvius, avaient

» coutume de lier les vaiſſeaux ſpermatiques ».
Il y a dans cette deſcription une circonſtance qui
la rend douteuſe, c'eſt la terminaiſon de ces
vaiſſeaux immédiatement dans le réſervoir du
chyle. Dans toutes les injections que nous avons
eu. occaſion de faire, nous avons toujours vu
ces vaiſſeaux ſe terminer dans les glandes lombaires. Le D. Jolyffe paraît avoir été le premier
qui ait vu ces vaiſſeaux ſur le cordon ſpermatique
de l'homme vivant, comme nous l'avons fait obſerver ci-deſſus. Haller ſemble auſſi les avoir vus,
mais il avoue avec ſa candeur & ſa modeſtie ordinaires, qu'il n'était pas aſſuré de leur origine &
de leur terminaiſon. » J'ai vu dit-il, quelquefois
» chez l'homme, ces vaiſſeaux aſſez grands, pas
» cependant nombreux, ils montaient valvuleux
» avec les veines, dans le cordon ſpermatique,
» de manière cependant que je ne ſaurais trop
» dire leur origine ni leur terminaiſon ».

Des abſorbans de la matrice.

Comme la matrice a deux plans· d'artères &
de veines, elle a auſſi deux plans de vaiſſeaux abſorbans. L'un de ceux-ci eſt le plus conſidérable, il accompagne les artères & les veines hy-
pogaſtriques ; nous avons coutume de le nommer
le Réſeau lymphatique hypogaſtrique. L'autre eſt

plus petit, & accompagne les artères & les veines
spermatiques ; nous le nommons les Lymphatiques spermatiques de l'ovaire. Dans la grossesse,
les troncs des absorbans hypogastriques sont
aussi volumineux qu'une plume d'oie, & les
vaisseaux sont eux-mêmes si nombreux, que quand
on les a seulement injectés de mercure, on serait
presque tenté de croire que la matrice n'est
qu'un amas de vaisseaux absorbans. On ne découvre pas si facilement ces vaisseaux, dans l'état
de vacuité de la matrice ; mais cependant quand
on a injecté ce viscère par les artères & les veines, & qu'on l'a en suite laissé macérer dans l'eau
pendant quelques jours, l'air qui alors est dégagé
par la putréfaction dans la membrane cellulaire,
pénètre les vaisseaux absorbans, & les fait paraître
d'une manière bien distincte. Le plexus hypogastrique va de haut en bas, & gagne les glandes qui sont
sur les côtés du vagin, & qui augmentent comme
les vaisseaux eux-mêmes pendant la gestation, quoiqu'elles ne soient presque pas sensibles dans les circonstances contraires. Le tronc de ces vaisseaux passe
de ces glandes à d'autres, qui entourent l'artère &
la veine iliaque, & que nous avons déjà décrites:
nous nommons ces glandes & les vaisseaux tous
ensemble, Plexus lymphatique iliaque externe. Ces
vaisseaux passent ensuite de ces glandes aux glandes lombaires, & là, s'entrelaçant avec les troncs

provenus des extrémités inférieures, ils gagnent l'intérieur du canal thorachique. Nous avons vu à la surface intérieure de la matrice d'une femme grosse, à l'endroit où le placenta adhérait précédemment, le mercure que nous avions poussé dans ces vaisseaux par la surface extérieure de la matrice, s'échapper des vaisseaux rompus qui ci-devant se portaient dans le placenta, & cela même contre la direction des valvules.

Les absorbans qui accompagnent l'artère & la veine spermatiques, ne sont ni si volumineux ni si nombreux que les premiers; ils appartiennent particulièrement à l'ovaire, à la trompe de Fallope, & au ligament rond ; ils s'anastomosent avec les premiers, & tellement qu'on les injecte souvent par eux, ce qui ne saurait avoir lieu autrement que d'une manière contraire à la direction des valvules. Ils montent vers le haut sur le cordon spermatique, sans passer par aucune glande jusqu'à ce qu'ils parviennent au même endroit où les absorbans du testicule se terminent chez l'homme ; là, ils se perdent aussi dans les glandes situées sur les côtés des vertèbres lombaires ; bientôt ils sortent de ces glandes, & se mêlant avec le plexus lombaire, ils gagnent le canal thorachique. Les vaisseaux absorbans de la matrice se distinguent aisément chez les quadrupèdes , ils ſe ramifient exactement comme les artères & les veines.

Les vaiſſeaux abſorbans de la matrice humaine, fûrent d'abord vus par Méry, & enſuite par Morgagni & Winſlow. Haller dit à ce ſujet : *Vidit in humano utero Joannes Mery ; tum J. B. Morgagni in puerperâ , turgida , ſub membranâ externâ uteri repentia & J. B. Winſlow.* Haller lui - même paraît ne les avoir jamais vus chez l'homme , mais bien chez les animaux , où il dit les avoir obſervés d'une manière bien diſtincte.

Des abſorbans de la veſſie.

Ceux-ci, dans les deux ſexes, accompagnent les principales veines de la veſſie ſur ſon contre , à droite & à gauche ; ils gagnent les glandes qui entourent l'artère & la veine iliaque internes ; mais avant , ils paſſent ſouvent par de petites glandes ſituées ſur les côtés de la veſſie. Zeller a décrit ces vaiſſeaux dans un Traité que nous n'avons point lu : Haller dit qu'il les a démontrés ſur la veſſie en faiſant des ligatures ; mais quoique ce dernier Anatomiſte n'ait point apperçu les abſorbans eux-mêmes , il a vu les petites glandes dont nous parlons, & par cette raiſon il n'a aucun doute ſur la Deſcription de Zeller : Il dit » Je ne
» les

» les ai point vu fur la veſſie ; ils ſe trouvent
» néanmoins dans le tiſſu cellulaire qui envi-
» ronne les glandes conglobées. Nous diſtinguons
» ces vaiſſeaux par le nom de Lymphatiques de
» la veſſie ».

Des abſorbans du rectum.

Comme les vaiſſeaux ſanguins du rectum ſont
proportionellement plus volumineux que dans les
autres parties des gros inteſtins, de même auſſi
les lymphatiques qui ſe diſtribuent à cet inteſtin, ſont plus ſenſibles qu'ailleurs. M. Hewſon
dit que » les vaiſſeaux lymphatiques viennent du
» rectum même, comme on peut le voir ſur les
» quadrupèdes qu'on ouvre immédiatement après
» la mort, ou ſur les poiſſons quand on pouſſe
» une liqueur colorée dans leur ſyſtême lympha-
» tique ». Mais en cela, cet Auteur ne nous paraît pas avoir une idée bien préciſe du ſyſtême
abſorbant ; on peut en effet auſſi aiſément concevoir une partie être ſans artères ni veines, que
ſans vaiſſeaux abſorbans. Haller dit à ce ſujet,
que » ceux qui ont nié la préſence des vaiſſeaux
» lactés ſur les gros inteſtins, n'ont pas aſſez
» réfléchi ſur les difficultés qui accompagnent une
» négation ſi générale ». M. Hewſon aurait dû
ſavoir que les abſorbans du rectum furent d'a-

bord découverts après ceux du foie, par Rudbeck ; & d'après l'autorité que nous avons citée il n'y a qu'un moment, il paraît » que les premiers » lymphatiques qui après ceux du foie furent » découverts chez l'homme, ſont ceux qui ſont » répandus ſur le rectum ». Andernach aſſure auſſi qu'il a vu les abſorbans du rectum à l'œil nud. Haller eſt ici obligé de rejetter l'exiſtence de l'ampoule, & la raiſon qu'il nous en donne, eſt qu'il n'y a aucune villoſité ſur la ſurface interne du rectum. Les lymphatiques du rectum ayant dépaſſé les glandes qui ſont ſur cet inteſtin, ſe terminent enfin dans les glandes lombaires, où ſe mêlant avec de plus gros troncs déjà décrits, ils portent les fluides abſorbés au canal thorachique. Nous avons coutume de nommer ceux-ci, les Lymphatiques hémorrhoïdaux internes.

Des abſorbans des hanches.

Nous avons coutume de déſigner ces vaiſſeaux, par le nom de Lymphatiques ſciatiques. Quelques-uns de ceux-ci, comme nous l'avons déjà dit, vont du contour du grand trochanter de la cuiſſe, aux glandes de l'aine, ou paſſent de l'intérieur de la cuiſſe, entre elle & le ſcrotum, aux mêmes glandes. Mais le plus grand nombre pénètre par

l'échancrure fciatique , avec les artères feffières
& fciatiques , & fe terminent dans les glandes
qui environnent l'artère & la veine iliaque , &
quand ils ont paffé à travers ces glandes , ils fe
terminent enfin aux glandes lombaires d'où leur
fluide fe porte dans le canal thorachique.

Des abforbans des reins.

On obferve communément que les abforbans
des vifcères fuivent régulièrement deux plans différens, l'un qui eft immédiatement à l'extérieur ,
& l'autre plus profondément fitué , qui accompagne les gros vaiffeaux fanguins. Nous avons rarement vu les abforbans fuperficiels dans l'état
fain des reins ; mais dans les cas où les reins font
malades & ont dégénéré en hydatides , ces vaiffeaux qu'on voit fi difficilement à caufe de leur
petiteffe , augmentent dans cet état contre nature ,
& deviennent alors on ne peut plus fenfibles. Ils
rampent du bord extérieur du rein , vers l'intérieur où ils fe mêlent avec ceux du plan profond ;
ou bien ils vont féparément fe terminer dans les
glandes lombaires déjà décrites. Les gravures de
Nuck , où ces vaiffeaux font repréfentés , nous
paraiffent fingulièrement douteufes quant à leur
exactitude. Nous nommons ordinairement ces
vaiffeaux, les Lymphatiques extérieurs des reins.

Nous avons rempli de mercure, neuf absorbans sur un rein malade dont la substance s'était reserrée sur elle-même par l'effet de plusieurs pierres qui s'étaient arrêtées dans le bassinet du rein, de manière que les principales branches des artères & des veines étaient en quelque sorte à nud. Le mercure ainsi poussé dans ces vaisseaux, les faisait paraître répandus çà & là sur l'extérieur des vaisseaux sanguins dont ils suivaient les ramifications. Quand ils approchaient du tronc des artères & des veines émulgentes, ils se réunissaient en un plexus, & se portant de très-près parallèlement l'un à l'autre, ils se terminaient enfin dans les glandes lombaires un peu en dehors de l'origine de l'artère émulgente ; nous nommons ceux-ci, les Lymphatiques profonds du rein. En faisant une ligature sur les veines émulgentes, & en comprimant la substance du rein, lorsqu'il est encore dans sa position, nous avons poussé le sang dans la substance celluleuse de ce viscère, d'où il a été pris par les orifices des absorbans pour passer delà dans leurs branches. Ils nous ont paru être alors excessivement nombreux, & au moins égaler les vaisseaux sanguins ; c'est dans cet état que nous les avons fait représenter dans la substance des reins, sur la première planche.

Il est dans le rein un autre plan d'absorbans, qui appartient au bassinet & à l'urétère. Nous avons cherché, s'il était poſſible, d'injeƈter avec le mer-cure les conduits urinifères par l'urétère. Pour y parvenir, nous avons augmenté la colonne de ce demi-métal autant que nous l'avons cru né-ceſſaire ; mais au lieu de remplir ces vaiſſeaux, le mercure revint par les lymphatiques qui ſont au dehors de l'urétère, & coula dans la direƈtion des glandes lombaires inférieures : ceux-ci peuvent être nommés les Lymphatiques de l'urétère. Haller dit à leur égard » qu'il eſt facile de découvrir » ſur la veine émulgente, dans tous les cada-» vres, de petits troncs par leſquels on remplit » aſſez facilement le conduit thorachique où ils » ſe terminent. Il n'eſt pas auſſi facile, continue-» t-il, de les conduire aux reins, auſſi a-t-on » alors recours à l'art ; on lie la veine, on pouſſe » de l'eau par l'artère, par la veine, ou par l'ur-» tère enfin ; ou bien on lie les vaiſſeaux vei-» neux du rein, alors ces vaiſſeaux compris dans » une ſeule ligature, ſe gonflent naturellement. » Enfin la pourriture qui dilate les cellules, ma-» nifeſte auſſi ces vaiſſeaux lymphatiques ».

Des abſorbans des capſules rénales.

Nous nommons ces abſorbans, les Lymphati-tiques capſulaires rénaux. Comme les principales veines des capſules rénales joignent les veines

émulgentes , de même aussi les principaux absorbans des capsules s'unissent à ceux des reins ,
& ont conséquemment la même terminaison.
Nous avons souvent observé que les absorbans des
parties environnantes passaient sur les capsules
rénales & se mêlaient avec leurs absorbans. Heuer-
man dit qu'il a vu au moins sept à huit vaisseaux lymphatiques qui s'élevaient des capsules
rénales ; Haller ne dit rien autre à ce sujet , sinon
qu'on a aussi vu quelques lymphatiques sur les
capsules rénales.

Des absorbans des intestins.

Nous avons déjà dit qu'Erasistrate avait observé
les lactés sur les cabrils ; mais qu'il les crut des
artères. Haller dit que cet Anatomiste trouva des
vaisseaux pleins d'un suc laiteux ; mais que le pré-
jugé lui fermant les yeux , il crut voir des artères vides conforment à son hypothèse. Hé-
rophyle aussi à-peu-près vers le même temps ,
parut avoir vu les mêmes vaisseaux qu'il distingua
sous le nom de veines nourricières. *Eodem ferè
tempore Herophylus magnus incisor in junioribus
pariter animalibus vidit venas nutrientes ad glandu-
las mesenterii tendere , ibique desinere ;* telles sont
les expressions de Haller. Quelques - uns pensent
qu'Eustache a représenté les lactés sur ses ta-

bles ; mais nous sommes ici de l'opinion de Haller,
qui dit que ce ne sont point des lactés qu'on
observe sur ces tables , mais bien des artères &
des veines. Il observe à ce sujet , que » cet Anato-
» miste de l'école d'Italie n'exprime point dans
» ses Ouvrages les vaisseaux lactés , comme on
» l'a dit depuis peu ; car les lignes doubles &
» interrompues qui sont sur ses tables , sont des
» vaisseaux rouges de l'un & de l'autre genre , &
» cachés entre les plis du mésentère ». Aselli
magré cette dissention , fut le premier qui les
considéra comme une nouvelle espèce de vaisseaux , & qui ait eu une juste idée de leur fonction. Quelques Anatomistes ont pensé qu'il y
avait deux espèces d'absorbans sur les intestins ,
savoir les lymphatiques & les lactés , que les uns
absorbaient la lymphe , & les autres le chyle ;
mais une pareille opinion n'est établie sur aucun
fondement. Les lactés absorbent le chyle des intestins , lorsque cette substance se présente à eux ,
& dans d'autres circonstances ils absorbent d'autres fluides. On peut aussi ranger les lactés sous
deux classes , savoir les profonds & les superficiels ; nous nommons les premiers Lactés extérieurs , & les autres Lactés profonds. Ceux-ci sont
couverts de la tunique musculeuse des intestins ,
ils accompagnent les artères & les veines , se ramifient exactement comme elles , & sont préci-

sément doubles en nombre, chaque artère &
chaque veine ayant pour compagne un vaisseau
lacté de chaque côte, comme on peut le voir
dans la seconde planche de cet Ouvrage (1) Le
plan superficiel est immédiatement sous le péritoine, & rampe presque toujours longitudinalement
sur l'intestin. On peut considérer ceux-ci comme
ayant le même rapport avec les lactés profonds
que les veines cutanées ont avec les veines profondes sur les extrémités, c'est-à-dire, qu'ils peuvent être occasionellement des conduits de passage,
& ainsi augmenter le nombre des routes par où
un fluide aussi important que l'est le chyle, doit
parvenir dans la masse du sang. Ils sont peut-être
les principaux conducteurs du chyle & de la
lymphe, lors de la contraction des fibres musculaires des intestins. Quelque près que les vaisseaux lactés profonds accompagnent les artères &
les veines sur les intestins, ils les abandonnent
communément sur le mésentère, & forment pour
ainsi dire, un grand nombre de plexus isolés.
Leur manière de pénétrer les glandes & d'en
fortir est exactement la même que celle que
nous avons rapportée ci-devant, en décrivant les abforbans en général. La distinction que Winslow fait
en lactés du premier genre, & en lactés du se-

____

(1) Figure I. aa.

çond, ne paraît être établie fur aucun fondement.

Les lactés du jejunum font plus volumineux & plus nombreux que ceux de l'ileum, en ce que les valvules conniventes qui manquent dans l'ileum, augmentent la furface interne du jejunum d'une étendue deux ou trois fois plus grande que celle de l'ileum. La furface d'où ils viennent, non-feulement eft plus étendue ; mais comme le chyle auffi-tôt qu'il eft formé, eft verfé dans les inteftins, il paraît qu'il eft entré dans les vues de la Nature, qu'une plus grande abforption ait lieu dans cet inteftin, que dans tous les autres pris enfemble.

Les lactés fur le méfentère paffent d'une glande à une autre, jufqu'à ce qu'ils parviennent à former un plus gros tronc qui accompagne celui de l'artère méfentérique fupérieure, jufqu'à l'origine de cette artère, au côté droit de l'aorte, d'où il paffe quelquefois prefqu'immédiatement dans le conduit thorachique. Nous l'avons fouvent vu s'inférer plus bas que cet endroit ; en forte qu'ayant quitté l'artère méfentérique fupérieure, & revenant plus bas fur le côté droit de l'aorte, il allait à l'endroit où les deux troncs des extrémités inférieures entraient dans le conduit, tellement que là, il aidait à former le conduit thorachique, comme nous l'expliquerons plus particulièrement dans un moment. Quelquefois il y a

deux troncs , d'autres fois un plus grand nombre ;
ils ſe préſentèrent ainſi à Haller , car il dit que les
» vaiſſeaux lactés ſe réuniſſaient dans de gros troncs,
» qu'il n'y en avait chez le bouc qu'un & quelque-
» fois chez l'homme , & qu'il était rarement dou-
» ble ; qu'il les a vu fréquemment au nombre de
» quatre ou environ , & même à celui de ſept ou
» huit. Je les ai vu antérieurement , continue-t-il,
» chez un enfant, au nombre de trois ou quatre ,
» accompagnant l'artère méſentérique , à droite de
» la naiſſance du jejunum , il y en avait plu-
» ſieurs autres en arrière & plus petits.

» Ils vont avec l'artère méſentérique , derrière
» le pancreas, & la première partie du duodenum
» au côté droit , où ils s'uniſſent avec les vaiſſeaux
» lymphatiques à-peu-près vers la fin de la der-
» nière vertèbre du dos & de la première des
» lombes ».

Nous avons vu les lactés pleins d'un chyle blanc,
au commencement du duodenum , & dans toute
ſon étendue ; Morgagni les a auſſi vus dans le
même état , à la diſtance de trois travers de
doigt du pilore. Haller dit qu'il ne ſont pas peu
en nombre : il aſſure que » les vaiſſeaux lactés ne
» naiſſent pas, il eſt vrai, du ventricule , mais bien
» de toute la continuité des inteſtins , qu'il y en
» a beaucoup qui naiſſent du duodenum chez les
» animaux , ainſi que chez l'homme ». Comme

nous n'avons jamais eu occasion d'observer aucune portion de chyle dans les abforbans de l'eftomac , & que nous confidérons le duodenum à
raifon de l'ouverture des canaux choledoque &
pancreatique dans fa cavité , comme étant un
fecond eftomac , même chez l'homme ; & comme
véritablement le chyle n'eft pas nutritif tant qu'il
n'eft point encore paffé dans cet inteftin ; ces raifons nous firent croire que ce fluide ne pouvait
être abforbé à moins qu'il n'eût entré dans le
jejunum ; mais nous reconnaiffons actuellement
notre erreur. Il eft certain que le chyle eft repris du duodenum , & que les abforbans de cet
inteftin ne font point inférieurs en nombre & en
volume , à ceux d'une égale portion du jejunum.

Des abforbans des gros inteflins.

Ceux-ci joignent les troncs des lactés déjà
décrits, en s'étendant du cœcum, du colon droit
& traverfe vers ou près la racine du méfentère ;
on peut les appeller les Lactés coliques droits. Ceux
au contraire qui appartiennent au replis figmoïde
du colon , forment également un ou plufieurs
troncs qui fe terminent dans les glandes lombaires , où ayant paffé leurs propres glandes , ils
vont immédiatement communiquer avec la racine même du conduit thorachique. Les abfor-

bans des gros intestins paraissent proportionnément plus petits que ceux du jejunum, & aussi
le sont-ils ; mais cependant la différence n'est pas
si grande qu'on pourrait d'abord le croire. Quoique
l'on désigne sous le nom de Gros intestins, cette
portion du canal intestinal, à cause de son plus
grand diamètre, cependant le jejunum par les
valvules conniventes de sa surface interne, forme
un tube réellement trois fois plus long qu'il ne le
paraît, & l'on trouve dans un pied de son étendue, plus de superficie peut-être, que dans la même
quantité du colon. L'absorption plus grande du
chyle, qui a lieu dans le jejunum, est une autre
raison du plus grand volume de ces vaisseaux sur
cet intestin. On dit cependant que les gros intestins contiennent aussi quelquefois du chyle, comme
Winslow le démontra à l'Académie Royale des
Sciences dans un Mémoire, où il dit : » on peut
» croire, en général, à l'absorption par les veines
» lactées des gros intestins. J'en ai démontré plu-
» sieurs très-visiblement & très-distinctement à
» l'Académie Royale des Sciences, sur le colon de
» l'homme, elles étaient toutes pleines de chyle.
» Feu M. Méry, de la même Académie, qui était
» toujours très-difficile sur les observations d'au-
» trui, étant alors présent, & ayant vu qu'avec
» le bout de mon doigt je poussais uniformé-
» ment d'espace en espace dans ces vaisseaux du

» colon, la liqueur blanche qu'ils contenaient,
» en parut d'abord affez content; mais pour s'en
» affurer davantage, il me fit en même temps
» & en fa préfence, ouvrir un de ces vaiffeaux
» avec la pointe d'une lancette, & tirer une
» goute de la liqueur & la mettre fur l'ongle de
» mon pouce, ce qui le contenta entièrement ».
Haller affirme le même fait ; nous ne l'avons jamais vu. Nous n'affurons cependant pas que les abforbans des gros inteftins ne prennent quelque chofe des matières qu'ils contiennent, auffi-bien que ceux des grêles. Quoique nous ayons vu des matières folides dans le commencement du colon, cependant les matières font certainement plus dures dans le rectum, quand elles y ont féjourné long-temps, que dans toute autre partie des gros inteftins & particulièrement dans les complexions fèches & ferrées. On a donné des lavemens nutritifs qui ont été rendus en moindre quantité & privés de leur qualité nourriffante. Quoique nous ayons dit qu'il n'y avoit pas d'exemple de perfonnes qui euffent été nourries plus de trois femaines par le moyen des lavemens, on cite cependant des cas où ils ont foutenu des malades pendant quarante jours, & même trois mois. Les lavemens de thérébentine donnent à l'urine une odeur de violette, & le quinquina a guéri des fièvres, donné fous la forme de lavement, lorfque l'ef-

tomac irrité ne pouvait le ſupporter. » Cette écorce
» dont on croit que la vertu réſide dans le prin-
» cipe terreux, dit Haller, donnée en lavement,
» porte néanmoins ſes effets juſque dans le ſang,
» & guérit ainſi la fièvre; c'eſt par ce moyen
» qu'Helvétius guérit pluſieurs enfans ». Mais le
quinquina ne pourrait-il pas guérir la fièvre ſans
qu'il fût abſorbé?

Quoiqu'il y ait peu de chyle propre à être abſorbé dans les gros inteſtins, les vaiſſeaux deſtinés
à cette fonction n'étaient pas moins néceſſaires
ici qu'ailleurs, pour prendre les fluides des ſurfaces & des cellules. Mais en outre les parties ſolides de ces inteſtins ſont auſſi quelquefois repriſes;
& de plus, comme nous l'avons obſervé, il n'y a
qu'un moment, les abſorbans ont été placés ici
occaſionnellement pour prendre les ſucs nutritifs
& même les remèdes qu'on porte dans les inteſtins, dans les cas où ils ne ſauraient être pris
par les voies ordinaires.

Du canal thorachique.

Ayant conſidéré les principaux vaiſſeaux qui par
leur union concourrent à former le commencement
du canal thorachique, nous ſaiſirons ici l'occaſion de décrire d'une manière plus particulière ce
principal tronc du ſyſtême abſorbant, après quoi

nous reviendrons à la defcription des autres vaiffeaux qui viennent s'y joindre dans fon cours, le
long de l'épine vers la veine fous-clavière gauche.
Nous n'oublierons point non plus un fecond tronc,
mais plus court, plus inférieur, & qui fe termine dans la veine fous-clavière droite.

Le nom de Canal thorachique employé d'a-
bord par Bartholin, paraît être fingulièrement impropre, en ce qu'il ne porte pas avec lui l'idée
d'un principal tronc du fyftème abforbant; Boërhaave le comparait à la veine cave inférieure,
& à cet égard on le pourrait confidérer comme
une petite veine cave. Il y a d'ailleurs quelqu'a-
nalogie entre le fecond tronc des abforbans &
la veine cave fupérieure.

Les premiers Anatomiftes qui découvrirent le
canal thorachique, le décrivirent comme commençant par une poche de figure pyriforme, à
laquelle ils donnèrent le nom de Receptacle, ou
Réfervoir du chyle, *cifterna chyli.* Chez les quadrupèdes & particulièrement chez les chiens, il
naît d'une large ampoule dans laquelle les lactés
viennent aboutir pour y verfer leur chyle. « On
» trouve le réfervoir du chyle chez la plupart
» des brûtes, dit Haller: il eft dans le chien qui
» eft le premier animal où on l'ait trouvé, dans
» le loup, le lion, l'ours, le phoque, le cochon,
» le hériffon, le bœuf, la chèvre, le cerf & le

» cheval. L'ampoule chylifère chez ces animaux,
» eſt très-conſidérable, elle eſt bien plus grande
» que tout le diamètre du conduit thorachique,
» elle eſt longue & ovale, les vaiſſeaux lactés
» vont s'y jetter ſur la veine rénale, ainſi que
» les gros vaiſſeaux lymphatiques lombaires &
» hépatiques ». Cette deſcription de Haller ne
quadre nullement avec ce que nous avons communément trouvé chez l'homme ; nous ne dirons
cependant point que le réſervoir du chyle n'exiſte
jamais chez lui, l'ayant quelquefois rencontré ;
mais le plus ſouvent il n'y en a point. Le même
Auteur que nous venons de citer, dit : » cette
» forme véſiculaire ne s'obſerve jamais chez
» l'homme, quoique des Auteurs modernes l'ad-
» mettent de temps à autre ; de vingt & un ca-
» davres humains où nous avons démontré le
» canal thorachique, nous n'en avons trouvé
» que ſix, où nous ayons vu une poche ou une
» ampoule à ſon origine ». Quoi qu'il en ſoit,
le nom de réſervoir du chyle donné à cette portion de canal, eſt abſolument impropre en ce
qu'elle porte avec elle l'idée que le canal thorachique ne reçoit rien autre que du chyle, comme
le croyaient réellement les Anatomiſtes à qui nous
en rapportons la découverte, leſquels ne connaiſ-
ſaient rien ſur le ſyſtême lymphatique. Mais comme
aujourd'hui on ſait que ce tronc reçoit plus ſou-

vent

vent la lymphe & en plus grande abondance que le chyle , & comme les lactés aboutiffent rarement à lui, même quand on le trouve , nous éviterons de lui donner ce nom.

Le canal thorachique commence beaucoup plus bas qu'on ne l'a communément cru. Il eft d'abord fitué fur la troifième vertèbre des lombes , au côté gauche de l'épine , au lieu de la première , & du côté droit de l'épine , comme on l'a dit. Nous l'avons communément injecté par les glandes des aines des deux côtés , & par ce moyen , nous avons vu fon origine plus diftinctement. La méthode de Haller n'était nullement la plus convenable , il dit : » fi vous voulez ne démontrer » que le canal thorachique , la chofe n'eft nulle- » ment difficile ; — Il ne faut que chercher un » vaiffeau lymphatique qui rampe devant la veine » rénale gauche , tels qu'il y en a toujours , ou » un des lombaires cachés aux côtés de l'aorte , » fous l'artère & la veine rénale droite ». Nous n'avons point la facilité chez l'homme vivant , de faire des ligatures à la terminaifon du canal thorachique pour le voir enfuite s'emplir de chyle.

Le canal thorachique commence par l'union de trois troncs, comme nous l'avons obfervé cidevant , un defquels eft le tronc des abforbans de la jambe droite ; le fecond, eft le tronc des

X

abforbans de la jambe gauche ; & le troifième eft communément le tronc des lactés ; ceux-ci par leur union, forment quelquefois une cavité globuleufe d'un demi-pouce de diamètre, couché fur la feconde vertèbre lombaire. D'autres fois les trois troncs font parallèles l'un à l'autre, l'étendue d'un pouce ou deux avant de s'unir, & pendant ce temps ils font enveloppés dans la même capfule celluleufe, & quand alors on les coupe en travers fans avoir pris la peine de les difféquer, ils offrent la forme dont quelques-uns ont fait mention ; favoir une cavité vraiment triloculaire. Après qu'ils fe font unis, le conduit devient plus petit. Pendant tout ce temps, il eft fous l'aorte, & il croife obliquement du côté gauche au côté droit des vertèbres lombaires, où il s'élargit de nouveau, & forme quelquefois une poche pyriforme fur la plus haute vertèbre des lombes, qui a été communément regardée comme l'endroit d'où naît le canal.

La defcription de Haller eft bien différente de la nôtre. » Le canal, dit-il, naît d'après mes expé-
» riences, du tronc des lymphatiques lombaires;
» il commence à fe gonfler au commencement de
» l'artère fpermatique ; il occupe l'angle entre la
» première vertèbre des lombes & l'appendice
» la plus intérieure du diaphragme, à la droite de

» l'artère aorte , & derrière tous les vaisseaux
» rénaux depuis la seconde vertèbre des lombes
» jusqu'à la première du dos ».

Le conduit thorachique vers la première vertèbre des lombes , est couché sous le pilier droit
du diaphragme. Haller prétend que ce muscle en
se contractant, s'approche de plus près du corps des
vertèbres , & qu'ainsi dans chacune de ses con-
tractions, il comprime le réservoir du chyle , &
le laisse libre dans son relâchement : que dans l'un
de ces états , le chyle doit être poussé en avant , &
dans l'autre arrété ; en comparant ce mouvement à
la systole & à la diastole du cœur , il dit que » pen-
» dant l'inspiration, l'appendice du diaphragme qui
» protège la citerne lombaire , se gonfle , qu'il
» la secoue & la vide ; comme en même temps
» il comprime l'œsophage , & ainsi le chyle
» reçoit son mouvement ». Ce temps sera celui
de la systole du canal , pour donner le revers à
son expression. Au contraire, quand le diaphragme
se relâche , & que les piliers deviennent atones,
le réservoir du chyle se remplit parce que les
troncs des lactés versent alors leurs fluides dans
un espace où ils ne trouvent par la moindre résistance. Notre Auteur compare cet état du diaphragme à la diastole du cœur , *in expira-*
tione remittit se diaphragma & ejus appendices de-
tumescunt. Replebitur adeò cisterna a chylo quem

vasa lactea eò tanquam in locum minùs resistentem submittunt, erit diastole cisterna. Il suppose encore qu'un pareil effet est produit par la compression & le relâchement alternatif que les parties contenues dans le thorax éprouvent dans la respiration. » Il est certain, dit-il, d'après de nombreuses » expériences, que la pression lors de l'inspiration, » diminue alternativement dans tout le thorax, » que tout se relâche, & que les poumons se ré- » pandent librement dans le plus grand espace » qui se forme, de sorte que ces viscères » comme chassés de la poitrine, y rentrent pour » ainsi dire de nouveau, & qu'alternativement » ils sont comprimés & même beaucoup, de » manière qn'ils sortent en quelque façon par » la plaie ». Nous croyons que les piliers du diaphragme jouissent d'une contraction ou d'un relâchement bien faible, excepté les circonstances extraordinaires, comme dans la toux, le baillement, les soupirs & les efforts de toutes espèces ; car alors nous avons souvent observé qu'ils tiraient le centre tendineux en en bas, ce qui troublait le mouvement du cœur & occasionnait un sentiment de douleur dans cette région. Nous soupçonnerions d'autant plus volontiers cet effet, que dans ces cas ils s'éloignent plutôt du corps de la première vertèbre lombaire qu'ils ne s'en approchent ; mais nous n'en sommes pas encore certains. Haller lui-même dans un autre endroit, jette beaucoup de doute fur cette théorie, car il dit : » quoique la preſſion des muſcles du bas-» ventre puiſſe quelque choſe, lorſque cette ca-» pacité eſt bien remplie, cependant les expé-» riences faites fur le réſervoir du chyle, démon-» trent que ce fluide, les muſcles mêmes étant » coupés, peut néanmoins ſuivre ſa route ordi-» naire, & avec aſſez de célérité ». Les fluides continuent pareillement de couler dans le canal thorachique après l'ouverture de la poitrine, & quand tous les effets alternatifs de la compreſſion & du relâchement n'ont plus lieu.

Environ vers la première vertèbre des lombes, le canal thorachique gagnant le diaphragme, eſt couché fur le côté droit de la furface antérieure de l'épine, entre la veine azygos du côté droit, & l'aorte du gauche, étant auſſi haut que le bord ſupérieur de la croſſe de l'aorte. Quand il eſt double, une des branches eſt communément cou-chée fur l'aorte, & même quand il n'eſt pas double beaucoup de gros vaiſſeaux qui lui appar-tiennent font fous l'aorte, & conſéquemment doivent recevoir les pulſations de cette artère pendant la diaſtole. Il eſt même probable que quoique dans la plus grande partie de ſon cours le long de la poitrine, le canal thorachique ne ſoit pas couché fur l'aorte, cependant comme il ſe trouve ſur ſon côté droit , les fluides de l'un peuvent recevoir quelqu'impulſion par la diſtenſion de l'autre. Haller attribue une grande partie du mouvement des fluides abſorbés à cette pulſation de l'aorte. Il croît même , avec aſſez de probabilité , que la raiſon pourquoi le canal thorachique couche au-deſſous de la croſſe de l'aorte ſur le côté droit de l'épine , & conſéquemment plus près de la veine ſous-clavière droite , croiſe la croſſe de l'aorte , & paſſe au côté gauche pour ſe terminer dans la veine ſous-clavière gauche , eſt pour que les fluides qu'il contient , puiſſent recevoir une plus forte impulſion de la dilatation de cette croſſe , la force du ſang y étant plus grande que par-tout ailleurs. Il penſe que cette doctrine reçoit un nouveau dégré de confirmation de la tranſpoſition des viſcères qu'il a quelquefois obſervé. Dans ces cas , l'aorte ſe portant en bas du côté droit de l'épine , au lieu de gagner le côté gauche , il a vu le canal thorachique auſſi tranſpoſé , être couché ſur le côté gauche , & croiſer la croſſe de l'aorte pour s'inſérer dans la veine ſous-clavière droite. » On ſoupçonnerait , dit-il, que le » canal thorachique qui eſt près de la ſous-clavière droite , ſe porte ainſi derrière la croſſe de » l'aorte pour ſubir une forte preſſion vers la » veine axillaire gauche , & cette vue eſt ſi bien » celle de la Nature , que quand tous le viſ-

» cères ont été trouvés tranfposés, ce canal s'in-
» férait pareillement dans la veine fous-clavière
» droite ». La pulfation de l'aorte peut être une
force bien puiffante pour pouffer en avant dans
le canal thorachique les fluides abforbés ; & en
général les pulfations des artères peuvent avoir
la même utilité à l'égard des branches, pour
accélérer le mouvement des fluides qu'elles charrient ; mais la principale vertu de propulfion,
réfide dans la puiffance mufculaire des vaiffeaux
abforbans mêmes, car ces vaiffeaux abandonnent fouvent les artères, & vont par eux-mêmes,
comme on peut le voir, fur le mélentère des
quadrupèdes & fur les tégumens des animaux en
général, où ils n'accompagnent que les veines
dont ils ne peuvent recevoir aucune force impul-
five.

Nous avons déjà dit pourquoi le canal thorachique allait s'inférer à la veine fous-clavière
gauche de préférence à la droite, favoir pour
que les fluides qu'il contient, éprouvent moins
de réfiftance de la ftagnation ou du mouvement
rétrograde du fang dans la cave fupérieure &
fes branches, effets qui ont lieu lors de la contraction de l'oreillette droite du cœur. L'angle de
la veine fous-clavière droite, ou pour mieux dire
la veine jugulaire droite eft dans une ligne directe avec la veine cave fupérieure, pendant que

la jugulaire gauche fait un angle droit avec la ſous-clavière, & cette dernière forme une angle obtus avec la veine cave ſupérieure, & conſéquemment la réſiſtance à l'entrée des fluides abſorbés eſt plus conſidérable au côté droit qu'au côté gauche. Mais revenons à la deſcription du canal thorachique.

Etant ſorti du diaphragme, il devient petit de plus en plus juſqu'à ce qu'il ſoit arrivé près du milieu du dos ; où ſouvent il n'a pas plus d'une ligne de diamètre, après quoi il augmente graduellement, en ſorte que près de ſa terminaiſon, ſon diamètre peut être environ de trois lignes. Nous avons dit que ce diamètre était ſouvent de cinq lignes à ſon origine ; quand nous avons pu réuſſir à l'injeîter dans toute ſa longueur, il paraiſſait faire nombre de détours ſerpentins, mais cette forme était purement illuſoire. Les artères qui ont été précédemment diſtendues deviennent flexueuſes, lorſque la diſtention a été portée trop loin comme on le voit chez les vieillards dans les artères de l'extérieur de la tête, qui étant proportionnément plus près du cœur que la plupart des autres artères, ſont auſſi plus dilatées & plus ſerpentines. On voit encore la même choſe dans l'anaſtomoſe collatérale des branches de l'artère radiale, à l'entour de l'articulation de l'avant-bras, & du bras à la ſuite de l'opération de l'anevrifme faux, occafionnée par une faignée fâcheufe. Ces artères en général, font très petites, mais après l'opération de l'anevrifme, elles deviennent fingulièrement tortueufes. Cependant on obferve quelquefois des contours ferpentins fur le canal thorachique, même quand on ne l'a point injecté. Haller dit, *per thoracem afcendit, paulùm ferpentinus tamen ut penè rectus afcendat.*

Le canal thorachique fixé comme il eft à l'épine par fes branches, par celles de l'azygos & par la membrane cellulaire, doit néceffairement fuivre les mêmes contours & décrire les mêmes angles chez les boffus. Or, comme les fluides fe meuvent avec une vélocité plus grande à travers des canaux droits, que lorfqu'ils font courbes, leur impulfion étant la même, la force avec laquelle les fluides abforbés du canal thorachique furpaffent la réfiftance que le fang offre à leur entrée dans les veines, doit naturellement être moindre dans de pareils fujets. Cette diminution de force eft-elle accompagnée de quelques fuites fâcheufes ? c'eft ce que nous ignorons. Nous avons vu un tronc des abforbans du poumon être contourné au moins mille fois fur lui-même, avant de parvenir au canal, & nous avons encore vu de pareilles circonvolutions dans l'étendue du canal lui-même. Une grande partie des forces paraît être perdue dans plufieurs parties des animaux, par la dif-position qui leur eſt particulière ; mais ces pertes ne paraiſſent pas mériter une bien grande attention quand d'un autre côté il en réſulte quelqu'autre avantage.

Environ la ſixième ou la ſeptième , & plus fréquemment vers la huitième vertèbre du dos, le canal thorachique ſe partage en deux branches qui ſe réuniſſent bientôt en laiſſant entre elles un eſpace que Haller appelle *inſula.* Quelquefois il ſe diviſe en pluſieurs branches , qui ſe réuniſſent de nouveau comme dans le premier cas ; ſouvent il forme nombre de ces îles , & d'autres fois il n'en forme aucune. Ayant paſſé la croſſe de l'aorte , le canal thorachique croiſe comme nous l'avons dit, du côté droit de l'épine au côté gauche, & quand il eſt plein de ſon fluide ou injecté avec une matière colorée , on le peut voir diſtinctement à gauche de l'œſophage à travers la plèvre, ſans autre opération que d'ouvrir la poitrine & de porter à droite les poumons. Le canal thorachique ſortant enſuite de la cavité de la poitrine, gagne le haut de la plèvre, & là, il eſt couché ſur le muſcle long du col, & derrière l'artère thyroïde inférieure. A cet endroit il s'élargit conſidérablement, & quoique le lieu de ſa deſtination ſoit l'angle des veines ſous-clavières & jugulaires, il paſſe néanmoins cet angle, forme une courbe conſidérable pour deſcendre à ſa terminaiſon. Nous ſuppoſions précédemment que cette courbe était néceſſaire pour donner aux fluides l'avantage de leur propre gravité, dans l'effort qu'ils ont à faire pour ſurmonter la réſiſtance qu'ils éprouvent à leur entrée dans les veines ; mais il eſt bien plus probable que cette courbe a été formée pour favoriſer l'inſertion de nombre de gros troncs qui joignent le canal avant ſa termi-naiſon. Il arrive quelquefois, quoique rarement, que le conduit thorachique ne paſſe pas par l'angle de la jugulaire & de la ſous-clavière ; mais qu'il monte à ſa terminaiſon. Haller dit : » J'ai vu une » fois ou deux chez l'homme, autant que je m'en » rappelle, que ce canal montait vers la veine » ſans s'élever au-deſſus des troncs ſous-claviers ; » cette obſervation eſt également celle de l'exact » Caſſebohm ». Le canal thorachique avant ſon inſertion, & pendant qu'il eſt derrière la veine jugulaire, ſe partage communément en deux ou trois branches, & même plus ; ces branches pour la plupart, s'uniſſent de nouveau, & le canal ſe termine dans les veines par un ſeul tronc ; d'au-tres fois elles forment deux ou trois terminaiſons ſéparées qui ſe dégorgent très-ſouvent dans la veine jugulaire au-deſſus de l'angle, & plus com-munément dans la veine ſous-clavière au côté gauche de l'angle. Haller dit : » il eſt rare que le » canal thorachique partagé s'inſère dans la ſous-

» clavière gauche, par deux trois, & même plu-
» ſieurs branches ; je l'ai cependant vu, & chez
» l'homme ». On obſerve conſtamment chez lui
une paire de valvules à l'entrée du canal thorachique dans la veine ſous-clavière ; ces valvules
en certaines occaſions, ferment le conduit & empêchent le ſang vénal de s'y porter. Haller, en
parlant de ce prolongement valvulaire, dit : » des
» Anatomiſtes célèbres penſent que la fonction
» de cette valvule eſt de permettre au chyle de
» pénétrer dans la veine & de l'empêcher de
» revenir ſur ſes pas ; mais elle me ſemble devoir
» difficilement remplir cette vue ». Il dit encore,
en parlant des autres valvules de ce conduit ;
» elles ſont rares chez l'homme, & tellement
» que des Anatomiſtes diſent que leur nombre
» ne monte pas à plus de douze ; elles ſont peu
» viſibles, elles ne rempliſſent pas exactement
» leur fonction, & ne ferment pas en totalité
» le diamètre du canal, en ſorte qu'elles per-
» mettent au chyle & à la cire de retomber en
» bas ». Quant à notre opinion ſur une pareille
matière, nous ne connaiſſons point d'autre uſage
à quoi elles puiſſent ſervir, que celui de prévenir
le mouvement rétrograde du chyle, ou d'empêcher le ſang contenu dans les veines, de paſſer
dans le conduit. Si les valvules ſur le cadavre
permettent à l'injection de paſſer, cela ne prouve

rien autre, finon qu'alors il manque beaucoup de circonftances qui exiftaient pendant la vie. Quoi qu'il en foit, les valvules de l'orifice du canal thorachique rempliffent encore fi bien leurs fonctions après la mort, qu'il eft exceffivement rare de voir la matière injectée paffer de la veine dans le canal thorachique. Mais accordons que les valvules n'ayent aucun ufage, excepté dans certains cas, & que les fluides contenus dans le canal thorachique, foient en général capables de furmonter la réfiftance du fang vénal, que cette dernière force fuffife feule pour empêcher le fang de paffer dans le canal, de manière à rendre inutile tout fecours qui lui viendrait de la part des valvules; il ne s'en fuivrait pas moins qu'il y a deux circonftances où certainement ces valvules font néceffaires. D'abord, lors de la toux ou d'autres efforts violens, le fang des veines jugulaires & fous-clavières trouve obftacle à paffer dans les cavités du cœur; conféquemment il diftend les parois de ces vaiffeaux avec une force extraordinaire, telle enfin que les fluides abforbés ne pouvant la fuppoter, le fang veineux defcendrait alors dans le conduit thorachique, fi ces valvules ne l'en empêchaient. Pareillement le mouvement du chyle deviendrait rétrograde alors, fi les autres valvules ne s'oppofaient à cet effet. Il eft encore une autre circonstance dans laquelle il nous paraît plus que probable que les valvules sont mises en action. Le D. Hunter soupçonna que le chyle en abordant à la masse du sang, aux angles entre les jugulaires & les sous-clavières, coulait goutte à goutte, & qu'il continuait constamment à tomber ainsi. Si nous en croyons ce que nous a manifesté l'ouverture des animaux vivans ou récemment morts, nous sommes persuadés qu'il en est tout autrement, car ce n'est que dans un temps déterminé & périodique, que le chyle est versé dans les intestins, temps seul où il peut être absorbé. Nous avons vu aussi une grande quantité de chyle parfaitement blanc dans les sous-clavières, la veine cave supérieure, l'oreillette droite du cœur, qui flottait pour ainsi dire sur la surface du sang : d'autres fois le mélange du rouge & du blanc était si uniforme, qu'il devait au moins y avoir autant de chyle dans ces cavités, qu'il y avait de sang. Il doit s'ensuivre de ces faits, que le chyle est versé dans les veines à plein canal, & qu'il y a des circonstances où les fluides absorbés sont versés dans les veines en plus grande quantité, & avec une force plus grande que dans d'autres. Bien plus, comme nous sommes persuadés que les puissances absorbantes se reposent souvent, nous croyons que dans toutes ces occasions, les valvules font mifes en action pour empêcher le fang des veines de paffer dans le canal, où il pourrait alors fe porter.

Le canal thorachique eft quelquefois double dans toute fon étendue. On trouve dans la collection de Windmill-Street (1), un exemple d'un pareil canal que nous injectâmes avec le mercure, il y a déjà plufieurs années; l'un de ces conduits eft inféré à la veine fous-clavière droite, & l'autre à la gauche; nous l'avons auffi vu triple, ou à-peu-près tel. Quelquefois le conduit thorachique s'infère dans la veine fous-clavière droite au lieu d'aller à la gauche, & alors le tronc des abforbans du côté gauche, préfente abfolument la même manière d'être à tous égards, que celui du côté droit. Il y a encore une pièce de ce genre dans la collection de Windmill-Street, que nous injectâmes par la veine ombilicale; le fujet était un enfant à terme, & l'injection dont nous nons fervîmes, fut du fuif fondu, adouci avec un peu de térébinthine & colorée avec du vermillon. L'injection paffa dans le conduit thorachique qui était diftendu dans toute fa longueur, avec une matière blanchâtre; la couleur s'était perdue chemin faifant, comme nous l'avons fouvent obfervé dans

---

(1) Collection des pièces anatomiques du cabinet du D. Hunter.

les cas où une semblable injection avait passé des extrémités des artères dans le commencement des veines, ce qui est une preuve qu'elle avait passé par des tubes extrèmement fins. La même chose est arrivé à Meckel & à Haller ; celui-ci dit : *ductus thoracicus per arterias aliquandò se repleri passus est oleo potissimùm therebentinæ rubro ; solet verò id oleum colorem deponere.* Nous soupçonnons ici que l'injection a passé par les orifices des lymphatiques qui sont sur les parois des vaisseaux sanguins, & qui naissent de leurs surfaces internes.

Il nous est arrivé quelquefois d'avoir injecté les branches du conduit thorachique par le tronc, & contre la direction des valvules, de manière à voir l'épine presque couverte de vaisseaux lymphatiques, & même d'injecter ceux des espaces intercostaux. Aussi d'après cela, les injections ordinaires de ce canal, lesquelles ne passent pas les valvules, ne donnent point une véritable idée de ce tronc du système absorbant, en ce quelles le représentent toutes sans aucunes branches.

Du tronc des absorbans du côté droit.

Ayant décrit le canal thorachique, ou le principal tronc des absorbans qui est implanté à l'angle des veines jugulaires & sous-clavières gauches ;
nous

nous n'en omettrons point un autre qui est inséré dans l'angle de la jugulaire & de la sous-clavière droite. La longueur du conduit thorachique est depuis seize pouces jusqu'à dix-huit ou vingt, car cette longueur varie à proportion de la hauteur du corps. Nous avons dit que son diamètre avant de se terminer, était de deux ou trois lignes. Le tronc des absorbans du côté droit n'est communément pas plus étendu en longueur qu'un demi-pouce ou un quart, & son diamètre près de sa terminaison, est presque le même que celui du conduit thorachique au même endroit. Il appartient aux absorbans qui naissent du lobe droit du foie, du côté droit du diaphragme, du côté droit du cœur, du lobe droit des poumons, à ceux qui viennent du bras droit, de la partie droite de la tête, & du lobe droit de la glande thyroïde. Quand le canal thorachique s'insère dans la veine sous-clavière droite, alors le tronc du côté gauche ressemble en tout à celui-ci, comme nous l'avons déjà dit. La terminaison des lymphatiques dans la veine sous - clavière droite, nous paraît être une découverte de Stenon, l'Elève de Thomas Bartholin. Elle fut faite sur les quadrupèdes ; mais il était aisé de la transférer sur l'homme. Haller dit à ce sujet: » ainsi Nicolas Stenon condui-» sit les vaisseaux lymphatiques du côté droit de la » tête, de la partie antérieur du pied droit, & de la

Y

» cavité droite de la poitrine dans les veines axil-
» laires ». Ruifch affurait auffi que les vaiffeaux
lymphatiques des poumons fe terminaient dans
les veines fous-clavières ; Haller dit : » Frédéric
» Ruifch, Auteur qui n'eft point à rejetter dans
» l'énoncé des faits de la Nature, attefte que les
» vaiffeaux lymphatiques du poumon vont dans
» les veines fous-clavières & axillaires ; Nuck dé-
» couvrit également une autre partie de cette ter-
» minaifon : » & continuant encore fur ce fujet » ;
» cet Anatomifte conduifit des veines pellucides
» des efpaces intercoftaux dans les troncs jugu-
» laires ; il en conduifit également du diaphragme
» dans les mêmes veines ; il en vit auffi aller
» du cœur dans ces veines & dans les fous-cla-
» vières ». Cependant M. Hewfon paraît avoir été
le premier qui ait développé bien diftinctement ce
tronc ; car quoique les autres Anatomiftes con-
nuffent fa terminaifon dans la fous-clavière droite,
ils le décrivirent conftamment comme étant nombreux & ne faifant point un tronc commun. Quoique Haller cite M. Hewfon relativement à ces terminaifons, il ne dit point s'il admet une feule
terminaifon ou plufieurs. Il dit en effet : » il y
» a beaucoup de vaiffeaux à la glande thyroïde ;
» tous ces vaiffeaux fi l'on en croit M. Hewfon,
» réunis en petits troncs & accompagnant les ra-
» meaux defcendans de la tête, & ceux qui fui-

» vent les diftributions de la carotide, fe joi-
» gnant enfuite au côté droit avec les vaiffeaux
» du poumon & de la glande thyroïde, ils vont
» fe jetter à droite dans l'angle de la veine fous-
» clavière avec la jugulaire, & à gauche dans le
» conduit thorachique & dans la fous-clavière ».
Telle eft la manière dont s'exprime M. Hewfon à
cet égard : » les vaiffeaux lymphatiques du côté
» droit, forment quatre troncs confidérables qui
» fe joignent près de leur terminaifon. Ces troncs
» font d'abord un de l'extrémité fupérieure, puis
» le tronc des vaiffeaux lymphatiques du côté
» droit de la tête & du col, les lymphatiques
» de la glande thyroïde, & enfin le tronc des
» lymphatiques de la partie antérieure des pou-
» mons du côté droit ». Cet Anatomifte a oublié ici les lymphatiques du côté droit du cœur,
auffi bien que ceux du foie & du diaphragme,
& ceux qui accompagnent les artères mammaires
internes. En effet, il arrive fouvent qu'il y a plus
d'une infertion dans les deux fous-clavières, &
que quoique les terminaifons dans les angles
entre ces vaiffeaux & les jugulaires paraiffent être les
plus fréquentes, cependant il ne paraît pas y avoir
beaucoup d'inconféquence à admettre quelque variation. D'après cela, on rencontre quelquefois
ces terminaifons dans les jugulaires, un peu au-

dessus des angles, d'autrefois dans les sous-clavières un peu en dehors des glandes.

Mais revenons actuellement à la cavité du bas-ventre.

Des absorbans de l'épiploon.

Ces vaisseaux forment trois divisions comme les artères & les veines, les plus gros troncs accompagnent les artères épiploïques droites moyennes & gauches. Ils passent communément dans les glandes situées entre le bord supérieur de l'épiploon & le bord inférieur de l'estomac ; les ayant traversé, ils s'unissent avec les absorbans de l'estomac. On ne trouve pas toujours ces glandes, & quand on les rencontre, elles sont communément fort petites ; Haller a fait mention d'elles, mais il paraît avoir peu connu les absorbans. » Je » n'ai point vu d'autres glandes, dit-il, dans au » cun des épiploons, sinon celles qui suivent la » grande & la petite courbure de l'estomac, » ainsi que celles qui sont voisines des portes » du foie ; mais celles-ci appartiennent aux épi » ploons. Les vaisseaux lymphatiques qui sont » peut-être les petits canaux de Biumi, peuvent » être vers ces glandes conglobées ».

Des absorbans de l'estomac.

Nous avons rapporté ci-devant un passage d'Hip-

pocrate , où il est dit : εἰσι ἀπό τῆς κοίλιης φλέβες. δ'
ὧν ἡ τροφή ἐν τῷ σώματι ἔρχεται. —— ,, Il y a des veines,
,, qui rampent sur l'estomac , par le moyen des-
,, quelles la nourriture vient dans le corps ,,. Nous
avons dit dès-lors , que ces veines étaient imaginaires , que les lymphatiques de l'estomac chez
l'homme n'étaient pas faciles à trouver , & qu'ils
ne charriaient jamais un fluide blanc comme les
lactés. On trouve néanmoins des assertions contraires aux nôtres dans un Traité de Biumi , Anatomiste Italien , publié à Milan en 1728 , avec
ce titre , *Esamine d'alcuni canaletti chiliferi che dal
fondo del ventricolo perle tonache del omento sem-
brano penetrare nel fegato :* c'est-à-dire : ,, Examen de
,, quelques vaisseaux chylifères qui de la cavité de
,, l'estomac, paraissent pénétrer dans le foie en pas-
,, sant le long des tuniques de l'épiploon ,,. Nous
n'avons point lu cet Ouvrage ; mais si l'on s'en rapporte à Haller , l'Anatomiste Italien dit ; que cette
découverte fut faite sur les chiens ; que le tronc de
ces vaisseaux était aussi gros qu'une plume d'oie ,
& qu'il se divisait en branches plus petites , qui se
ramifiaient à travers la substance du foie ; que les
ayant ouverts , ils donnèrent issue à du chyle ,
d'où l'Observateur conclud que c'est par cette voie
beaucoup plus courte , que se portent à la masse du
sang les remèdes , & peut-être même la partie
nutritive des alimens , quand le resserrement du

pilore les empêche de parvenir aux inteſtins.
Ainſi çomme Haller le rapporte à cette occaſion,
» il y a ſur ce viſcère des vaiſſeaux chyleux; quand
» on les ouvre, ils laiſſent échapper leur chyle;
» ils ſont viſibles par leur blancheur; ce ſont ces
» vaiſſeaux par leſquels les eaux acidules parvien-
» nent au ſang par le chemin le plus court, &
» moyennant leſquels peuvent encore vivre ceux
» dans les inteſtins de qui rien ne peut parve-
» nir, à raiſon de l'obſtruction du pilore. Broggi
» & Belli avaient déjà vu des vaiſſeaux blancs qui
» paraiſſaient chez les animaux ſur toute l'étendue
» de l'eſtomac ; ils s'uniſſaient pour former un
» tronc valvuleux qui ſe portait vers le foie,
» ſe diſtribuait dans ce viſcère d'une manière
» différente des lymphatiques, & ne charriait
» qu'une liqueur purement chyleuſe ». Nous
n'euſſions point rapporté ces expériences, ſi Haller
n'eût point montré quelque diſpoſition à y ajouter
foi. *Experimenta nimis pauca* ; telle eſt dans ſa
Bibliothèque anatomique l'expreſſion dont cet
Auteur ſe ſert pour les caractériſer. Quelques-uns
des lactés s'anaſtomoſent avec les lymphatiques du
foie & du diaphragme, comme nous l'avons déjà
dit, & il eſt également poſſible, ſi les abſorbans
des gros inteſtins tranſmettent le chyle, que
quelques-uns de ceux qui appartiennent à l'arc
tranſverſe du colon, puiſſent s'anaſtomoſer avec

les abforbans de l'eftomac, & qu'on puiffe ainfi découvrir du chyle dans leur intérieur, & qu'enfin cette humeur puiffe fuivre la route qu'ils tiennent. Mais nous n'avons jamais eu occafion de rien obferver de pareil, même quand l'occafion s'eft préfentée de voir le chyle dans les lactés du duodenum ; nous n'en avons jamais découvert aucun non-plus fur le pilore ou fur quelqu'autre région de l'eftomac. La prompte reftauration qu'on éprouve lorfque dans les langueurs & le befoin, on fournit à l'eftomac des alimens folides ou fluides, d'une nature fingulièrement nourriffante, dépend d'une circonftance abfolument étrangère & autre. La partie aqueufe des alimens peut être abforbée de l'eftomac, & féparée enfuite par les reins ; mais une femblable abforption du chyle n'eft point admiffible, car le chyle doit nourrir, & pour qu'il puiffe s'acquitter de cette fonction, il faut qu'il ait été foumis quelques heures aux puiffances qui le forment, & il ne peut être parfait qu'autant qu'il a éprouvé, après être forti de l'eftomac, les influences des fucs biliaires & pancreatiques dans le duodenum, ainfi qu'on peut s'en convaincre, pour peu qu'on faffe attention au dérangement & à la faibleffe qui furviennent quand quelques caufes empêchent dans le duodenum l'union de ces fucs avec le chyle. La reftauration des forces provient de l'effet que les fubftances ftimulantes & celles

qui font nutritives ont fur l'eftomac. L'on pourrait croire d'après cela, que quand on fait refpirer l'efprit de fel amoniac, & qu'on diffipe ainfi
un accès de fyncope ou qu'on le prévient, quelques
principes fubtils font abforbés & portés dans la maffe
du fang : mais une pareille abforption n'a point
lieu ; le remède produit fon effet inftantanément,
& feulement à raifon de fa force & du ftimulus
opéré fur les extrémités des nerfs qui font très-
voifins du cerveau, & beaucoup plus à découvert que tout autre nerf du corps. Haller n'admet point ces vaiffeaux chyleux de l'eftomac,
par la feule raifon que les derniers Anatomiftes
ne les ont point vus ; il dit à ce fujet » : mais l'in-
» duftrie n'a point encore trouvé de nos jours ces
» vaiffeaux blancs fur l'eftomac, & des hommes
» verfés dans la diffection des animaux vivans,
» ne les ont point non-plus admis ». Parmi ceux-
ci, cet Auteur cite Brunner & Pauli. Nous reconnaiffons la poffibilité de l'exiftence de ces vaiffeaux, quoique nous n'ayons jamais rien vu qui
leur reffemblât ; nous avons tâché d'en donner raifon d'une manière différente. Veflingius avait déjà
décrit les lactés de l'eftomac ; mais les Anatomiftes
dans ce temps appellaient lactés, tous vaiffeaux qui
reffemblaient à ce genre de conduit par la tranfpa-
rence de leurs tuniques, & le nombre de leurs valvules. Veflingius dit quelquefois, *lacteorum æmulos*

vidi. Quoique nous n'ayons point vu de chyle dans les abforbans de l'eftomac, nous y avons fouvent découvert de la lymphe, & même nous avons fouvent injecté ces vaiffeaux, non-feulement fur l'homme, mais encore fur nombre d'animaux, comme l'éléphant, les chevaux, les ânes, la tortue & le requien. Nous avons pouffé l'injection chez la tortue jufqu'à la furface interne de l'eftomac, où nous avons vu ces vaiffeaux fenfibles, même à l'œil nud.

Les abforbans de l'eftomac forment trois principales divifions; une accompagne les branches de l'artère & de la veine coronaire, ceux-ci rampent de la partie antérieure & poftérieure de l'eftomac vers la petite courbure; nous les nommons ordinairement les Coronaires du ventricule. Ils font également deux fois auffi nombreux que les artères & les veines; ils fe comportent comme les lactés extérieurement, ayant une artère & une veine entre eux; ils font également formés de deux plans, un fuperficiel & l'autre profondément fitué. Ils gagnent quatre, cinq ou fix glandes fituées quelquefois fur la petite courbure de l'eftomac, & quelquefois entre elle & le petit épiploon de Winflow. Ayant pénétré ces glandes, ils en fortent pour fe porter dans de plus gros troncs qui communément paffent derrière le duodenum, dans les mêmes glandes que les abforbans profonds du foie, qu'ils pénètrent aussi ; & concurremment ensemble ils gagnent le conduit thorachique au côté droit de l'aorte , près de la naissance du tronc cœliaque. Nous les avons quelquefois vus se porter en haut , vers le cardia , & passer derrière lui dans le canal thorachique. Il y a depuis plusieurs années dans le cabinet de Windmill-Street , une préparation où l'on rencontre cette disposition. La pièce fut enlevée du sujet , & conservée dans l'esprit de vin ; on y voit sur l'estomac qu'on a conservé, avec une portion du canal thorachique qui est derrière , les absorbans se portant de la petite courbure dans le conduit thorachique , qui était rempli du mercure qu'il avait reçu d'eux. Haller paraît avoir vu ces vaisseaux , car il dit : que » comme il y a sur la » petite & la grande courbure de l'estomac plu- » sieurs glandes conglobées, on doit s'attendre avec » raison à trouver dans le ventricule des vais- » seaux lymphatiques. Nous en avons certainement » vu sur la petite courbure, & d'assez gros, qui se » portaient dans le canal thorachique ». Ceux du milieu de la grande courbure de l'estomac se distribuent de la maniere suivante ; ils ne tardent point à se joindre aux absorbans épiploïques moyens & gauches de l'épiploon , & se continuant avec l'artère gastrique gauche , ils se portent en haut & à gauche, vers le grand cul-de-sac de l'estomac, où ils se mêlent avec les absorbans de la rate &

du pancreas, & vont avec eux dans le canal thorachique : on peut les nommer Gaſtriques gauches. La troiſième diviſion naît auſſi du milieu de la grande courbure de l'eſtomac. Les vaiſſeaux qui la forment, accompagnent l'artère gaſtrique droite vers le pilore, & reçoivent chemin faiſant les abſorbans épiploïques droits de l'épiploon, & ſe mêlant auſſi avec les abſorbans profonds du foie derrière le duodenum, ils entrent dans les mêmes glandes, & ſe rendent avec eux dans le conduit thorachique. Haller paraît n'avoir vu ceux-ci que chez les quadrupèdes, car il dit : *& ego in cane vaſa lymphatica ab omento in ventriculum venientia vidi, quâ ſede eorum erant trunculi* ; on peut nommer ceux-ci Gaſtriques droits.

Nous n'avons rien à dire ſur les pores inorganiques que quelques Anatomiſtes ont ſuppoſé ſur les tuniques de l'eſtomac, peu portés comme nous le ſommes à les admettre. Ils déſignent ainſi des pores qui en pénètrent la ſubſtance, & qui n'appartiennent en aucune manière à des vaiſſeaux ; *non hîc poros volumus qui in venas ex ventriculi caveâ pateant ſed poros qui per ipſam naturam ſolidam partium ventriculi faciant ſibi viam.* En admettant ces pores, ils ſe ſont efforcés d'expliquer comment les eaux minérales qu'on prend intérieurement, reviennent ſi promptement par les urines, & comment auſſi l'on guériſſait quelquefois l'aſ-

cite par le moyen des vomitifs & des purgatifs. Haller semble à ce sujet, être dans un doute bien marqué & cependant il nous fournit des argumens contre lui-même dans une autre partie de son Ouvrage, où il dit, que ces pores pourraient bien exister. » La chose me paraît très-
» simple, dit-il : la peau dépouillée de tout vaisseaux, & le corium à moins qu'il ne soit très-
» épais, transmettent l'eau & particulièrement
» l'eau chaude. La bile parvient aussi manifeste-
» ment à l'extérieur de la vésicule par des voies qui
» ne sont point vasculaires. De même donc, qu'il
» y a des pores inorganiques dans les autres par-
» ties du corps, de même aussi il y en a dans
» la tunique nerveuse de l'estomac & dans le pé-
» ritoine, & tellement disposés que l'eau peut
» facilement les pénétrer ». Nous avons déjà prouvé que pendant la vie il n'y avait point une pareille transudation, & cependant malgré les assertions précédentes, Haller ajoute, qu'»on pour-
» rait douter que les humeurs exsudent réelle-
» ment par ces pores, chez les animaux vivans.
» On observe que la vessie urinaire a été trouvée
» très-pleine sans la moindre effusion d'urine
» dans le bas-ventre, lorsque l'issue de cette
» humeur était interceptée par l'urètre. Quand
» le pilore est obstrué de manière à refuser tout
» passage aux alimens & aux boissons, le ventri-

» cule s'étend & parvient à un volume immenfe,
» ce qui eft une marque que la boiffon ne trouve
» pas une voie auffi facile pour fon iffue. Ce que
» les malades boivent dans l'anafarque, ne fe
» mêle point à l'eau épanchée qui eft d'une
» nature coagulable, & entièrement différente
» de leur boiffon en fanté, quoique l'on boive
» beaucoup, on ne trouve qu'une vapeur dans la
» cavité du bas-ventre. En rempliffant l'eftomac
» d'un chien vivant avec une liqueur bleuâtre,
» les vaiffeaux lactés en prirent la couleur ; mais
» on ne put la découvrir fur les parois du bas-
» ventre, où elle aurait néceffairement dû fe
» manifefter s'il y avait eu tranfudation ».

Des abforbans de la rate.

On obferve également deux plans de vaiffeaux dans la rate, favoir les fuperficiels & les profonds. Les premiers parcourent la furface externe de ce vifcère couché entre fa propre tunique & le péritoine. On ne les peut voir qu'avec la plus grande difficulté fur l'homme ; mais fur les quadrupèdes & particulièrement fur le veau, ils font plus nombreux que peut-être fur aucun vifcère de tout autre animal quelconque. Chez l'homme, ils occupent la convexité de la rate, & fon bord concave par où pénètrent les artères, & là, ils joignent les profonds. Ces derniers comme dans le rein, accompagnent les veines dans la ſubſtance même de la rate ; on les découvre aiſément, en faiſant des ligatures ſur l'artère & la veine ſpléniques, lorſqu'elles n'ont point encore pénétré dans la rate, & en froiſſant légèrement ſa ſubſtance entre le pouce & les doigts, ce qui force le ſang épanché dans les cellules, de paſſer dans les abſorbans de manière à les rendre ſenſibles. Haller dit : » que Ruiſch démontrait autrefois les vaiſ-» ſeaux lymphatiques, en liant d'abord la veine » ſplénique, & enſuite en maniant ainſi ce viſ-» cère ». Les abſorbans de la rate auſſi-tôt qu'ils ſont ſorti de ſa ſubſtance, gagnent les glandes qui ſont ſur l'artère ſplénique, & qui ſont diſſeminées çà & là, à petite diſtance ſur toute la longueur de ce vaiſſeau. Dans leur paſſage à travers ces glandes, ils reçoivent les abſorbans du pancreas, & ſe mêlant avec ceux de l'eſtomac & avec quelques-uns de ceux du foie, près la tête du pancreas, ils vont avec eux gagner le canal thorachique. Haller ne rapporte point s'il a vu lui-même ces vaiſſeaux ; mais en citant Malpighi, il dit : que les glandes conglobées abondent tout le long de l'artère ſplénique juſqu'à la ſciſſure de la rate, & que ces vaiſſeaux les pénètrent. Il continue, en diſant plus bas, qu'il n'a aucun reſſou-venir d'une pareille diſpoſition chez l'homme, quoiqu'on en trouve des exemples dans les Ouvrages posthumes de Calfebohm, & que Ruifch, Nuck & Winflow en citent quelques - uns. Depuis que nous avons mis ce Traité fous preffe, nous avons eu occafion d'en voir de plus volumineux & en plus grand nombre que dans aucune occafion précédente.

Des abforbans du pancreas.

Haller dit, qu'il ignore fi le pancreas a des lymphatiques ou non, quoique les Anatomiftes qui vinrent après Afelli ayent parlé affez fréquemment de ces vaiffeaux ; mais alors continue-t-il, » ce n'était pas le véritable pancreas qu'ils vous » laient défigner, mais bien le faux pancreas » d'Afelli ou l'amas de glandes lymphatiques, qui » eft à la racine du méfentère chez les chiens ». Tels font fes termes : *nùm pancreas lymphatica vafa habeat ? ignoro & dubito. Quæ adèo freʒuenter apud feculi prioris fcriptores nominantur ea ferè ad fpurium illud Afelli pancreas pertinent.* Afelli fait mention du véritable pancreas comme d'une glande inconnue, & M. Hewfon dit : » que les vaiffeaux » lymphatiques de la rate fortent de la concavité » de ce vifcère, en accompagnant l'artère fpléni» que dans la finuofité du pancreas par les lym» phatiques duquel ils font probablement joints ».

Que le pancreas ait des vaiſſeaux abſorbans, c'eſt ce dont nous ſommes perſuadés. Nous les avons vus dans beaucoup d'occaſions, qui s'élevaient du pancreas, & qui joignaient le plexus ſplénique déjà décrit. Ils ſemblent avoir d'abord été découverts par Veſlingius, & il s'exprime lui-même de manière à ne laiſſer aucun doute qu'il ne veuille déſigner le véritable pancreas. Haller cite ce même paſſage dans un endroit de ſes Ouvrages, quoiqu'il ſemble l'avoir oublié ici. Il dit que, » Jean » Veſlingius vit le 18 Janvier 1649, des vaiſſeaux » laĉtés à l'endroit où le pancreas touche à la rate, » & là où le ventricule eſt adjacent à ce viſcère ». La dénomination de *laĉtés*, n'infirme en rien le fait ; les laĉtés & les lymphatiques n'ayant point encore été mis dans leurs claſſes reſpeĉtives, comme Rudbeck & Bartholin l'ont fait enſuite.

Nous les avons injeĉtés en 1773 par les abſorbans du foie, & d'une manière contraire à la direĉtion des valvules dans toute la longueur du pancreas ; ils s'élevaient de ſa ſubſtance à ſon bord ſupérieur, quelquefois à angle droit, avec le principal tronc du plexus ſplénique qui règne ſur les tuniques de l'artère ſplénique. Ils n'ont point de centre de ramification ; mais ils ſortent des lombes par de courtes branches comme les artères & les veines,

Des

Des abforbans du foie.

Il n'y a point de parties du corps humain, où nous ayons eu plus de fuccès dans la recherche des vaiffeaux lymphatiques, que le foie ; nous poffédons même actuellement un manufcrit, dans lequel on les trouve décrits au gré du D. Hunter, en Mars 1773 ; & c'eft de lui que nous avons extrait ce qui fuit. — Les abforbans de ce vifcère fe divifent d'eux-mêmes en deux claffes ; favoir ceux qui rampent fur fa furface , & ceux qui plus profondément fitués , accompagnent la veine porte. Les abforbans de la furface fupérieure du foie naiffent par quatre divifions ; fauf cependant les exceptions qu'apportent ici les variétés, qui ne laiffent pas que d'être affez fréquentes ; car nous en avons fouvent vu fix , huit , & même dix ; mais nous nous en tiendrons à la difpofition la plus ordinaire. Le corps étant confidéré couché fur le dos, la principale divifion paraît communément fur la furface fupérieure du grand lobe du foie, & vers le côté droit du ligament falci - forme de ce vifcère. Un de ces troncs cependant eft plus volumineux que les autres, & reçoit les ab- forbans plus petits , comme l'on voit le tronc d'un arbre recevoir fes branches : ceux - ci font communément joints par un autre plexus qui vient de la furface fupérieure du lobe gauche du foie ,

& qui rampe sur le côté du ligament falciforme à l'opposite du premier. Nous avons injecté par l'un & l'autre de ces plexus, les absorbans profonds, sans doute par le moyen des vaisseaux qui se détachaient d'eux, & qui entraient dans la substance du foie par l'ouverture où l'on trouve encore chez l'adulte les restes de la veine ombilicale du fétus. Les troncs de ces deux plexus rampent le long du ligament falciforme de bas en haut : lorsqu'ils sont parvenus au diaphragme, ils le traversent, & passent dans les glandes ci-devant décrites, qui sont situées à la partie antérieure du péricarde. Là, ils sont joints par les autres troncs provenans du foie, qu'il nous reste à décrire. De ces glandes s'élève un gros tronc, qui rampant sous le sternum, entre les deux lames du médiastin antérieur, gagne ordinairement le conduit thorachique près de sa terminaison ; mais qui assez souvent communique avec le tronc du côté droit. Nous avons cru avoir l'antériorité sur tous les autres Anatomistes dans la découverte de ce tronc ; mais nous avons reconnu depuis, que Nuck & Rudbekc nous avaient devancé du moins sur les quadrupèdes. Haller dit sur leur autorité, qu'il y a » d'autres vaisseaux qui montent du diaphragme, » & de sa convexité derrière le sternum, à tra- » vers les glandes du médiastin jusqu'à celles qui » sont les plus hautes ». Rudbeck a bien décrit ce tronc dans fon Livre des Vaiffeaux Lymphatiques. Haller dit : » cet Auteur a repréfenté là , un » conduit affez femblable au canal thorachique, » & qui s'infère prefque à fa fommité ». Telles font les expreffions de Nuck : » la convexité du » diaphragme donne naiffance à plufieurs conduits » lymphatiques qui fe réuniffant, compofent de » chaque côté un rameau fimple & quelquefois » double, qui monte fous le mufcle triangulaire » du fternum & traverfe les glandes placées à la » fommité du fternum , &c ». Efchenback a publié en Allemand les mêmes Obfervations, fi l'on en croit Haller qui dit : *infignia vafa lymphatica ad ductum thoracicum retrò fternum afcendere vidit , cumque iis ea quæ a convexo hepate veniunt.*

Les abforbans en fortant du ligament falciforme du foie , ne pénètrent pas toujours le diaphragme , ou ne le pénètrent pas toujours au même endroit. Nous avons vu un très-gros tronc aller du ligament falciforme au ligament gauche, fur la furface inférieure du diaphragme, entre ce mufcle & le petit lobe du foie , & qui joignant fur le ligament gauche le tronc que nous décrirons ci-après, allait avec lui vers cet endroit à travers le diaphragme. Nous avons auffi vu ce tronc ramper fous le diaphragme , après avoir gagné le ligament gauche, pour aller fans traverfer ce mufcle , s'inférer au canal thorachique près du tronc cœliaque. Nous avons encore vu les abſorbans du ligament falciforme former deux gros troncs égaux en volume à la portion moyenne du canal thorachique lui-même. Ceux-ci paſſaient entre le diaphragme & le bord ſupérieur du foie, & ſe portaient en bas ſur la ſurface inférieure du diaphragme dans la direction de ſes piliers, juſqu'à ce qu'ils parvinſſent aux glandes lombaires les plus élevées, à travers leſquelles ils paſſaient pour ſe rendre dans le conduit.

La diviſion ſuivante des abſorbans provenans de la convexité du foie, eſt placée ſur le côté droit du grand lobe ; elle forme quelquefois le principal tronc ; mais ſoit qu'elle le forme ou non, elle manque rarement. Quand elle eſt la plus conſidérable, elle naît quelquefois auſſi bas que le milieu du bord inférieur du lobe droit ; de-là elle ſe lève obliquement en haut dans la direction du ligament droit du foie ; chemin faiſant elle reçoit nombre de petites branches, & même ſouvent d'aſſez gros troncs. Nous avons vu quelquefois preſque toute la ſurface convexe du lobe droit couverte de ſes branches. Quand elle eſt parvenue au ligament droit, elle paſſe par le diaphragme, & paraiſſant ſur la ſurface ſupérieure dans la cavité de la poitrine, elle ſe modèle au contour des côtes, & marche de derrière en avant, pour gagner les glandes déjà citées à la partie antérieure du péricarde , & se joindre aux premiers troncs. Ce fut dans ce tronc & dans les branches qui en partent , que nous trouvâmes il y a quelques années du chyle qui venait du mésentère. Quelques-unes de ses branches après avoir perforé le diaphragme , vont en arrière , & montant sur le côté de l'épine , elles s'insèrent dans le canal thorachique derrière l'œsophage. Le principal tronc en allant au médiastin , communique aussi fréquemment avec d'autres qui accompagnent les nerfs phréniques , & dont nous parlerons par la suite. Ce tronc au lieu de perforer le diaphragme , souvent rampe obliquement sur la surface inférieure de ce muscle , dans la direction du tronc cœliaque , & il s'insère près d'elle dans le canal thorachique.

La dernière division s'élève de la surface supérieure du petit lobe du foie , vers le milieu ; elle gagne aussi obliquement de bas en haut dans la direction du ligament gauche du foie. Son principal tronc perce aussi le diaphragme , & se conformant à la convexité des côtes , il va de derrière en avant , & se termine pareillement dans les glandes déjà énoncées du péricarde. Nous avons vu quelques branches se détacher pour aller en arrière se terminer dans les glandes voisines de l'œsophage , immédiatement au - dessus du diaphragme. Nous avons vu d'autres vaisseaux provenans de la même origine, prendre le même cours & passer sous l'aorte pour aller au canal thorachique. Lorsque nous injections les absorbans du petit lobe en Avril 1773, le mercure parcourut le principal tronc, mais s'arrêta aussi-tôt dans cet absorbant, quoiqu'il continuât encore de couler par le tube à injection. Nous soupçonnâmes d'abord, que le mercure par son poids, avait rompu les vaisseaux & s'était échappé dans la membrane cellulaire ; mais après quelques minutes, un spectacle agréable vint nous tirer de l'erreur. Nous vîmes le mercure revenir de divers absorbans qui sortaient de la substance du foie, & qui rampant sur le ligament gauche du foie, venaient joindre le tronc que nous avions injecté. Ouvrant ensuite la branche de la veine porte qui se ramifie dans le petit lobe du foie, nous trouvâmes que le mercure, qui avait fui lors de notre injection, avait rempli les absorbans profonds qu'on voyait alors courir en grand nombre au côté extérieur des branches & du tronc de la veine porte, & ce fut par quelques-uns de ces absorbans profonds, que les branches superficielles du ligament gauche ont été remplies par la suite.

La description que nous venons de donner des vaisseaux absorbans de la convexité du foie, est celle de ceux qui se rencontrent ordinairement ; mais nous avons quelquefois vu six, huit, ou dix

troncs plus petits , gagner le haut vers le diaphragme , entre le ligament droit & le falciforme , & quatre ou cinq autres dans le même endroit , entre ce dernier ligament & le gauche.
Ceux-ci percent quelquefois le diaphragme , &
joignant quelques-uns de ceux de fa furface fupérieure , ils forment un plexus qui accompagne
les artères & les veines mammaires de chaque
côté , fous les cartilages des côtes , & paffent par
de petites glandes qui font le long de ces vaiffeaux ,
& enfin fe terminent , ceux du côté gauche dans
le canal thorachique , & ceux du côté droit dans
le fecond tronc des abforbans. Ils font auffi quelquefois joints par les troncs qui viennent des
glandes du péricarde déjà décrites.

Les abforbans de la furface inférieure du foie ,
fe préfentent rarement d'une manière bien régulière , & quand on les a injecté de façon à les
bien voir fur cette furface , ils fe perdent bientôt
dans le plan des abforbans profonds. Nous en avons
cependant obfervé un plexus affez conftant , qui
commence au bord inférieur du grand lobe du
foie , près le fond de la véficule du fiel ; il rampe
fur toute cette partie de la véficule qui eft oppofée au foie , c'eft-à-dire , la totalité de fon côté
inférieur , depuis fon fond jufqu'à fon col ; nous
avons vu quelquefois cette partie de la véficule
entièrement couverte d'abforbans. Quand nous

avions réuffi à remplir ces vaiffeaux de mercure, nous les avons vu paffer enfin à travers les glandes fituées vers le col de la véficule, puis à travers les autres glandes qui avoifinent le tronc de la veine porte, d'où ils fe portaient enfuite dans le canal thorachique, derrière le pancréas. Ce fut ici qu'en examinant ce qui fe paffair, nous trouvâmes que l'injection avait été pouffée dans les abforbans de la rate & du pancréas, felon toute la longueur ou à-peu-près de ce dernier, & d'une manière contraire à la difpofition des valvules. Nous nommons ce plexus d'abforbans, le Plexus Cyftique. Les abforbans profonds accompagnent la veine porte par-tout dans fes diftributions au foie, & chez les quadrupèdes, ils paraiffent être le principal plexus. Quelques abforbans profonds chez l'homme, s'anaftomofent tellement avec les fuperficiels que nous avons décrits, que nous fommes perfuadés que la plus grande partie de la lymphe du foie eft charrié à travers leur calibre. Nous avons nommé le plexus profond tel qu'il fort des portes du foie, Plexus des Portes. Il eft compofé d'un grand nombre de vaiffeaux abforbans, qui paffent dans les glandes fituées fur le tronc de la veine porte, & qui enfuite forment des troncs qui s'infèrent dans le canal thorachique près l'origine de l'artère méfentérique fupérieure. Haller décrit on ne peut mieux ce plexus; » ces vaiffeaux

» dit-il, dégénèrent en un faisceau de vaisseaux
» nombreux qui pénètrent les glandes conglobées,
» & se mêlent au paquet de vaisseaux hépatiques
» qui entrent par les portes, & qui sont au voi-
» sinage du col de la vésicule du fiel. J'ai vu ma-
» nifestement un plexus pellucide sur le chien &
» la chèvre ; les Académiciens de Paris l'ont dé-
» couvert sur la gazelle, & d'autres Anatomistes
» l'ont également observé sur d'autres animaux. Ces
» vaisseaux suivent au-delà du pancréas l'artère mé-
» sentérique jusqu'à l'aorte, & par un ou plusieurs
» conduits, ils s'insèrent à la vésicule du chyle
» ou au canal thorachique en se mêlant aux
» vaisseaux lactés du second genre ou au-dessus
» d'eux ».

Si l'on fait attention à la description que nous
venons de donner, & à ce que représente la première planche à laquelle nous renvoyons, il ne sera
point difficile de s'appercevoir que le foie a un
plus grand nombre de vaisseaux qu'aucun des viscères que nous ayons déjà décrits. Nous avons dit
que les absorbans étaient au moins le double en
nombre des artères & des veines. Mais le foie est
un des viscères les plus vasculeux du corps, & c'est
relativement à ce grand nombre de vaisseaux que
les Anciens le considérait comme la fontaine du
sang. Cette raison détermina Aselli à conclure
précipitamment que les lactés charriaient le chyle

au foie pour qu'il pût y être converti en ſang.
Mais ſi les vaiſſeaux ſanguins ſont ſi nombreux,
& ſi les abſorbans ſont au moins doubles en nombre comparés à ceux des autres parties du corps,
leur multitude n'a rien ici qui doive ſurprendre.
Nous ne connoiſſons point toutes les fonctions
du foie ; nous ſavons que ſon principal uſage chez
l'adulte eſt de ſéparer la bile : mais chez le fétus
il occupe la plus grande partie de la cavité du
bas-ventre, quand la bile eſt en petite quantité
& qu'une grande partie du ſang, en revenant du
placenta, circule à travers ſa ſubſtance. Il occupe
un moindre eſpace de la cavité de l'abdomen à proportion que le corps croît, enforte qu'il eſt plus
que probable qu'il remplit quelque fonction qu'on
ne connaît pas encore. Juſqu'à ce que cette fonction
ſoit bien compriſe, celle des abſorbans du foie
ne ſaurait être bien expliquée. Ici ils rempliſſent
ſous d'autres égards, les mêmes uſages que par-
tout ailleurs.

Des abſorbans du diaphragme.

Ces vaiſſeaux ſont tellement mêlés avec les
abſorbans du foie, qu'il ne nous eſt pas poſſible
de décrire les uns ſans les autres ; auſſi avons nous
coutume de leur donner des noms compoſés, pour
exprimer cette liaiſon. C'eſt pourquoi nous avons

nommé le tronc des abforbans du ligament droit du foié, Hepato-phrenique droit ; celui du ligament gauche, Hepato-phrenique gauche ; & ceux du ligament falciforme, Hepato phrenique moyen. On peut nommer Mammaire hepatique droit, & Mammaire hepatique gauche, ceux qui accompagnent les artères & les veines mammaires. Nous avons encore eu occafion de voir d'autres troncs partant du foie, & traverfant le diaphragme pour aller gagner les glandes des côtés droits & gauches du péricarde, & enfuite monter de chaque côté des nerfs phréniques ; on peut défigner ceux-ci fous le nom de Compagnons du nerf phrenique. Ceux du côté droit fe terminent dans le fecond tronc des abforbans, & ceux du côté gauche dans le conduit thorachique. Les abforbans du diaphragme font fingulièrement nombreux ; ils pénètrent dans l'un ou l'autre de ces troncs, & paraiffent particulièrement fur fa furface fupérieure ; il en eft cependant d'autres fur la furface inférieure que nous avons également vus accompagner les artères phreniques ; ceux-ci pourraient être appellés Phreniques inférieurs.

Des abforbans du cœur.

Quoique nous ayons divifé les abforbans des vifcères en deux plans, un fuperficiel, & l'autre profond, nous n'avons eu en vue dans cette division que de faciliter le moyen de les trouver, à ceux qui s'occuperaient de leur recherche ; car à dire vrai, cette distinction n'existe point dans la Nature, tous ces vaisseaux naissant d'abord des parties les plus profondes. Ayant déjà mis en avant tout ce que nous avons dit, nous ne décrirons actuellement que les absorbans du cœur qui naissent de sa surface. Haller en parlant des lymphatiques du cœur, dans le premier volume de sa Physiologie, s'exprime de la manière suivante : » qu'on trouve sur le cœur de l'homme des vais- » seaux pellucides, c'est ce dont nous ne doutons » nullement, quoique nous ne les ayons point » vus, ni l'illustre Senac ». Mais dans le quatrième volume, il paraît moins hésiter, car il dit : *in ipso tamen corde vasa lymphatica vidi, principe musculo.* Il les a donc vu dans l'espace de temps qu'il a mis entre l'impression de son premier volume & l'autre. M. Hewson garant de la faiblesse de ses connaissances sur une pareille matière, renvoye son Lecteur à Nuck ; mais la description des lymphatiques du cœur de ce dernier, prise comme elle est d'un quadrupède, sans le nommer, a justement fait suspecter la vérité des faits énoncés dans son Ouvrage. M. Hewson dit : » ces vaisseaux lympha- » tiques en naissant de la partie antérieure des » poumons, sont probablement accompagnés par

» ceux du cœur, que l'exactitude de Nuck à repré-
» senté, Figure XLI ». Quand Haller assure avoir
vu les lymphatiques du cœur dans son quatrième
volume, ce dût être sur le cœur d'un quadrupède,
car il dit, même dans la dernière édition de sa
Physiologie, imprimée *in-8°.* à Lausanne, avoir
vu de véritables lymphatiques valvuleux sur une
chèvre vivante, sous l'oreillette gauche; & dans la
même section il dit encore qu'il n'est pas probable que ces vaisseaux manquent chez l'homme,
& il termine cette section comme dans la première édition; *quin adeò in homine vasa pellucida
in corde reperiantur, minimè dubito, etsi neque ego
vidi neque Ill. Senac neque nuper Clar. Guilelm.
Hewson.*

Le fait est qu'on peut découvrir bien aisément les absorbans du cœur, même à l'œil nud,
& avant de les injecter; mais en laissant macérer
le cœur dans l'eau pendant plusieurs jours, ils se
montrent d'eux-mêmes plus distinctement; car
alors une vapeur élastique & aériforme qui s'é-
chappe dans le tissu cellulaire, dégagée par la putréfaction, pénètre par les orifices des absorbans,
& passant de leurs branches dans leurs troncs, les
distend alors au plus haut point. Il ne faut que
faire une piquure à l'extrémité du tronc principal, les absorbans chassent alors l'air instantané-
ment dans toute leur étendue quoique d'une ma-

nière contraire aux valvules. On n'a plus des-lors qu'à introduire un tube plein de mercure dans l'orifice par lequel l'air a été expulsé , & l'on parvient aisément à injecter les vaisseaux qui étaient remplis d'air auparavant , & cela jusqu'aux glandes qui ne sont pas situées sur le cœur , mais comme nous le dirons dans un moment , derrière le milieu de la crosse de l'aorte. Comme il y a deux artères coronaires au cœur , une appartenante au ventricule gauche , & l'autre au droit , & comme le ventricule gauche est trois ou quatre fois plus épais que le droit , l'artère coronaire gauche est conséquemment trois ou quatre fois plus volumineuse que la droite. L'artère coronaire droite , rampe entre l'oreillette droite & l'artère pulmonaire , pendant que la gauche est située entre l'oreillette gauche & l'artère pulmonaire. Les troncs des absorbans les accompagnent , & suivent la même proportion quant au volume.

Nous avons pu par le moyen des injections de mercure , couvrir presque toute la surface du cœur de manière à ne voir par-tout que des ramifications. Le tronc coronaire droit des absorbans , ayant accompagné l'artère coronaire droite jusqu'à son origine à l'aorte , gagne alors seule la face antérieure de la crosse de l'aorte , & passant entre les carotides droite & gauche , près leur naissance , il entre dans une glande qui est un peu en arrière de cette croſſe. Le tronc coronaire gauche d'abſorbans eſt formé de deux grandes branches , l'une deſquelles naît près la pointe du cœur & ſe continue dans un ſillon exactement ſur la cloiſon des ventricules , à la ſurface ſupérieure du cœur. L'autre pareillement naît près la pointe du cœur , mais du côté oppoſé ; il ſuit une eſpèce de ſillon qui ſe trouve entre les deux ventricules, & étant parvenu à l'interſtice entre les oreillettes & les ventricules ; il fait un tour demi-circulaire de bas en haut, & en dedans , & ayant joint l'autre branche près le lieu où l'artère coronaire gauche naît de l'aorte , le tronc qu'ils ont formé, paſſe ſous l'artère pulmonaire juſqu'à ce qu'il parvienne à ſa bifurcation ; il ſe porte enſuite dans l'angle entre ſes deux diviſions , & ſe continuant ſur la face poſtérieure du milieu de la croſſe de l'aorte, il entre dans une glande qui eſt entre cette croſſe & la racine de la trachée artère. A cet endroit , les glandes qui appartiennent au cœur & aux poumons, ſont en quelque façon mêlées enſemble , & les troncs qui s'en élèvent, ne viennent pas tous du cœur ; pluſieurs étant formés par les abſorbans ſortis provenus de quelques régions du poumon. Le tronc qui correſpond à l'artère coronaire droite , paſſe ſur la trachée artère dans le médiaſtin poſtérieur , & joint le tronc des abſorbans ſur le côté du col. Le tronc correſpondant à l'artère coronaire gauche, passe aussi avec la trachée artère, & joint le conduit thorachique près de son insertion. Quelquefois l'un & l'autre de ces troncs passent dans les glandes du col, avant de s'insérer dans les grands troncs ; mais dans les heureuses injections que nous avons faites, ils se terminaient immédiatement dans le lieu que nous venons d'assigner. Il y a souvent là, un troisième tronc appartenant au ventricule gauche du cœur ; il est au milieu entre les deux premiers, & les joint comme ils passent sous l'oreillette gauche.

Des absorbans des poumons.

Les poumons sont après le foie, la partie du corps où l'on trouve un plus grand nombre de vaisseaux absorbans. Rudbeck paraît être celui des Anatomistes qui le premier ait vu & représenté les absorbans de ce viscère ; cependant d'après ses figures, il semble qu'il n'ait vu qu'un de leurs troncs ; il y est reprensé comme naissant de leur substance, & se continuant le long de la racine des poumons. Après lui, Willis dans son Livre intitulé *Pharmaceutice rationalis*, publié en 1675, ayant décrit le sang & les vaisseaux aériens des poumons, dit : » à ce duumvirat des vaisseaux » susdits qui charrient l'air & le sang, se joi-
» gnent

» gnent les canaux lymphatiques deſtinés à porter
» l'eau. Leurs rameaux nombreux répandus dans
» les poumons, accompagnent les artères & les
» veines, leurs diviſions nombreuſes vont de
» l'extérieur des poumons vers leurs racines, &
» ſe réuniſſent en pluſieurs gros troncs qui s'in-
» fèrent au conduit thorachique, comme pour y
» verſer la lymphe ſuperflue au ſang & au fluide
» nerveux ». Willis n'énonce point de quel animal
il a pris ſa figure ; mais d'après ce qu'il dit dans
le même chapitre, on eſt porté à croire que c'eſt
du chien. » Les vaiſſeaux lymphatiques du pou-
» mon, dit-il, ſe manifeſtent très-bien, ſi pen-
» dant qu'on difsèque le chien vivant, l'on com-
» prime la ſommité du conduit thorachique de
» manière que rien n'entre dans la veine ſous-
» clavière, car alors les lymphatiques des pou-
» mons ne pouvant ſe dégorger dans le réſervoir
» commun qui eſt rempli & fermé, ils ſe gon-
» flent conſidérablement, & paraiſſent d'une ma-
» nière on ne peut plus ſenſible ».

Winſlow avertit de ne point s'en laiſſer im-
poſer par les apparences, & de ne point prendre
la ſubſtance celluleuſe gonflée & interpoſée entre
les lobules pulmonaires pour des lymphatiques.
» Dans la ſurface des poumons de l'homme, dit-
» il, entre la tunique externe & la tunique cel-
» lulaire, on découvre des troncs ſemblables à

A 2

» celles des vaiſſeaux lymphatiques ; mais il ne
» faut pas ſe méprendre en voyant paraître ſur
» la ſurface du poumon, un réſeau très-tranſpa-
» rent après qu'on a fortement ſoufflé dans un
» lobe, car c'eſt l'air qui a paſſé au travers des
» cellules ou véſicules bronchiales dans les cel-
» lules interlobulaires, qui a fait un écartement
» de pluſieurs petits lobules, & s'eſt logé dans les
» interſtices de cet écartement. Les vrais vaiſſeaux
» lymphatiques du poumon ſont plus viſibles dans
» les animaux. J'ai vu dans le cheval un vrai
» vaiſſeau lymphatique ramper tout le long d'une
» grande portion de l'un des bords du poumon ».
Haller en parlant de la deſcription de ces vaiſſeaux donnée autrefois par M. Ferrein, dit
que ceux dont cet Auteur parle, ſont décrits
chez l'homme d'une manière étendue, *fuſiùs hæc
illi Viri vaſa lymphatica ex homine deſcribuntur*; &
enſuite il continue : » on dit qu'ils forment un
» réſeau qui ſuit les eſpaces interlobulaires, &
» qu'il y a autant de réſeaux que de lobules, que
» par-tout ils ſont également amples ſans ra-
» meaux ni valvules, qu'ils naiſſent par leurs
» radicules de la ſubſtance intime des poumons,
» qu'un de leurs réſeaux en renferme un autre ».
Cette deſcription repréſente admirablement bien
les eſpaces cellulaires ».

On diviſe pareillement les vaiſſeanx abſorbans

des poumons en deux plans, l'un superficiel &
l'autre profond. Le superficiel ainsi que celui des
autres viscères, n'est pas toujours aisé à rencontrer. Nous avons été quelquefois assez heureux
dans nos expériences, pour voir tout d'un coup la
surface extérieure des poumons couverte d'absorbans que l'injection avait pénétré; d'autrefois nous n'avons pas pu en découvrir un : pareille chose nous est arrivé à l'égard du foie.
La méthode la plus facile de les trouver, est de
souffler par la trachée artère les poumons d'un enfant mort né ; car l'air s'échappe aussi-tôt des cellules & remplit particulièrement les absorbans
superficiels : si l'on fait alors une piquure avec
la pointe d'une lancette sur un de ces vaisseaux
absorbans, l'air s'échappera, & l'on pourra injecter du mercure à sa place ; les valvules l'empêchant de s'échapper dans les cellules aériennes.
La plus belle préparation que nous ayons faite
de ces absorbans, fut tentée de cette manière.
On ne saurait s'empêcher de trouver de l'exactitude dans l'observation de Winslow, relativement à l'apparence de la membrane cellulaire qui
forme à l'entour des petits lobes pulmonaires
des aréoles qui communiquent les uns avec les
autres, & qui soufflés, imitent assez bien les
vaisseaux lymphatiques. Si l'on fait avec une lancette une piquure pas bien profonde entre les

aréoles, & qu'ensuite l'on pousse de l'air dans l'ouverture, l'effet dont il fait mention, se manifeste constamment ; mais si l'on porte la pointe de la lancette plus profondément, on ouvre communément un absorbant, & si l'on pousse de l'air par cette ouverture, des phénomènes à-peu-près pareils aux premiers, paraissent ; mais qui néanmoins proviennent d'une replétion réelle des absorbans. Quand on a poussé du mercure dans ces vaisseaux, un réseau grossier se développe d'abord dans les interstices des petits lobes, *vasa concatenata reticulum facientia*, comme Haller l'exprime. Si l'on fait une ligature sur le tronc des absorbans à la racine des poumons, & qu'on pousse fortement l'injection, un autre réseau se développe dans le premier ; mais il est d'une délicatesse & d'une beauté qui surpasse toute croyance, & toute la surface du poumon peut de cette manière être couverte d'absorbans. Quelques-uns ont dit que les absorbans n'avaient point ici de valvules ; mais cette assertion n'est point vraie. On a fait la même remarque par rapport aux petits absorbans de la surface du foie, elle est également mal fondée ; les anastomoses entre les branches sont si grandes, que dès que le mercure pénètre les plus gros vaisseaux, on le voit couler dans toutes les directions. Cet effet ne doit cependant point être attribué au manque de valvules ; mais à la circonstance dont nous avons déjà fait mention. En outre les valvules, dans les plus petites branches, ne ferment pas exactement le diamètre des vaisseaux comme dans les plus grandes.

Les vaisseaux absorbans superficiels se terminent enfin dans les glandes à la racine des poumons, où ils sont joints par les absorbans profonds. Ces derniers se ramifient à travers les poumons de la même manière que les artères & les veines pulmonaires, en se portant jusqu'à leurs tuniques ; mais on les trouve en plus grand nombre à la surface extérieure des bronches & de la trachée-artère. Nous avons constamment injecté ceuxci, par les absorbans superficiels ; & à la vérité il est à peine possible, soit ici ou dans le foie, d'injecter les absorbans superficiels, & de ne pas injecter en même temps les profonds. Il s'élève des glandes qui sont à la racine des poumons, des troncs qui correspondent à l'un & l'autre plan. Différens troncs s'unissent dans le lobe gauche des poumons, & en forment un plus considérable que nous avons quelquefois vu égaler le diamètre d'une plume d'oie ordinaire. Celuici s'insère dans le conduit thorachique immédiatement derrière la bifurcation de la trachée-artère. Un autre tronc gagne le haut de la partie postérieure de ce conduit, entre lui & l'œsophage, & se termine dans le canal thorachique près de son infertion. Un troisième tronc joint les glandes dans lesquelles les absorbans du cœur se terminent , & ils se porte enfin vers la destination des autres. Les absorbans du lobe droit des poumons forment aussi trois & quelquefois quatre troncs , lorsqu'ils sortent des glandes situées à la racine des poumons ; un de ces troncs se porte en haut sur la surface antérieure de la veine cave supérieure , & ayant formé dans son cours nombre de circonvolutions des plus merveilleuses , il se termine enfin dans le second tronc des absorbans vers le côté droit. Un autre après avoir formé de pareils contours , passe aussi dans le conduit thorachique derrière la bifurcation de la trachée-artère. Un troisième , sans former aucun contour , passe avec le tronc de la veine azygos , & s'insère dans le conduit près l'origine de cette veine. Nous avons quelquefois vu un quatrième tronc qui allait en bas , & qui ne s'insérait dans le canal thorachique que quand il était près du diaphragme. Quelques-uns des absorbans du lobe droit communiquent presque constamment avec le tronc du lobe gauche, que nous avons décrit comme passant derrière la trachée-artère.

Les absorbans des poumons sont singulièrement nombreux , par les mêmes raisons que ceux du foie. En soufflant dans la trachée-artère chez le fétus , nous avons souvent vu la surface des poumons couverte de vaiſſeaux abſorbans remplis d'air, & en faiſant différentes piquures, il était facile de vider l'air & de lui ſubſtituer du mercure. La vélocité du ſang à travers les poumons, d'après le calcul du D. Haller, eſt au moins cinq fois plus grande que dans toute autre partie du corps. Or, ſi ici les abſorbans pompent des miaſmes nuiſibles de l'atmoſphère, il s'en fera une accumulation plus grande dans les poumons, & leur première action fera ſur ce viſcère, ce qui pourra donner lieu à une maladie conſomptive. Nous avons pluſieurs exemples de conſomptions pulmonaires ainſi produites, pour avoir reſpiré un air putride ; & nous ſommes auſſi convaincus que la reſpiration de l'air dans les appartemens d'un phthiſique, a infecté pluſieurs de ceux qui étaient obligés d'être avec eux. Peut-être attribue-t-on trop aux variations des ſaiſons dans notre climat, & au froid & à l'humidité de notre atmoſphère, comme cauſe de débilité & d'inflammation ſcrophuleuſe des poumons. Quoi qu'il en ſoit, nous ne connaiſſons point de remèdes dans cette maladie, qu'on puiſſe comparer au changement de climat & à la reſpiration d'un air pur ; & nous avons vu des malades qui ſe ſont rétablis en Italie, ou dans le midi de la France, qui certainement euſſent péri s'ils euſſent reſté ici.

A a iv

Des abſorbans de l'œſophage.

Rudbeck a repréſenté un vaiſſeau abſorbant conſidérable, qui paſſant d'une glande vers le milieu de la partie antérieure de l'œſophage, & ſe portant en haut, entre bientôt dans le canal thorachique. Veſale a particulièrement fait mention de cette glande comme ayant en elle quelque choſe de particulier qu'on ne rencontre point dans les autres glandes lymphatiques. Vercelloni a imaginé qu'elle ſéparait un fluide ſalé, qui était très-utile dans la digeſtion des alimens. Morgagni l'a remiſe dans ſon ancienne place, parmi les autres glandes lymphatiques : nous penſons qu'elle appartient aux abſorbans du cœur & des poumons auſſi-bien qu'à l'œſophage. On n'en trouve pas ſeulement une ou deux dans toute l'étendue de l'œſophage; mais bien un grand nombre comme nous l'avons déjà dit. Telle eſt la manière dont en parle Haller : » une ou deux d'elles, qui peut-
» être ſurpaſſent les autres en grandeur, comme
» ſi elles étaient ſeules en cet endroit, où qu'elles
» euſſent quelque choſe de particulier, ont été
» décrites par Veſale, pour une glande dorſale
» particulière. J. Vercelloni a donné de la célé-
» brité à cette glande, dans la perſuaſion où il
» était qu'il s'y ſéparait une humeur de nature
» ſaline, & propre à digérer les alimens. Mais

» il n'y a pas une feule glande, comme ces Ana-
» tomiftes l'ont cru, ni deux comme d'autres
» l'ont penfé, ni quatre ou cinq comme l'ont dit
» Warthon & d'autres ; mais le nombre en eft ab-
» folument incertain quoiqu'affez grand, ainfi que
» Mauchart le remarque très - bien. Le célèbre
» Profeffeur de Padoue, Morgagni, qui par fa
» fagacité a diffipé un fi grand nombre d'erreurs
» en anatomie, a rendu ces glandes à la claffe
» des lymphatiques ».

Nous avons vu l'œfophage couvert de vaiffeaux abforbans depuis un bout jufqu'à l'autre. Nous avons dit que ces abforbans étaient entremêlés avec ceux du cœur, des poumons, & des autres parties environnantes ; mais nous fommes per-fuadés qu'ils appartiennent aufli à l'œfophage. Ils en fortent de la même manière que des autres parties, en forte que nous ne pouvons concevoir pourquoi Haller s'exprime comme il le fait à leur fujet, lorfqu'il dit : » des veines lymphatiques » nombreufes, parcourent l'œfophage qui eft tout » couvert de glandes conglobées : pompent-elles » quelque chofe de ce canal, ou appartiennent-» elles à la toile celluleufe qui eft à l'extérieur de » la plèvre, c'eft ce que je ne puis définir ».

Nous avons vu des malades vivre plufieurs mois avec des refferremens à l'œfophage, fans ce-pendant prendre d'autres alimens que ce qui aura

pu avoir été absorbé de l'œsophage ou de l'intérieur de la bouche : chez un d'eux, les alimens
s'arrêtaient constamment un peu au-dessus du
cardia, & trois, quatre ou cinq minutes après,
ils étaient rejettés par la seule action des fibres
musculaires de l'œsophage Ce malade quoique
guéri après par l'usage d'une bougie, est resté quelques mois dans l'état décrit ci-dessus.

Des absorbans des espaces intercostaux.

Nous avons souvent injecté ces vaisseaux avec
du mercure, par le canal thorachique & d'une
manière contraire à la direction des valvules ; nous
avons même poussé l'injection jusqu'aux petites
glandes, situées entre les têtes des côtes, &
nous avons vu le mercure suivre ces vaisseaux
un certain espace de chemin dans les interval-
les des côtes ; deux accompagnent chaque artère intercostale, & dans un cas, nous avons
aussi injecté leurs branches postérieures qui vont
en arrière vers la peau du dos, en accompagnant les branches postérieures des artères inter-
costales ; ici elles perforaient le corps d'une vertèbre du dos, à travers la substance de laquelle
nous l'avons ensuite vu se ramifier.

Des absorbans des extrémités.

Haller avoue les bornes de ses connaissances

fur cet article , fans cependant rien dire de ce que peuvent lui avoir appris les écoulemens de lymphe , qui fuccèdent quelquefois à la faignée du bras , & qui continuent fouvent pendant plufieurs jours ; *fuperioris artûs vafa lymphatica- quorum in homine certâ fide viforum tenuis iterùm notitia ad nos pervenit , nifi lymphæ colliquationes ex venæ fectione natas hùc referas , uti quidem referri poffunt.*

On dit que Van-Horne a été le premier qui a vu ces vaiffeaux fur le corps humain , & qu'il y parvint en faifant une ligature fur le bras d'un jeune homme quelques heures avant fa mort ; *in juvene poft vincula paucis a morte horis injecta , in brachio oftendiffe dicitur.* Nuck a répréfenté ces vaiffeaux fur les extrémités tant inférieures que fupérieures ; mais outre qu'il a fubftitué dans un autre endroit de fon Ouvrage le cœur d'un quadrupède avec tous fes abforbans , à la place du cœur humain , ce qui ne laiffe pas que de jetter beaucoup de doute fur fa defcription , les vaiffeaux qu'il a repréfenté fur les extrémités , ne fe rapportent nullement à ceux que nous avons vus. Il paraît auffi que Hagen a vu ces vaiffeaux bien diftinctement fur un bras œdemateux ; ils étaient grands , flexueux : *deindè Clar. Hagen in brachio œdematofo vafa lymphatica eaque prægrandia & flexuofa vidit.*

Les arborbans des extrémités supérieures, de même que ceux des extrémités inférieures, se divisent en deux plans, l'un superficiel & l'autre profond ; le superficiel accompagne les veines cutanées, & le profond les artères. Les veines cutanées forment deux grands troncs sur le bras, dont la basilique est le principal. Le plus grand nombre des absorbans superficiels suit cette veine ; ils naissent de la paume & du dos de la main, sur le côté voisin du petit doigt ; ils vont d'abord de pair avec les veines ulnaires externes & internes de Winslow. Nous les avons injectés chez l'homme, au nombre de dix ou douze, avec du mercure. Ils joignent ensuite le tronc de la basilique, quelquefois ils passent dans les glandes situées sur l'artère brachiale près le condyle interne de l'humerus, quelquefois ils ne pénètrent ces glandes que quand ils sont arrivés vers le milieu de l'humerus, & d'autres fois pas avant que d'être parvenus à l'aisselle. Ils sont très-répandus sur l'avant-bras, & occupent en largeur une espace de trois à quatre pouces ; mais quand ils arrivent vers l'humerus, ils s'approchent davantage les uns des autres, & se tiennent serrés sur la basilique. Haller dit qu'il a vu ces vaisseaux ouverts dans l'opération de la saignée, occasionner un écoulement de lymphe fâcheux & opiniâtre. Nous n'avons jamais eu occasion de rien voir de semblable après la saignée du bras. Quand quelques Elèves en disséquant se sont blessés, soit au petit doigt ou à l'annulaire, les lignes rougeâtres qui parurent à la suite de cette blessure, suivirent constamment le cours que nous avons désigné. M. Hewson paraît ici avoir été moins heureux dans ses découvertes que sur l'extrémité inférieure, ce qui éclaircit l'expression de Haller, *tenuis notitia*. Nous avons encore injecté d'autres absorbans qui naissaient aussi de la paume de la main, sur les côtés du pouce, & qui se continuaient de chaque côté du muscle palmaire, & qui vers l'angle de l'articulation du bras & de l'avant-bras, joignaient le plexus dernièrement décrit ; mais qui ne passait pas dans aucune glande avant de venir vers l'aisselle. Les absorbans qui accompagnent la veine céphalique, naissent des côtés du pouce & de l'indicateur, sur le dos de la main ; ils marchent d'abord avec la veine que Winslow appelle Radiale externe ; mais au plis du bras, ils joignent la céphalique avec laquelle ils marchent sur le bord extérieur du biceps fléchisseur du coude ; ils continuent d'aller de cette manière pendant quelque temps ; mais bientôt ils gagnent le bord intérieur du deltoïde, & le bord extérieur du grand pectoral, après quoi ils passent sous la clavicule, & ils s'insèrent dans les glandes qui sont en arrière.

Le dos de la main & le côté voisin du petit doigt ont aussi leurs absorbans, qui tournant à l'entour de l'ulnaire externe, s'insèrent enfin dans une glande qu'on trouve constamment à la face antérieure du condyle interne de l'humerus. Il sort de cette glande un vaisseau efférent très-considérable, qui se joint presqu'immédiatement à l'artère brachiale, & qui ensuite se partageant en deux, l'accompagne dans tout son cours vers l'aisselle, & ses branches s'insèrent dans les glandes axillaires. Si la matière vénérienne est absorbée quelque part à la main, près du petit doigt, ou de l'annulaire, ou de ces doigts mêmes, les glandes du condyle interne de l'humerus ou quelques-unes de celles qui suivent l'artère brachiale, s'enflammeront probablement & formeront un bubon, ensorte que le Praticien sera averti de cette absorption. Mais si la matière vénérienne est absorbée du pouce, ou du doigt indicateur, ou de leur voisinage, il peut très-bien se faire qu'elle ne passe pas par aucune glande, jusqu'à ce qu'elle soit arrivée au-dessous de la clavicule. Or, comme celles-ci sont hors de la vue & du toucher, le malade peut être infecté sans que le Praticien en puisse avoir le moindre soupçon.

Les absorbans profonds du bras accompagnent les artères de la même manière que le font les veines, deux pour chaque artère. Nous en avons vu deux pour l'artère radiale ; deux pour l'ulnaire ; deux pour l'intèrosseuse interne ; & nous en avons déjà décrit deux pour l'artère brachiale. Ces vaisseaux enfin , se terminent tous dans les glandes de l'aisselle , & de ces glandes sortent des troncs considérables qui finissant par s'unir , contribuent à former au côté droit un gros tronc que nous avons déjà nommé le second tronc du système absorbant; & du côté gauche , un tronc qui joint aussi le conduit thorachique près de sa terminaison , ou qui s'insère par lui-même dans la veine sous-clavière adjacente.

Les absorbans des muscles & des tégumens de la partie postérieure de l'épaule , se terminent aussi aux glandes axillaires. Nous les avons souvent injectés par ces glandes , d'une manière contraire à la direction des valvules. Haller dit vraisemblablement d'après Hewson : » que ces vais-
» seaux viennent enfin aux glandes axillaires ;
» que là , ils se joignent avec les vaisseaux pro-
» fonds qui accompagnent l'artère radiale , &
» sans doute l'ulnaire & l'intèrosseuse ».

Des absorbans de la glande thyroïde.

Le tronc des absorbans au côté droit , & le canal thorachique au côté gauche , se joignent près leur terminaison par deux troncs qui partent de la glande thyroïde. Nous avons souvent réussi à gonfler ces troncs en plongeant une lancette au hasard dans la substance de cette glande , & en y poussant de l'air ou du mercure , comme nous faisons en général dans les glandes absorbantes, méthode que M. Hunter a d'abord pratiqué. Haller a aussi vu ces vaisseaux , & il dit à leur égard : *numerosa etiam vasa aquosa sunt thyroïdeæ glandulæ.* Il n'y a pas de partie du corps plus vasculaire , ou qui contienne une plus grande quantité d'artères , de veines , & d'absorbans, proportion gardée quant au volume , que cette glande. Mais comme nous n'avons pas la moindre connaissance de ses usages , nous ne pouvons dire quelle fonction particulière les absorbans y opèrent.

Des absorbans du thymus.

Nous n'avons jamais porté une grande attention à ces vaisseaux , à raison de ce que la glande d'où ils naissent , n'existe point chez l'adulte , & qu'elle n'a de rapport qu'avec le fétus. Haller , cite ces absorbans sur l'autorité de Pauli ; & en parlant de ceux du col , & de leurs terminaisons , il dit qu'il en est quelques-uns qui viennent du thymus , *non sine aliquâ a thymo advenientium vasculorum accessione.* Comme nous ne connaissons rien des usages de cette glande , nous n'avons également rien à dire de particulier sur l'usage de ses absorbans. Elle a beaucoup de rapport selon Haller

Haller , aux glandes du méfentère ; elle contient comme elles un fluide globuleux , & comme elles auffi , elle difparaît entièrement. Néanmoins il y a une différence réelle entre ces deux parties ; le thymus lors de la naiffance ou auffi - tôt après , eft plus volumineux que toutes les glandes du méfentère prifes enfemble ; il ne leur reffemble en aucune manière , & il difparaît totalement vers la douzième ou la quatorzième année ; mais il n'en eft pas de même des glandes lymphatiques du méfentère , fi elles difparaiffent entièrement , elles font au moins vifibles fur le méfentère , à foixante , & même à quatre-vingt ans.

Des abforbans de la tête.

Haller dit qu'on trouve de côté & d'autre à région de la tête , des vaiffeaux lymphatiques fouscutanés , qu'il en a vu à la face , fur le mufcle maffeter , la glande parotide , le bord nud de la machoire inférieure non - feulement chez l'homme , mais encore chez les brutes où ils font plus connus. En parlant des lymphatiques du cerveau même , il dit : qu'«on trouve de côté &
» d'autre quelques veftiges de vaiffeaux lymphati-
» ques dans l'intérieur du cerveau. Marchettis ,
» en cite dans les ventricules du cerveau, dans la
» glande pituitaire , & l'infundibulum ; Ridley
» & même Nuck parlent de ceux qui font dans

B b

» le cerveau & le plexus choroïde. Depuis peu,
» un Profeƈteur Danois en cite ſur la dure-mère,
» & ſur les glandes qui avoiſinent le ſinus fal-
» ciforme ; Lanciſi, Pacchioni, Fantoni & d'au-
» tres en ont trouvé ſur la pie-mère, & B. Carr,
» dans une lettre imprimée à Leyde, en 1683,
» parle de ceux qui accompagnent les nerfs ol-
» factifs, vers les narines. Mais il y a déjà long-
» temps que Brunner & Zeller, hommes d'une
» autorité reconnue ſur cette matière, ont établi
» des doutes ſur ces vaiſſeaux lymphatiques ré-
» pandus dans le cerveau, & quant à moi, je
» n'ai jamais rien vu de ſemblable, & une cir-
» conſtance contre cette opinion, c'eſt qu'on ne
» trouve dans l'intérieur du crâne aucunes glandes
» lymphatiques telles que celles qui ont coutume
» d'être dans le voiſinage des conduits aqueux ».
Nous avons des doutes auſſi bien que Haller, ſur
la deſcription que ces Anatomiſtes ont donnée des
vaiſſeaux abſorbans du cerveau; non que nous pen-
ſions qu'ils n'exiſtent pas, mais parce que le cerveau
préſente tant de particularités, que des perſonnes
qui ne ſont point accoutumées à injeƈter des abſorbans, pourraient s'être mépriſes. C'eſt un viſcère
qui ſe putréfie ſi promptement, que nous ne ſaurions nous confier dans la recherche de ces vaiſſeaux, au développement gradué de l'air fixe,
comme dans les autres parties. D'un autre côté,

ils doivent être si délicats, comme toutes les autres parties du cerveau, qu'ils pourraient à peine supporter une colonne de mercure sans se rompre aussi-tôt. L'objection que Haller fait, qu'il n'y a point de glandes lymphatiques dans le crâne, n'est pas d'une grande importance ; il n'y en a point aux jambes, à l'avant-bras, où cependant on rencontre un grand nombre d'absorbans. On n'en rencontre point à l'extérieur du crâne au-dessus des apohyses mastoïdes, où cependant les absorbans sont aussi évidens & nombreux que dans toute autre partie du corps. Nous allons rapporter relativement aux absorbans de la tête, tout ceux que nous connaissons, & que nous avons vus par nous-même.

Ces vaisseaux forment deux plans, l'un qui est couché à l'extérieur de la tête, & l'autre qui appartient au cerveau. Le premier accompagne les artères temporales & occipitales : les vaisseaux qui accompagnent l'artère temporale se terminent dans les glandes, sous l'apophyse zigomatique, ceux au contraire qui accompagnent l'artère occipitale, se perdent dans les glandes situées sur & derrière l'apophyse mastoïde de l'os temporal. On peut injecter souvent assez promptement par ces glandes, les absorbans du col. Il y a quelque apparence d'absorbans sur la surface du cerveau, entre la tunique arachnoïde & la pie-mère. Ruifch fut le premier qui les obferva; il les a remplis d'air, il en a donné une gravure, & il les a appellé *Vafa fpfeudo-lymphatica*. Nous les avons plufieurs fois injectés avec du mercure; mais comme ils nous ont paru être privés de valvules qui font la marque diftinctive des vaiffeaux abforbans, & comme nous ne les avons point continués jufqu'aux glandes, nous n'avons pu encore déterminer ce qu'ils font. Peut-être font-ils des abforbans fans valvules, à raifon de ce que les fluides qui viennent du cerveau ont pour defcendre le fecours de leur propre gravité, & que ces replis euffent été inutiles dans des vaiffeaux qui ne font point expofés à la contraction des mufcles environnans. Que le cerveau ait des vaiffeaux abforbans, c'eft ce dont nous fommes entièrement perfuadés, car nous avons rencontré des glandes lymphatiques dans le trou carotidien, qui par leur fituation ne pouvaient appartenir à d'autres vaiffeaux qu'à ceux qui venaient du cerveau. Les abforbans profonds de la tête fe rendent de ces glandes dans d'autres qui accompagnent les veines jugulaires & les carotides, & s'uniffant aux troncs qui viennent de l'extérieur de la tête, ils forment de plus gros troncs à mefure qu'ils approchent plus près de

l'angle entre les veines jugulaires & les fous-clavières, & là, ils font entremêlés avec les abforbans du col.

Des abforbans de la face.

Nous avons fouvent vu ceux-ci en grand nombre, accompagner toutes les branches de l'artère maxillaire externe ; & venant ainfi du grand
angle de l'œil, du nez & des lèvres, quelques-
uns d'eux paffent à travers les glandes fituées
fur le mufcle buccinateur ; mais les plus gros
troncs communément traverfent le milieu des
glandes fituées à la bafe de la machoire inférieure, près le bord antérieur du mufcle maffeter, & dans le cours du tronc de l'artère maxillaire externe. Haller, & nous l'avons déjà dit
en parlant des abforbans de la tête, cite ceux
de la face ; *mihi*, pour nous fervir de fes termes,
*in facie, maffetere mufculo, parotide, margine nudo
maxilla inferioris etiam in homine innotuerunt.* Ceux
des gencives, du cercle alveolaire, des amygdales
accompagnent la même artère ; mais après qu'ils
ont paffé l'angle de la mâchoire inférieure, ils
joignent fouvent la veine jugulaire externe, &
paffent à travers les glandes du fommet de l'épaule.
Ceux de la langue & des mufcles de l'os hyoïde,
traverfent auffi les glandes fituées fur la veine
jugulaire interne au bas de l'angle de la mâ-

choire inférieure. Haller a auſſi vu ceux‑ci : *alii veniunt*, dit‑il, *a muſculis oſſis hyoïdes & pharyngis & linguæ & ex ipſâ demùm linguâ. Hæc quidem ſatis dudùm a me viſa & a larynge deniquè.*

Des abſorbans du cou.

Les vaiſſeaux que nous avons déjà décrits, auſſi‑bien que ceux de la tête, paſſent comme nous l'avons dit, à travers les glandes du cou. Nous avons obſervé ci‑devant, que celles‑ci étaient extrêmement nombreuſes & qu'elles accompagnaient les veines jugulaires & les artères carotides. Ces vaiſſeaux conjointement avec les glandes, forment les plus grands plexus d'abſorbans qui ſoient peut‑être dans le corps humain. Les principaux troncs ſur la tête, la face, & le col, ne ſont que crayonnés dans la figure que nous en avons donnée, nous réſervant de mieux faire par la ſuite. Après avoir traverſé un grand nombre de glandes ſur les côtés du col, les abſorbans forment enfin des troncs communs; celui du côté droit s'inſère dans le ſecond tronc des abſorbans, & celui du côté gauche gagne communément le canal thorachique près de ſa terminaiſon. Haller qui a vu ce plexus, dit que les vaiſſeaux en deſcendent avec les paquets glanduleux qui accompagnent la veine jugulaire & la veine cave ſupérieure, &

que tous font réunis en troncs avec les rameaux qui defcendent de la tête, & ceux qui accompagnent les rameaux de l'artère carotide. Les abforbans de la nuque, ceux des tégumens & des mufcles entre l'omoplatte, traverfent auffi les glandes fituées fur ou près l'apophyfe mamillaire du temporal.

CONCLUSION.

Il paraît, d'après le contenu de cet Ouvrage, que les vaiffeaux lymphatiques & lactés du corps humain ne font point une pure dépendance des veines fanguines ; mais que cet ordre de vaiffeaux forme par lui-même un grand fyftême d'abforption, & que ce genre de vaiffeaux, s'il nous eft permis de croire à nos découvertes, non-feulement égale en nombre les artères & les veines ; mais qu'il les furpaffe même encore de beaucoup. Nous avons fait voir combien Haller les croyait peu nombreux : en parlant des connaiffances acquifes fur cet objet, il continue, en difant : » il » faut l'avouer, après tant de travaux opiniâtres » entrepris par des hommes induftrieux, les faits » que nous avons fur les vaiffeaux lymphatiques, » ne font encore que des fragmens, & nos con- » naiffances fur ce point, ne peuvent nullement » être comparées à l'hiftoire que nous avons des » nerfs, des artères & des veines ». Si nous ne

sommes point parvenus à faire rejetter cette assertion, au moins avons nous lieu de croire que nous
l'avons ébranlée ; & nous n'avons aucun doute
que l'histoire de ces vaisseaux aqueux ne soit
bientôt aussi complette que celle des artères,
des veines & des nerfs. Non - seulement, nous
avons travaillé nous-même à la perfection de cette
histoire ; mais encore nous avons le plaisir de la
voir prendre chaque jour un nouveau lustre entre
les mains de nos disciples, auxquels nous n'avons
rien caché. Quoique le Professeur Mascagni n'ait
point suivi nos leçons, il a néanmoins décrit la plupart des vaisseaux que nous avons vus ; mais bien
des années après que nos descriptions roulaient
entre les mains des Etudians. Il est vrai qu'il a suivi
quelques vaisseaux que nous n'avons point vus.

Nous avons déjà dit que M. Hunter était
le premier qui attribuait l'absorption des parties
solides du corps à l'action des vaisseaux lymphatiques. Toute opinion fondée sur ce systême, qu'il
nous est arrivé d'avancer dans cet Ouvrage, doit
conséquemment lui être originairement rapportée,
telle que par exemple, l'accroissement & la con-
formation des os, l'exfoliation, la carie & autres.

Il paraîtra étrange que nous n'ayons rien dit sur
l'usage des glandes absorbantes ; mais nous ne rou-
gissons point d'avouer notre profonde ignorance
sur cette matière. Il n'y en a aucune dans la tor-

tue, dans les poiſſons, & l'on n'en trouve que deux ſur le cou de quelques oiſeaux. Pourquoi ſont - elles en ſi grand nombre chez l'homme, & chez les quadrupèdes ? nous l'ignorons. Nous aimons mieux faire cet aveu, que d'établir ſur des fondemens ruineux une vaine théorie qui ne convaincrait perſonne, & dont nous pourrions être honteux par la ſuite. Nous terminerons donc par un paſſage de Galien qui dans ſon Livre de l'uſage des parties du corps humain, s'exprime lui-même dans les termes ſuivans. » Il eſt un point » où nous pouvons porter nos recherches ; ſi nous » allons plus loin, nous ſerons bientôt convaincus » de notre incapacité, auſſi-bien que de la puiſ-» ſance merveilleuſe de celui qui nous a formé ».

Τὸ δὲ ὅπως ἐγένετο τοιοῦτον ἐὰν ἐπιχείρησης ζητεῖν ἀναίσθητος φωραθήσῃ καὶ τῆς σῆς ἀσθενείας καὶ τῆς Δημιουργοῦ δυνάμεως.

F I N.

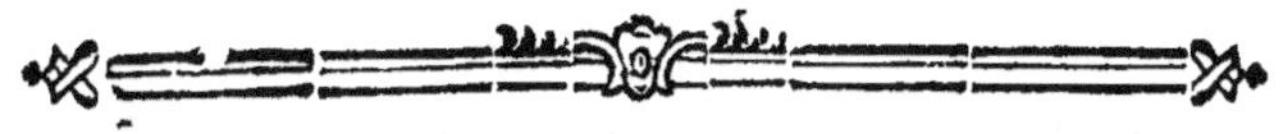

EXPLICATION DES PLANCHES.

Planche première.

Nous fuppofons ici, le corps humain entièrement tranfparent, de manière à laiffer paraître au dehors les parties du fyftême abforbant, que nous avons crues convenable de repréfenter.

Nota. Nous avons penfé ne devoir point charger la figure par des renvois.

Sur la jambe gauche font repréfentés les vaiffeaux aborbans de la peau, felon qu'ils nous parûrent après l'injection qui nous a le plus réuffi, & tels qu'ils font décrits, page 286.

On voit fur la jambe droite les abforbans cutanés & les profonds; ils font auffi décrits à la page 286 & fuivantes. Les lignes ponctuées repréfentent les abforbans profonds.

On voit fur la verge, les principaux troncs des abforbans & la diftribution de ces vaiffeaux fur cette partie, tels qu'ils font décrits, page 293.

Les abforbans du tefticule, font décrits à la page 297.

Le plexus iliaque externe, & les principaux troncs de la jambe droite & gauche dans l'abdomen font décrits, page 292.

Comme nous avons donné une planche particulière des vaiffeaux lactés profonds, & que les

ſuperficiels & ceux du méſentère ont été ſi ſouvent & ſi bien décrits par d'autres, nous n'avons
pas été fort attentifs à les repréſenter ici ; ils ſont
vus d'une manière générale ſur le côté droit, &
inférieur du bas-ventre.

Nous n'avons voulu pour le préſent, que donner une légère eſquiſſe des abſorbans des gros
inteſtins, au côté droit du bas-ventre.

Les abſorbans des reins paraiſſent aſſez d'eux-
mêmes à ceux qui connaiſſent déjà l'anatomie ;
ils ſont cependant décrits, page 307. Les abſorbans, dans la ſubſtance des reins, ſont repréſentés
contre notre première intention, auſſi pleins de
leurs fluides qu'ils peuvent l'être.

Le canal thorachique eſt vu à ſon origine ſur
les vertèbres lombaires ; il eſt décrit, page 318
& ſuivantes.

On ne voit ſur la grande courbure de l'eſtomac, que les gros troncs des abſorbans au-deſſus
du rein & vers l'hypochondre gauche.

En portant les yeux du côté droit au côté
gauche, on voit ſur le bord ſupérieur du foie,
ſept troncs d'abſorbans qui ſe ſuccèdent les uns
aux autres à peu de diſtance ; les variétés du premier & du dernier tronc, vont juſqu'à neuf.

Nous n'avons point voulu embrouiller notre
planche, en y repréſentant les variétés des he-
pato-phréniques moyens, ni le plexus des portes

ni le cyftique , autrement il y aurait eu treize divifions dans les troncs des abforbans hepatiques.

Les gros vaiffeaux avec qui les fept premiers
troncs communiquent fur le bord fupérieur du
foie , font les troncs des abforbans qui appartiennent au diaphragme auffi-bien qu'au foie : voyez
les pages 353 & 362.

Les abforbans du cœur , font décrits , pag. 363 ;
& paraiffent affez diftinctement d'eux - mêmes ,
fans qu'ils aient befoin d'une plus ample defcription.

Les abforbans du poumon ne demandent pas
non-plus d'autre defcription que celle que nous
avons donné à la page 368.

Les abforbans des bras , font décrits pag. 380 &
fuivantes ; ils paraiffent affez d'eux-mêmes.

Les troncs qui à la partie inférieure du col ,
fe terminent entre les jugulaires & les fous-clavières , font au nombre de fix au côté droit , &
de quatre au gauche ; quatre des premiers s'é-
lèvent de la cavité de la poitrine , ils appartiennent au foie , au diaphragme , au cœur & aux
poumons. Le cinquième eft le tronc du lobe
droit de la glande thyroïde ; le fixième à l'extérieur de l'angle , eft le tronc des abforbans du
bras droit & du côté droit de la tête.

Les troncs provenans de la poitrine , vers le
côté gauche , font le conduit thorachique , les

troncs provenans du lobe gauche du foie, du côté gauche du diaphragme, & du côté gauche du cœur & des poumons.

Le tronc qui vient du lobe gauche de la glande thyroïde, paraît de lui-même.

On n'a point représenté le tronc des abforbans du bras gauche & du côté gauche de la tête.

Les abforbans de la tête font feulement tracés, ayant intention de les repréfenter par la fuite d'une manière particulière.

Planche deuxième.

La figure I, repréfente une vue extérieure des lactés profondément fitués au commencement de l'inteftin ileon, qui eft ouvert & étendu. La préparation fut faite chez une femme qui mourut en travail, environ vers les cinq heures du matin. Le chyle était coagulé plus fortement dans ces vaiffeaux, que je ne l'ai jamais vu chez l'homme : le péritoine & la plus grande partie des tuniques mufculaires font enlevés pour montrer plus diftinctement les vaiffeaux.

a a &c., fix troncs de chaque côté, accompagnant le principal tronc des artères, leur nombre eft toujours du double des derniers.

La figure II, repréfente une portion de l'intérieur du même inteftin, dans laquelle différentes villofités, ou paquets de vaiffeaux flottans par

leurs extrémités , paraiſſent remplis de chyle , &
blancs comme la neige.

La figure III offre quelques-unes de ces villoſités,
comme elles paraiſſent quand on les conſidère à
travers le microſcope. On voit diſtinctement les
orifices des lactés,& leurs extrémités radiées comme
on les a décrites, page 124. La villoſité la plus inférieure était ſi pleine de chyle, que nous ne pûmes en voir les orifices.

La figure IV. eſt une portion de la peau du bras ,
après que l'épiderme , le réſeau muqueux , &
quelqu'autres membranes analogues eurent été relâchées par la macération & enlevées le plus doucement poſſible avec la pointe d'un canif. Quoique nous n'y pûmes découvrir les orifices des abſorbans, cependant nous y découvrîmes les pores
mêmes , qui étaient plus exprimés que nous ne
les avions vus précédemment. Nous ſommes perſuadés que les orifices des abſorbans ſont principalement ſitués dans l'intérieur de ces pores.

Planche troiſième.

Cette planche exprime la ſtructure des glandes
qui ont un rapport plus immédiat avec les vaiſſeaux abſorbans.

Figure I. Une glande injectée de mercure par
les ſeuls abſorbans ; ſa ſurface intérieure immédiatement après l'injection , offrit les mêmes ap-

parences que lorsqu'elle fut defféchée , & mife dans l'huile de thérébentine. Nous ne pûmes rien voir autre que des abforbans qui étaient fingulièrement contournés fur eux-mêmes.

Figure II. Une glande injectée aufli par les abforbans feulement ; elle a été defféchée & mife dans l'huile de thérébentine. Nous ne pûmes rien découvrir dans fon intérieur que des abforbans contournés fur eux mêmes.

Figure III. La même glande, comme on la voit à travers le microfcope , & préfentant les mêmes chofes que les précédentes.

Figure IV. Une glande abfo.bante aufli injectée de mercure par les feuls abforbans : l'on y vît évidemment les cellules , immédiatement après qu'elle eut été injectée , & après qu'elle fut féchée , & mife dans l'huile de thérébentine.

Figure. V. Une autre glande injectée de la même manière , & qui préfenta les mêmes objets plus diftinctement.

Figure VI. Une glande injectée au tiers avec du mercure ; les cellules étaient fingulièrement vifibles non - feulement lors de l'injection , mais après qu'elle fut féchée & mife dans l'huile de thérébentine.

Figure VI. a. La glande précédente, comme elle eft vue avec le microfcope ; on y voit les cellules aufli diftinctement qu'il eft poffible.

Figure

Figure VII. Deux glandes injectées de la même manière que la précédente, mais au lieu d'avoir été mises dans une fiole d'huile de thérébentine après être féchées, elles n'ont été que vernies. Celles-ci furent prises du méfentère d'un âne; elles paraiffent cellulaires à l'œil nud.

Figure VII. a. Les mêmes glandes vues à travers le microfcope; les cellules ont une forme différente de celles des glandes du corps humain, & reffemblent fingulièrement bien aux circonvolutions de la fubftance corticale du cerveau.

Figure VIII. Face antérieure d'une glande près de la rate du cheval, injectée de la même manière que la précédente; elle eft auffi féchée & vernie, & après qu'elle eut reftée une année dans cet état, elle fut divifée felon fa longueur par un fcalpel bien tranchant. Avant d'être divifée, elle reffemblait aux véficules féminales injectées avec du mercure, tant à fa face antérieure qu'à la poftérieure qu'on voit dans la figure fuivante.

Fig. IX, qui eft la face poftérieure de la même glande.

Figure X. La même glande, après qu'elle a été ainfi divifée longitudinalement, & que le mercure contenu dans les cellules pendant long-temps, s'en fut échappé. Les cellules font ici auffi diftinctes que celles d'une ruche d'abeilles, avec cette différence, qu'il y a des communications latérales entre ces cellules, à travers lesquelles les soies passent avec la plus grande aisance.

Fin de l'explication des Planches.

TABLE
DES TITRES.

Introduction.   Page 3

CHAPITRE I. *De l'abforption en général.*   23

CHAP. II. *Les Anciens paraiffent avoir connu quelque chofe relativement à la propriété d'abforber du corps humain.*   34

CHAP. III. *Les Anciens ont foutenu que l'abforption, dans le corps humain, était opérée par des vaiffeaux.*   37

CHAP. IV. *Expériences faites par les Modernes, dans la vue de démontrer l'abforption veineufe des Anciens.*   39

CHAP. V. *Expériences qui démontrent que les veines fanguines n'abforbent pas.*   46

CHAP. VI. *Hiftoire plus détaillée des vaiffeaux lactés & lymphatiques.*   68

CHAP. VII. *Les vaiffeaux lactés ont été vus par les Anciens ; mais ils n'ont point été appréciés.*   83

CHAP. VIII. *Nouvelles preuves de l'abforption des fluides, par les vaiffeaux lymphatiques.*   87

CHAP. IX. *Des moyens de découvrir les vaiffeaux lactés & lymphatiques.*   92

CHAP. X. *De l'origine des vaiffeaux lymphatiques & lactés.*   101

CHAP. XI. *Des orifices des vaiffeaux lactés.*   112

404   Table

CHAP. XII. *Des tuniques des vaisseaux lactés & lymphatiques, de leur irritabilité, de leur nature musculeuse, & des vaisseaux qui s'y distribuent.*   126

CHAP. XIII. *Des valvules des vaisseaux lymphatiques & lactés.*   136

CHAP. XIV. *Des glandes lymphatiques.*   147

CHAP. XV. *Des ramifications & anastomoses, du nombre & du volume des vaisseaux lymphatiques & lactés.*   181

CHAP. XVI. *De la manière dont les vaisseaux lactés & lymphatiques se terminent.*   191

CHAP. XVII. *Conclusion de la première partie.* 201

Introduction à la seconde Partie.   251

De la situation & du nombre des glandes des absorbans.   261

Des glandes poplitées.   Ibid.

— *Inguinales.*   261

— *Iliaques externes.*   264

— *Iliaques internes.*   266

— *Sacrées.*   267

— *Lombaires.*   Ibid.

— *Méfentériques.*   268

— *Mefocoliques.*   272

— *Epiploïques & ftomachiques.*   274

— *Hépatiques, pancréatiques, & fpléniques.*   275

— *Thorachiques.*   Ibid.

— *Jugulaires.*   278

— *Axillaires.* 280

— *Du bras.* 282

— *De la face.* Ibid.

Endroits où l'on ne trouve aucunes glandes lympha-
tiques. 283

Des absorbans de l'extrémité inférieure. 286

— *De la verge.* 293

— *Répandus sur les parties externes de la géné-*
ration des femmes. 295

De quelques autres absorbans qui se terminent dans
les glandes de l'aine. 296

— *Du testicule.* 297

— *De la matrice.* 301

— *De la vessie.* 304

— *Du rectum.* 305

— *Des hanches.* 306

— *Des reins.* 307

— *Des capsules rénales.* 309

— *Des intestins.* 310

— *Des gros intestins.* 315

Du canal thorachique. 318

Du tronc des absorbans du côté droit. 336

Des absorbans de l'épiploon. 340

— *De l'estomac.* Ibid.

— *De la rate.* 349

— *Du pancreas.* 351

— *Du foie.* 353

— *Du diaphragme.* 362

406   Table des Titres.

— *Du cœur.*   363

— *Des poumons.*   368

— *De l'œsophage.*   376

— *Des espaces intercostaux.*   378

— *Des extrémités.*   Ibid.

— *De la glande thyroïde.*   383

— *Du thymus.*   384

— *De la tête.*   385

— *De la face.*   389

— *Du cou.*   390

Conclusion.   391

Fin de la Table.

ERRATA.

Page 48 , ligne dernière, mis ; *lisez* permis.

Page 89 , lig. 14 , abservé ; *lisez* absorbé.

Page 241 , lig. 14 , étaient ; *lisez* soient.

Page 242 , lig. 16 , fermer ; *lisez* former.

Page 264 , lig. 23 , internes ; *lisez* externes.

giftre de la Communauté des Imprimeurs & Libraires de Paris, dans trois mois de la date d'icelles ; que l'impression dudit Ouvrage sera faite dans notre Royaume & non ailleurs, en bon papier & beaux caracteres ; que l'Impétrant se conformera en tout aux Réglemens de la Librairie, & notamment à celui du 10 Avril 1725, & à l'Arrêt du Conseil, du 30 Août 1777, à peine de déchéance de la présente Permission ; qu'avant de l'exposer en vente, le Manuscrit qui aura servi de copie à l'impression dudit Ouvrage, sera remis dans le même état où l'approbation y aura été donnée, ès mains de notre très-cher & féal Chevalier Garde des Sceaux de France, le Sieur DE LA MOIGNON ; qu'il en sera ensuite remis deux exemplaires dans notre Bibliotheque publique, un dans celle de notre Château du Louvre, un dans celle de notre très-cher & féal Chevalier Chancelier de France, le sieur DE MAUPEOU, & un dans celle dudit sieur DE LA MOIGNON ; le tout à peine de nullité des Présentes : du contenu desquelles vous mandons & enjoignons de faire jouir ledit Exposant & ses ayans.causes pleinement & paisiblement, sans souffrir qu'il leur soit fait aucun trouble ou empêchement. Voulons que la copie des Présentes, qui sera imprimée tout au long au commencement ou à la fin dudit Ouvrage, foi soit ajoutée comme à l'original. COMMANDONS au premier notre Huissier ou Sergent sur ce requis, de faire, pour l'exécution d'icelles, tous Actes requis & nécessaires, sans demander autre permission, & nonobstant clameur de Haro, Charte Normande, & Lettres à ce contraires : Car tel est notre plaisir. DONNÉ à Versailles, le vingt-troisième jour du mois de Mai, l'an de grace mil sept cent quatre-vingt-sept, & de notre règne le quatorzieme. Par le Roi, en son Conseil.

Signé. **LE BEGUE.**

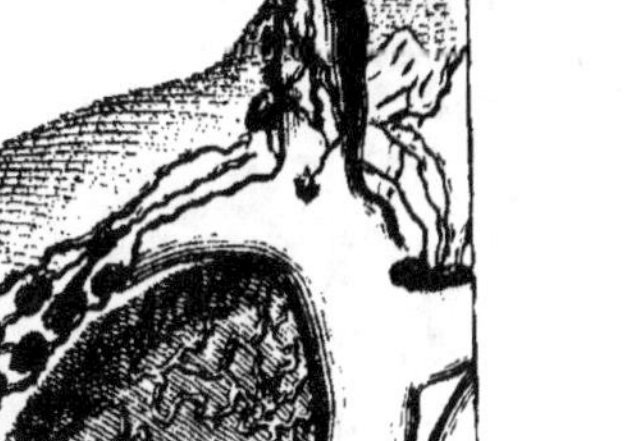
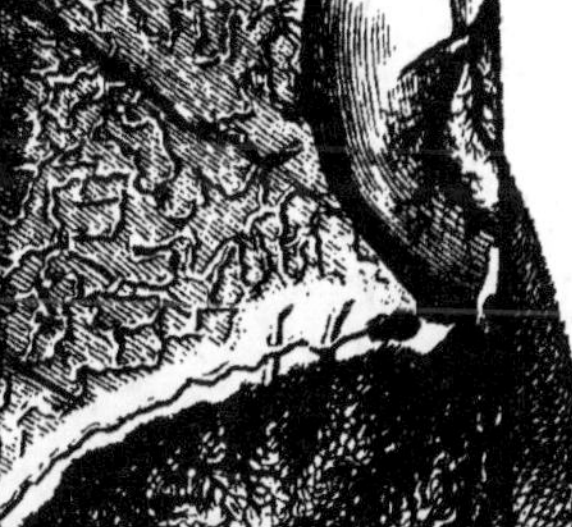

Planche 1.

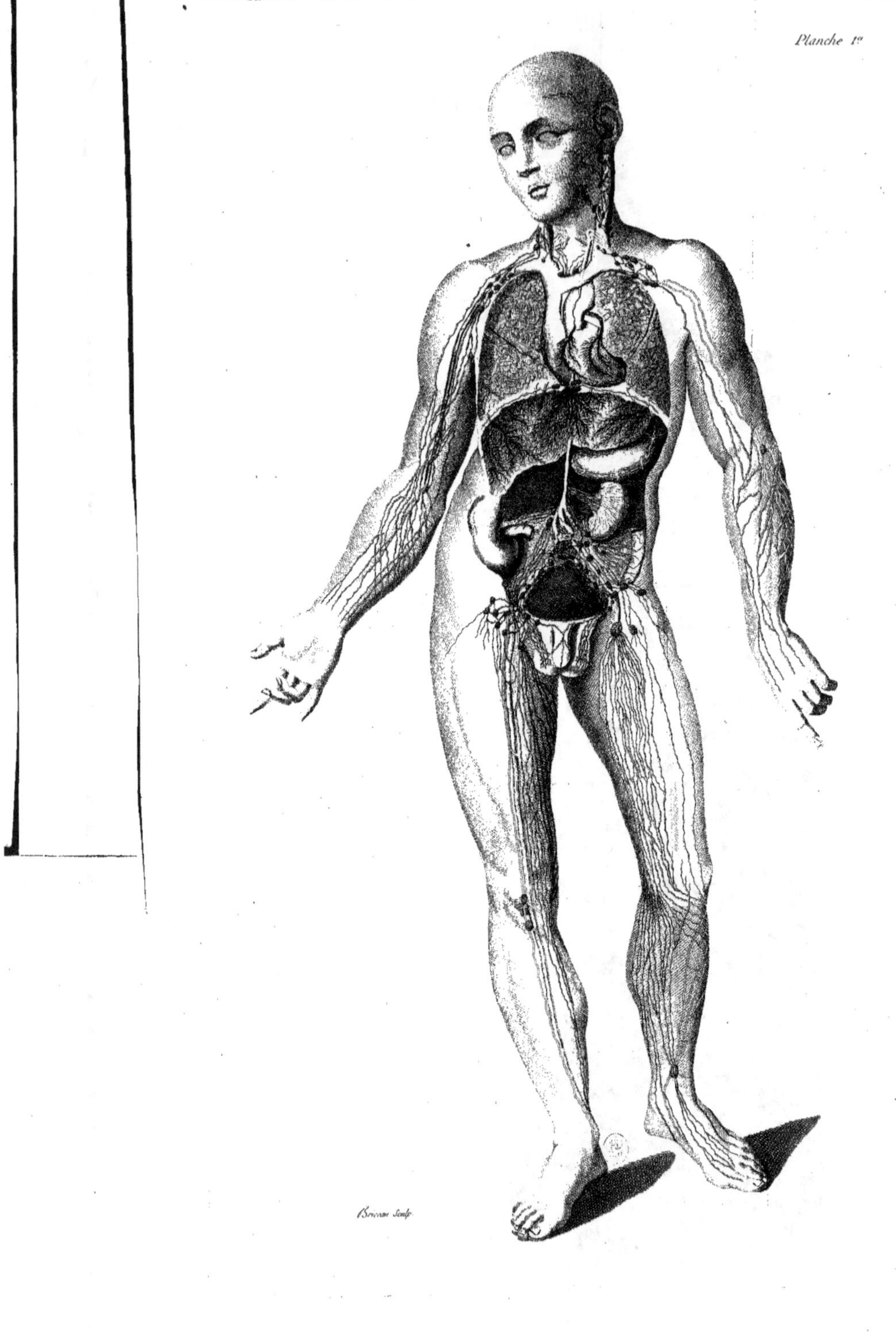
Planche 1.ª
Bricean Sculp.

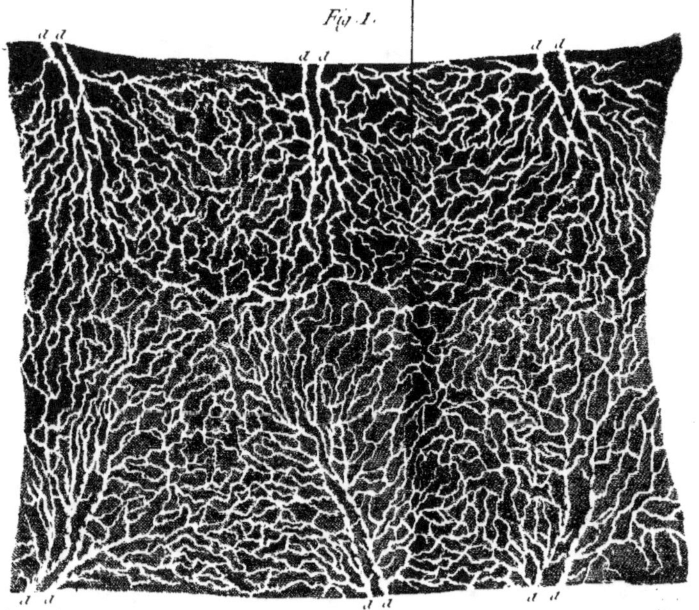

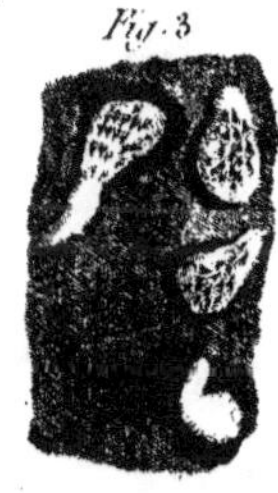

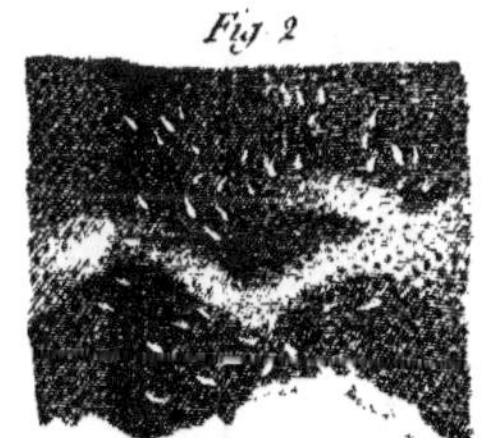

Fig. 4

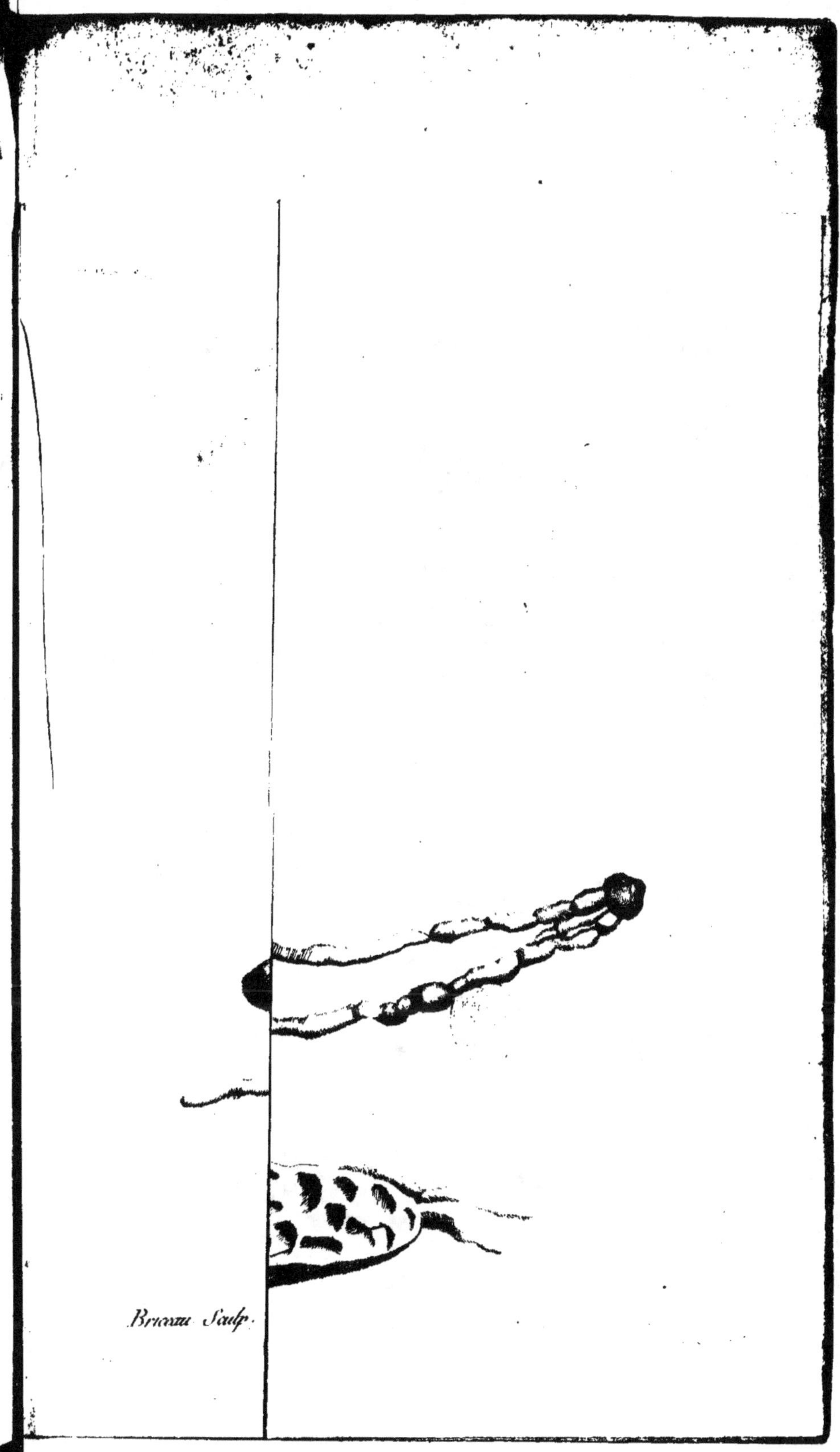

Briceau Sculp.

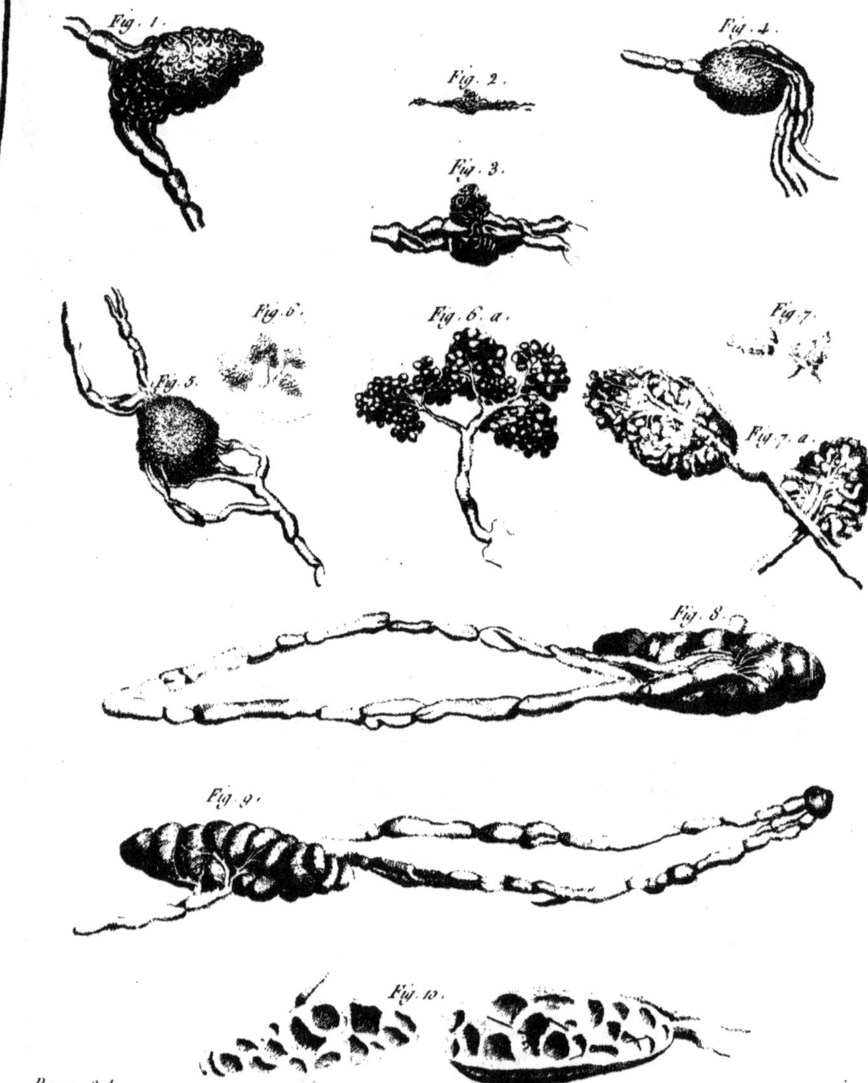

Planche 3.
Fig. 1.
Fig. 2.
Fig. 3.
Fig. 4.
Fig. 5.
Fig. 6.
Fig. 6. a.
Fig. 7.
Fig. 7. a.
Fig. 8.
Fig. 9.
Fig. 10.
Briceau Sculp.